Dr. med. Elliott S. Dacher

Ein Kurs in Selbstheilung

Die hier dargestellten Methoden sind nach bestem Wissen und Gewissen erklärt; die diversen Informationen sollen aber ärztlichen Rat und ärztliche Hilfe nicht ersetzen. Autor und Verlag übernehmen keinerlei Haftung für Schäden, die sich eventuell aus dem Gebrauch oder Mißbrauch der in diesem Werk erläuterten Methoden ergeben können.

Dr. med. Elliott S. Dacher

Ein Kurs in Selbstheilung

18 Schritte zur Vorbeugung
und Heilung von Krankheiten

Bauer
Verlag Hermann Bauer
Freiburg im Breisgau

Die Deutsche Bibliothek – CIP-Einheitsaufnahme

Dacher, Elliott:
Ein Kurs in Selbstheilung : 18 Schritte zur Vorbeugung
und Heilung von Krankheiten / Elliott Dacher
[Dt. von Ina Kronenberger]. –
1. Aufl. – Freiburg im Breisgau : Bauer, 1997
Einheitssacht.: PNI: the mind/body healing program ⟨dt⟩.
ISBN 3-7626-0545-9

Die amerikanische Originalausgabe erschien 1991 unter dem Titel
PNI: The New Mind/Body Healing Program
bei Marlowe and Company, New York, USA © Elliott Dacher.

Deutsch von Ina Kronenberger

1. Auflage 1997
ISBN 3-7626-0545-9

Umschlag: Ralph Höllrigl/Jutta Fellhauer, Freiburg im Breisgau
Umschlagfotos: IFA-Bilderteam; Rapsfeld: Gottschalk; Regenbogen: Näcivec
Satz: CSF · ComputerSatz GmbH, Freiburg im Breisgau
Druck und Bindung: Wiener Verlag GmbH, Himberg
Printed in Austria

Inhalt

Für
Dora und Harry
Denen ich mein Leben verdanke
und
Jessica und Alison
Deren Leben meinem Leben Bedeutung verleiht

Dank

Arbeiten wie diese verwirklicht man niemals allein. Es gebührt vielen Menschen Dank. Dr. Jean Houston hat mir als erste meine Möglichkeiten aufgezeigt, und Dr. Rudolph Bauer hat mir in den dunkelsten Stunden Licht gespendet. Krishnamurti lehrte mich, den Weg ohne Weg zu gehen, und Patanjali hat ihn bereitet. Viele haben mir bei der praktischen Umsetzung geholfen. Anita DeVivos Hilfe beim Redigieren des ursprünglichen Manuskripts sowie der Strukturierung des Textes war von unschätzbarem Wert. Das Vertrauen meines Agenten John White in das Buch hat mich ermutigt weiterzumachen, und Andy DeSalvo hat es gelesen, verstanden und herausgegeben. Zu den vielen, die mich stets ermutigt haben und mir zur Seite standen, gehören nicht zuletzt Milton Friedman, Peggy Heller, Brenda Sanchez, Kay Stoller, Neal Vahle, Riva Wine, Metadocs und alle, deren bedingungslose Liebe die Mauern durchbrochen und mein Herz geöffnet hat.

Einleitung

Ich war acht Jahre alt, als ich beschloß, Arzt zu werden. Möglicherweise waren meine Erfahrungen als Kind der Grund für diesen Wunsch: Wir hatten einen Arzt, der in unser Haus kam, wenn ich krank war. Er hatte viel Geduld und Zeit zum Reden, während er darauf wartete, daß im kochenden Wasser auf dem Herd eine Nadel sterilisiert wurde. Er strahlte Trost und Anteilnahme, Weisheit und Autorität, Sanftmut und Empfindsamkeit aus. Ich hatte das Gefühl, daß er etwas über mein Leben wußte, und fühlte mich in seiner Anwesenheit geborgen. Er kannte meine Familie gut, was mir ebenfalls wichtig schien.

14 Jahre später nahm ich das Medizinstudium auf und begann mit der ersten Ausbildungsphase auf dem Weg zum Heiler: Ich erwarb Wissen und erlernte die Methoden eines Schulmediziners. Voller Begeisterung stürzte ich mich auf die Ausbildung. Zusammen mit meinen Kommilitonen wurde ich unterrichtet in Anatomie, Physiologie, Pharmakologie, Biochemie, Diagnosetechniken und Behandlungsmethoden. Als die ersten zwei Jahre vorbei waren, durften wir endlich ins Krankenhaus auf Station, wo wir mit richtigen Patienten zu tun hatten. Kurze Zeit später wurden wir als Praktikanten, Assistenten und zu guter Letzt als praktizierende Ärzte über das ganze Land verstreut.

»Zu guter Letzt« kam schneller, als ich gedacht hatte. Es stellte sich heraus, daß man von mir als Internist in einer *Health Maintenance Organization* (HMO – eine Art Praxisgemeinschaft, die von ihren Mitgliedern eine pauschale Vorauszahlung verlangt und dann alle medizinischen Leistungen dafür erbringt –, ein für die USA ansonsten untypisches Vorgehen) erwartete, daß ich ein Pensum von 25 bis 30 Patienten pro Tag einschließlich der dazugehörigen Schreibarbeiten, Telefondienste und Sitzungen bewältigte. Das ließ mir im Schnitt sechs bis zehn Minuten pro Patient. Nach dem ersten Jahr war ich über den nahezu mechanischen und automatischen Ablauf meiner Tätigkeit als Arzt frustriert und enttäuscht. Ich legte Problemen eher einen Verband an, als daß ich sie löste.

Somit begann meine zweite Ausbildungsphase auf dem Weg zum Heiler. Ich fing an, über vorbeugende Maßnahmen, Streß, Gesundheit und Ganzheitlichkeit zu lesen, und entdeckte eine neue Welt. Ich reiste durch das Land, um die führenden Köpfe auf diesen Gebieten zu sehen, ließ diese neuen Informationen in meine Behandlungsmethoden einfließen, und – wie ich später feststellen sollte – in geringerem Maße auch in mein Leben. Ich entwickelte mich langsam zum Experten auf diesem Gebiet und wurde zum Direktor eines Gesundheitsförderungsprogramms der HMO ernannt. Ich glaubte nun, endlich zu verstehen, worin Gesundheit und Heilung eigentlich bestanden. Wie immer führen solche Zeiten von Hochmut geradewegs zum großen Fall.

Innerhalb kürzester Zeit ereigneten sich einige entscheidende Dinge in meinem Leben. Zum einen entdeckte ich beim Studium der Heilpraktiken der alten griechischen Tempel des Äskulap einen Heilungsansatz, der umfassender und tiefgreifender war als die medizinische Schulung, die ich erfahren hatte. Zum anderen erlebte ich in einer engen persönlichen Beziehung zum ersten Mal, wie schön und geheimnisvoll bedingungslose Liebe sein kann. Mein Herz öffnete sich in einer Weise, wie ich es lange nicht mehr erlebt hatte. Ich fing an, mein Leben eher zu erfühlen als es gedanklich zu erfassen, und erkannte schließlich, wie unglücklich und enttäuscht ich über alles Vorhergegangene war. Diese Ereignisse beendeten diese Phase in meinem Leben und leiteten eine dritte und entscheidende Phase in meiner Ausbildung zum Heiler ein.

Zu diesem Zeitpunkt tat sich für mich ein »riesiges schwarzes Loch« auf, und nichts von dem, was früher mein Leben ausgemacht hatte, schien mehr zu funktionieren. Ich fing an, die lange unterdrückte Stimme meiner Jugend zu hören, die sich noch an Gefühle wie Freude und Entzücken erinnern konnte, ohne daß diese von Angstgefühlen und einer Abwehrhaltung zugedeckt worden waren. Innerhalb von wenigen Monaten geriet mein Leben durcheinander. Meine feste Stelle, meine Beziehung und meine Persönlichkeit (wie ich sie gekannt hatte) schwanden dahin. Ich erlebte eine Zeit voller Chaos, Orientierungslosigkeit und Schmerz, die sich nicht mehr in Worte fassen läßt und die nur Menschen nachvollziehen können, die eine ähnliche Leere erlebt haben.

Ich brauchte länger als ein Jahr für meine Heilung. In dieser Zeit, in der sich die letzten Reste meines bisherigen Lebens auflösten, hatte ich das Gefühl zu sterben und begegnete in diesem Tod, diesem entsetzlichen Nichts, auf merkwürdige und geheimnisvolle Weise einem völlig anderen Ich. Dieses Ich hatte weder eine Form noch einen Namen, kein Konzept, kein Leben, keinen Tod – nichts als das Gefühl, zu sein.

Langsam und unter Schmerzen lernte ich durch Lesen, Lernen, Meditieren und innere Führung einen verborgenen Teil von mir selbst kennen und kehrte zögernd zum Leben zurück. In dieser Zeit begann ich, etwas über die tieferen Seiten der Heilkunst zu begreifen. Ich lernte, was Mitgefühl ist, indem mir schmerzlich bewußt wurde, daß sich meine Situation im Leben von der eines x-beliebigen anderen Menschen lediglich durch die Zeit zwischen zwei Herzschlägen unterschied. Ich hatte erfahren, was Eigenverantwortlichkeit bedeutet, als ich meinen eigenen Tod erlebte und, nachdem meine Freunde alles getan hatten, was in ihrer Macht stand, begriff ich, daß nur ich mich dafür entscheiden konnte, zu leben, aufzustehen und wieder laufen zu lernen. Als ich mich schließlich dafür entschied, lernte ich, im Jetzt zu leben, was plötzlich ganz einfach wird, wenn es weder Vergangenheit noch Zukunft zu geben scheint.

Ich verstand jetzt, was es heißt, mit Gefühlen zu leben, anstatt vor ihnen davonzulaufen. Ich lernte meinen Verstand und seine Illusionen und verzerrten Wahrnehmungen kennen. Ich lernte etwas über den Glauben, die Seele und allem voran über Liebe, ohne die Heilung nicht möglich ist. Ich wurde zu einem anderen Heiler und erwarb eine neue und heilige Vorstellung von Heilung.

Als ich mich entschloß, meine Arbeit als Arzt wieder aufzunehmen, begann die vierte Phase meiner Ausbildung zum Heiler. Etwas Merkwürdiges passierte, als ich diesem Ruf folgte. Ich konnte den medizinischen Ansatz akzeptieren, den ich an der Universität kennengelernt hatte. Das war möglich, weil ich jetzt wußte, daß man die Schulmedizin für eine Heilung oft braucht, und ich aufhörte, mehr von ihr zu erwarten, als sie zu leisten vermochte. Ich begann allmählich, alle Aspekte von Heilung, die ich im Laufe meiner Ausbildung kennengelernt hatte – meiner *ganzen* Ausbildung –, in meine Arbeit einzubringen.

Mein Verhältnis zu den Patienten veränderte sich. Wir wählten nun eher den Weg zu Gesundheit, anstatt uns auf eine problemorientierte medizinische Begegnung zu beschränken. Jeder Weg verlief unterschiedlich. Ich experimentierte mit einer Mischung aus Schulmedizin, Meditation, Imagination, Biofeedback und Ernährung sowie der Art von Liebe und Einsatz, die Menschen, die sich gegenseitig beim Heilungsprozeß unterstützen, erleben. Einige Jahre später erfuhr ich von einem neuen Forschungsgebiet der Medizin: der Psychoneuroimmunologie (PNI). Es war aufregend zu entdecken, daß die tägliche Arbeit mit Körper und Geist, wie ich sie in meiner Praxis anwendete, wissenschaftliche Anerkennung erfuhr. Eine neue Form von Medizin ist im Entstehen begriffen. Es gibt sie schon, aber sie steckt noch in den Kinderschuhen. Sie fordert uns dazu auf, unsere Grenzen zu überschreiten und die außergewöhnlichen Fähigkeiten des Menschen zur Selbstheilung zu nutzen: Fähigkeiten, von denen wir jetzt wissen, daß wir sie bewußt steuern können.

Ich habe dieses Buch geschrieben, um mit Ihnen die Vorstellungen und Anwendungsmöglichkeiten dieser »neuen Medizin« zu teilen. Zusammen wollen wir dieses neu entstehende Feld der PNI erkunden und kennenlernen und uns Forschungsergebnisse anschauen, die zeigen und belegen, daß unser Geist die phantastische Fähigkeit besitzt, unser Leben zu bestimmen und zu steuern. Wir wollen entdecken, daß jeder einzelne in der Lage sein kann, Krankheiten mit Hilfe eines Kurses in Selbstheilung vorzubeugen, sie rückgängig zu machen oder zu heilen. Und, was noch wichtiger ist: Wir werden lernen, im Leben weiterzugehen und vollkommene Gesundheit zu erlangen – nicht nur Krankheit vermeiden, sondern die Lebensfreude erreichen, die für viele von uns eher die Ausnahme ist als die Regel.

Dieses Buch ist als Übungsbuch und Trainingsprogramm gedacht – *Ein Kurs in Selbstheilung* zum Mitmachen. Es soll

Ihnen dabei helfen, Ihr Leben zu untersuchen und Ihre persönlichen, ungenutzten Fähigkeiten anzuzapfen, durch die Sie vollkommene Gesundheit erlangen können. Es soll Ihnen wichtige Informationen über den aktuellen Forschungsstand geben und Übungen aufzeigen, die ich täglich in Seminaren und meiner Praxis anwende. Diese Übungen haben Menschen wie Ihnen ermöglicht, über den reinen Text hinauszugehen und jede Anregung und jeden Ansatz unmittelbar selbst zu erleben und zu überprüfen.

Wir wollen zu Anfang die wesentlichen Unterschiede zwischen einer ärztlichen Behandlung – der Anwendung äußerlicher Mittel zur Verringerung oder Beseitigung aller Krankheitsanzeichen und Symptome – und einer Heilung – der Anwendung Ihrer natürlichen inneren Fähigkeiten zum Erreichen vollkommener Gesundheit – herausarbeiten. Anschließend werden Sie die zwei Bestandteile von Heilung kennenlernen: Achtsamkeit und Selbstregulierung. Sie werden lernen, wie uns Achtsamkeit – eine umfassende, weitestgehend unbekannte Fähigkeit des Geistes, über die jeder Mensch verfügt – zu Erkenntnissen, Kreativität und außergewöhnlichen Heilkräften verhilft. Wenn Sie den Zustand der Achtsamkeit einnehmen, werden Sie feststellen, daß es möglich ist, Körper und Geist in einer Weise zu beeinflussen und zu heilen, die zwar schon seit Jahrtausenden Heilern und Mystikern vertraut ist, aber zum ersten Mal von Wissenschaftlern entdeckt wurde und nun Menschen zugänglich gemacht wird, die danach suchen. Die Hinweise in Kapitel 8 werden Ihnen helfen, diese Fähigkeiten in Ihren Alltag einzubauen und ein Programm für langfristiges inneres Wachstum und dauerhafte Heilung zu erstellen.

Praktizierende Ärzte und Medizinstudenten genießen selten den Luxus, im Rahmen von Fortbildungsmaßnahmen oder Schulungen etwas über die Prinzipien der Heilung von Körper und Geist zu erfahren. Geblendet von den Wundern der modernen technischen Möglichkeiten, haben viele unserer Lehrer die besondere »Technologie« in jedem einzelnen von uns aus den Augen verloren. Es liegt an uns, zuerst uns selbst zu lehren und dann unsere Lehrer. Dieses Buch kann als Einführung oder Leitfaden in die neue Medizin dienen, die Patienten zunehmend verlangen werden, wie auch als Chance, im persönlichen und beruflichen Leben die Form von Heilung zu leben, die wir Ärzte anderen gerne vermitteln möchten.

Lesen Sie ein Kapitel, machen Sie eine Übung, und bleiben Sie einen Moment bei dem, was Sie entdecken. Fangen Sie behutsam an, Ihr Leben unter die Lupe zu nehmen, und versuchen Sie herauszufinden, was Sie mit diesen Informationen in Ihrem Alltag machen können. Sie werden feststellen, daß die einfachsten Dinge – Schuhe binden oder Zähne putzen – eine Gelegenheit bieten, den Geist innerlich auszurichten und zu trainieren. Dies ist kein Buch, das man liest und dann beiseite legt. Es ist nicht irgendwann zu Ende. Es muß in Ihrem Leben lebendig werden, dadurch daß Sie Ihre natürlichen Heilkräfte entdecken und mit ihnen experimentieren. Allmählich werden Sie Geist und Körper in all ihrer Großartigkeit als oberste Autorität und Quelle schätzen lernen. Wenn Sie bereit sind, Ihr Leben zu heilen, werden Sie nach und nach Ihr eigenes Buch schreiben, ihre mit Gesundheit erfüllte Zukunft selbst bestimmen.

Im Laufe meiner eigenen Arbeit mit dieser Thematik, in Einzelsitzungen in meiner Praxis und in Seminaren, habe ich gesehen, wieviel Macht jedem von uns zur Verfügung steht, wenn wir lernen, diese einfachen und doch so tiefgehenden, natürlichen Fähigkeiten einzusetzen. Sie ist nicht dazu gedacht, Menschen oder Dinge zu kontrollieren und zu beeinflussen, sondern dient vielmehr dazu, aus den tiefsten Weisheiten aller Zeiten zu schöpfen, zur Hebamme für die eigene Wiedergeburt zu werden und sein Leben optimal mitzugestalten. Während wir diesen Weg gemeinsam beschreiten, stelle ich mir vor, wie Sie und ich in die tieferliegenden Geheimnisse des Lebens eindringen und die schwer zu beschreibenden, aber äußerst wichtigen menschlichen Bewußtseinsstadien erleben: Liebe, Freude, Frieden und Freiheit.

Kapitel 1

Die Grenzen der modernen Medizin: wenn herkömmliche Heilmethoden versagen

Es gibt Augenblicke im Leben, die auf den ersten Blick nichts Besonderes an sich haben. Bei genauerer Betrachtung erweisen sie sich Jahre später jedoch als Augenblicke von größter Bedeutung. Als ein solcher Augenblick, der sich als Bild in mein Gedächtnis eingebrannt hat, erwies sich ein Ereignis am Nachmittag meines ersten Tages an der medizinischen Fakultät. An diesem Tag wurden die Studienanfänger zum nahegelegenen Krankenhaus mitgenommen. Wir liefen stolz im Hörsaal ein, nahmen in stiller Erwartung Platz und hörten den Dekan sagen: »Wir bringen nun den ersten Patienten herein.« Ein älterer Mann im Bademantel wurde zur Mitte des Podiums geführt. Der Dekan wandte sich an uns und fragte: »An welcher Krankheit leidet dieser Mann?«

Es herrschte einen Augenblick Ruhe, dann schossen die Fragen nur so in den Raum. Wir wollten wissen, ob der Mann an dieser Stelle Schmerzen hatte oder an jener. Der Mann beantwortete alle Fragen, so gut er konnte. Seine Antworten waren kurz und prägnant. Er mußte Erfahrung mit dieser Art von Vorführung haben.

Nach einer Viertelstunde wagte einer der Studenten eine Diagnose: »Er hat ein Magengeschwür.«

Der Dekan nickte stolz. »Stimmt genau ... Hervorragend! Sehen Sie, wie gut Sie schon sind, und dabei haben Sie das Studium noch vor sich.«

So lautete die erste Lektion, die ich als angehender Arzt lernte: Frage nach Symptomen, stelle eine Diagnose, und behandle die Symptome. Von diesem Augenblick an habe ich in der medizinischen Fakultät gelernt, meine Aufmerksamkeit eher auf Krankheiten als auf die Gesundheit zu richten, eher auf die Pathologie als auf den Menschen, eher auf Teile als auf das Ganze, eher auf ein Geschwür als auf ein »eitriges« Leben.

In den darauffolgenden vier Jahren lernten wir, unsere Fertigkeiten auf diesem Gebiet zu vervollkommnen: eine Krankengeschichte aufzunehmen, Untersuchungen durchzuführen, eine Kombination von Symptomen richtig zu deuten und natürlich auch, die Krankheit oder das Leiden zu behandeln. Zum Zeitpunkt des Examens hatten wir eine teure, gründliche und hervorragende Ausbildung hinter uns, in der wir gelernt hatten, Krankheiten zu behandeln. Wir verfügten über ein ausbaufähiges methodisches Wissen und kannten Hunderte von Medikamenten zur Behandlung von Kranken.

Wir reisten als Praktikanten und Assistenzärzte durch das ganze Land. Schließlich kam der Tag X: Unsere Ausbildung war beendet, und wir fingen an, als Ärzte zu praktizieren. In der eigenen Praxis, an der Universität oder in anderen Bereichen des Gesundheitswesens waren wir für unsere ersten Patienten bereit.

Auch der Patient wird geschult

Wenn Sie medizinisch betreut werden, erhalten auch Sie eine »Ausbildung«. Sie haben gelernt, daß Sie, wenn es Ihnen nicht gutgeht oder wenn Sie krank sind und eine Diagnose oder Behandlung brauchen, zuerst Ihre Krankenversicherungskarte suchen und dann Ihren Hausarzt anrufen, um einen Termin zu vereinbaren. Der Arzt, den Sie anrufen, ist mit großer Wahrscheinlichkeit Allgemeinmediziner oder ein Facharzt, der seine Praxis auf ein bestimmtes anatomisches Gebiet beschränkt: Fuß, Herz, Knochen usw. Ihre »Eintrittskarte« ist ein Symptom, vorzugsweise ein irgendwie körperlich geartetes. Zu den Symptomen, die ein Höchstmaß an Aufmerksamkeit genießen, gehören das Auftreten von Blut, Schmerzen oder Geschwülsten. Sie finden sich mit gemischten Gefühlen zu dem Termin ein, einer Mischung von Befürchtungen, Erwartungen und Erleichterung. Die Praxis befindet sich höchstwahrscheinlich in einem unscheinbaren, sterilen Gebäude, ist mit den üblichen Tischen, Stühlen und veralteten Zeitschriften bestückt und wird von Personal beaufsichtigt, das durch eine undurchdringliche Glaswand von Ihnen getrennt ist.

Wenn Sie an der Reihe sind, betreten Sie das Behandlungszimmer des Arztes, setzen sich nervös auf den Ihnen zugewiesenen Stuhl und fangen mit Ihrem Blick alle Diplome und Urkunden ein, die auffällig über die Wände verteilt sind. Jedes Diplom, jede Urkunde bestätigt den Werdegang sowie den beruflichen Status des Arztes und versichert Ihnen, daß der Arzt eine wissenschaftliche Ausbildung hinter sich hat, geprüft wurde und die Prüfung bestanden hat.

Der Arzt kommt herein. Er oder sie wirft einen Blick auf Ihre Karteikarte, nickt in Ihre Richtung und fragt: »Was fehlt uns denn?« Höchstwahrscheinlich werden Sie die Ereignisse schildern, die Sie zu dem Arztbesuch veranlaßt haben, und sich dabei auf körperliche Symptome konzentrieren. Während der Arzt sich Ihre Geschichte anhört – darauf getrimmt, diese Symptome in Kategorien zu ordnen, die man »Symptomkomplexe« nennt und die bestimmte Krankheiten anzeigen –, führt er Sie in das Untersuchungszimmer, um eine vollständige körperliche Untersuchung durchzuführen. Dazu gehören beispielsweise Blut- und Urintests, ein Elektrokardiogramm (EKG) und eine Vielzahl anderer geeigneter Prozeduren oder Tests.

Ihre Symptome und die Untersuchungsergebnisse können zu einer vorläufigen Diagnose oder einer bestimmten Therapieform führen. Es können aber auch weitere Tests sowie die Meinung eines Spezialisten erforderlich sein. Wenn alle Werte normal waren und Ihre Symptome nicht einzuordnen sind, wird man Sie entlassen, Ihnen versichern, daß Sie kerngesund seien, und Sie als »eingebildeten Kranken« einstufen (ein Begriff, den Mediziner benutzen, um Menschen zu beschreiben, die sich krank fühlen, deren körperliche Verfassung und Laborergebnisse jedoch normal sind).

Wenn eine Therapie eingeleitet wird, erwartet man von Ihnen, daß Sie den Empfehlungen Folge leisten und über alle Nebeneffekte sowie das Ergebnis der Behandlung berichten. Wenn die Behandlung Erfolg hat, werden Ihre Symptome zurückgehen, und Sie werden zu Ihrem normalen Leben zurückkehren, mit dem Arzt aber nur noch zu tun haben, wenn ein anderes Problem auftaucht, das Ihre normalen Aktivitäten oder Ihr Körpergefühl stört. Im großen und ganzen ist das die Art, wie Heilung heutzutage vonstatten geht.

Heilung im Tempel: Eine Lektion aus der Geschichte

Wie weit haben wir uns von alten Heilverfahren entfernt? Stellen Sie sich vor, Sie leben im Jahre 500 v. Chr., fühlen sich körperlich oder emotional krank oder unwohl und brauchen Heilung. Sie reisen nach Kos, Epidaurus, Pergamon oder einem der vielen anderen Tempel des Äskulap*, des griechischen Gottes der Heilkunde. Sie nehmen an Praktiken teil, die von 500 v. Chr. bis 300 n. Chr. in ganz Europa, dem Nahen Osten und dem Mittelmeerraum, wo die Tempelmedizin als das führende Heilverfahren galt, üblich waren.

Ihre Entscheidung, zum Tempel zu reisen, fällt Ihnen nicht leicht; Heilung ist ein heiliger Vorgang – eine Zwiesprache zwischen dem Selbst und den Göttern. Sie haben Freunde und Ärzte um Rat gefragt und sich anschließend auf die Reise zu den Heiltempeln vorbereitet. Ihre tagelange Reise wurde von Berichten über Wunder unterbrochen, die die Heimkehrer zu erzählen wußten. Mit zunehmend größerer Hoffnung und Erwartung erreichen Sie den Tempeleingang. Hier können Sie in Stein geritzte Zeugenberichte lesen, wie z. B. den folgenden:

> Glaube mir, Mann, tot war ich all die Jahre, in denen ich gelebt habe. Das Schöne, Gute, Heilige und Böse waren ein und dasselbe für mich; so groß schien die Dunkelheit, die mein Wissen früher umhüllt hat und alle diese Dinge vor mir verborgen und versteckt hielt. Aber als ich hierher kam, wurde ich lebendig, als hätte ich mich in den Tempel des Äskulap gelegt, nur um gerettet zu werden. Ich gehe, spreche, denke. Die Sonne ist so großartig, so schön. Ich habe die Menschen entdeckt, zum ersten Mal: Jetzt sehe ich den reinen Himmel, dich, die Luft, die Akropolis, das Theater.
>
> *Papyrus Didotrana* (ungefähr 360 v. Chr.)

> . . . lahm. Auf einer Tragbahre kam er als Bittsteller in den Altarraum. Im Schlaf hatte er eine Vision. Gott erschien

* Dr. Jean Houston machte mich als erste auf die Heilmethoden des Äskulap aufmerksam.

ihm, brach seine Krücke und befahl ihm, eine Leiter zu holen und so hoch wie möglich zu klettern. Er wagte es ... und zog geheilt von dannen.

(viertes Jahrhundert v. Chr.)

Nach Ihrer Ankunft beginnen Sie den Reinigungsprozeß mit Waschen und Fasten; symbolisch streifen Sie Ihre ungesunden Verhaltensweisen und Gewohnheiten des Alltagslebens ab. In diesem Stadium werden Sie Teil einer dynamischen, abwechslungsreichen heilenden Umgebung. Bei Spaziergängen im Tempelbereich genießen Sie die wunderschönen Gärten sowie die anmutigen und heiteren Statuen der großen griechischen Bildhauer Phidias und Praxiteles. Fahrende Sänger erheitern Ihr Gemüt, und Sie beteiligen sich an lebhaften philosophischen Gesprächen, die Ihren Intellekt anregen und Sie dazu herausfordern, Ihren derzeitigen Lebenswandel aus einem anderen Blickwinkel zu betrachten.

Sie besuchen vielleicht Theatervorstellungen, wie die Tragödien von Aischylos, Euripides oder Sophokles, die die Lebenszyklen und -rhythmen der Menschheit beschreiben und uns lehren, daß wir das Leben und die menschliche Natur mit unseren Mitmenschen teilen, gemeinsam an Schmerzen und Kummer leiden, die uns stets auf dem Weg zu Wissen, Reife und Heilung begleiten; oder aber Sie lassen sich massieren, nehmen an sportlichen Wettkämpfen teil und befragen Priester zu Ernährungsvorschriften und zur Einnahme verschiedener Kräuter oder Heilmittel der damaligen Zeit.

Jeden Abend versammeln Sie sich, in Ihre feierliche weiße Robe gekleidet, mit anderen im heiligen Tempel, um Äskulap Opfer darzubieten und ihn gleichzeitig anzurufen, Sie in der Nacht mit einem heilenden Traum aufzusuchen. Am Morgen wachen Sie oder ein anderer Bittsteller vielleicht geheilt auf. Manche erzählen ihre Träume einem Priester, der ihnen bei der Auslegung behilflich ist und Ihnen eine Diät oder die Einnahme verschiedener Medikamente nahelegt.

Jeden Tag spüren Sie, wie weitab vom Streß und dem Sog des Alltags – konzentriert auf Ernährung, Fitneß, Entspannung und die Untersuchung der eigenen Person – Ihre Energie und Lebenskraft allmählich wiederkehren. Schließlich kommt der Tag, an dem Sie ein Gefühl von Ganzheit, Ausgeglichenheit und Harmonie empfinden und bereit sind, nach Hause zurückzukehren. Ganz versunken in Aktivitäten für Geist, Körper und Seele, haben Sie etwas über sich selbst gelernt und neue Verhaltensweisen sowie eine neue Lebenseinstellung entwikkelt - eine gesunde und lebensbejahende.

So unlogisch es unserer wissenschaftlich geprägten Denkweise auch erscheinen mag, können wir annehmen, daß viele der Tempelbesucher wieder gesund nach Hause zurückgekehrt sind. Die Existenz der Tempel über einen Zeitraum von 800 Jahren, persönliche Zeugnisse über Heilungen und die Schriften großer Philosophen oder Schriftgelehrter des alten Griechenland stützen diese Schlußfolgerung. Manche hätten aufgrund des üblichen Krankheitsverlaufes ihre Gesundheit vielleicht sowieso wiedererlangt, andere sind möglicherweise aufgrund der entspannten Atmosphäre, der Medikamente, Übungen, der Ernährungsumstellung, des Gemeinschaftsgefühls oder eines Perspektivenwechsels genesen oder wurden geheilt, weil das Abschalten von der Anspannung im Alltag unweigerlich Heilung bewirkt.

Von größerer Bedeutung ist der grundsätzliche Ansatz der Tempelheilung, die den einzelnen als Ganzes ansah und die Einheit von Körper und Geist sowie deren wechselseitige Beziehung betonte. Weder Geist noch Körper wurden für sich allein behandelt. Beide wurden als Teile des ganzen menschlichen Organismus angesehen, als Einheit. Diese ganzheitliche Sichtweise, ein wesentlicher Teil des griechischen Humanismus, ermöglichte die natürliche Entstehung ganzheitlicher Heilverfahren, die sich der Wissenschaft, der Kunst, der Philosophie, des menschlichen Humors und der Spiritualität bedienten, um Streß durch Harmonie zu ersetzen, Wut durch Frieden, Verzweiflung durch Hoffnung, geistige Lähmung durch die Eröffnung neuer Möglichkeiten und Isolation durch Gemeinschaft.

Da dem antiken Arzt das technische Wissen für die Erstellung rein körperlicher Diagnosen und Therapieformen fehlte, war er gezwungen, den menschlichen Körper mit Hilfe seiner Kenntnisse von Körper, Geist und Seele zu heilen. Der einzelne, seine Einstellung, seine Glaubensvorstellungen und sein Verhalten spielten zwangsläufig die zentrale Rolle im Heilungsprozeß.

Holt die Geschichte uns wieder ein?

Sie müssen gar nicht weit gehen, um in der heutigen Gesellschaft die wesentlichen Elemente der Tempelheilung des Äskulap wieder zu entdecken. Sie können täglich zusammen mit Millionen anderer Menschen auf der ganzen Welt in einer Kirche, einer Schule oder einem anderen Gebäude Ihrer Gemeinde einem Treffen der Anonymen Alkoholiker (AA) beiwohnen. Paradoxerweise läßt sich gerade der Alkoholismus – eine Krankheit, die für eine nicht unerhebliche Zahl an Krankenhausaufenthalten und Todesfällen verantwortlich zeichnet – 2500 Jahre nach Äskulap am besten mit dem spirituellen Zwölf-Schritte-Programm der AA behandeln. Diese Alkoholiker selbst wie auch ihre Ärzte, die diese Krankheit trotz aller verfügbaren technischen Mittel der modernen Medizin nicht erfolgreich behandeln können, kommen ihren von Äskulap beeinflußten Ahnen nahe, indem sie sich einem ganzheitlicheren Ansatz verschreiben.

Die Grundsätze der AA wurden mittlerweile von vielen vergleichbaren Gruppen übernommen, die mit allen möglichen gesundheitlichen Problemen zu tun haben. Bei der Heilung legen sie den Schwerpunkt auf die Einsatzbereitschaft des Betroffenen. Dieser legt mit Hilfe von Selbstbefragungen, Veränderungen seines Lebenswandels und bewußterem Leben seinen Anteil selbst fest. Der Leser mag einwenden, das sei ein rein seelisches Problem. Fragen Sie einen Alkoholiker! Es ist ein Problem, das Körper und Geist gleichermaßen angeht.

Ein anderes gutes Beispiel für die Zusammengehörigkeit von Körper und Geist wurde 1977 in einer Ausgabe des *Journal of The American Medical Association (JAMA)*[1*] abgedruckt. Eine Amerikanerin, die an einer schlimmen Form von Lupus litt – einer Krankheit, die viele Körperteile befällt –, gab die Hoffnung auf Heilung auf, da sie auf kein einziges Medikament ansprach. Nach dem Bericht zu urteilen, besteht kein Zweifel an der Heftigkeit ihrer Krankheit: Mehrere Organe waren befallen, die Krankheit verschlimmerte sich auch bei Einnahme der stärksten Medikamente ständig.

---

* Die hochstehenden Zahlen beziehen sich auf die Anmerkungen ab S. 249.

Sie kehrte daraufhin in ihre Heimat zurück und suchte dort Hilfe gegen ihre Krankheit. Zwei Wochen später – zwischenzeitlich hatte ein ortsansässiger Hexendoktor sie mit einem Fluch belegt, der die Krankheit ausmerzen sollte – kehrte sie in die Praxis ihres amerikanischen Arztes zurück und war ganz offensichtlich geheilt. Zum Erstaunen ihres Arztes litt sie nicht einmal an den üblichen Entzugserscheinungen, die die starken Medikamente sonst hervorrufen. Auch fünf Jahre danach war von der Krankheit nichts mehr zu sehen, sie blieb ohne Rückfall.

Obwohl dieser Fall in einer großen medizinischen Zeitschrift beschrieben wurde, hatten ihn die meisten Ärzte wahrscheinlich als interessante Anomalie abgetan. Und dies, obwohl in der medizinischen Literatur viele ähnliche Fälle zu finden sind. Es ist paradox, daß wir so sehr mit den Wundern der modernen technischen Möglichkeiten beschäftigt sind, daß wir das Vertrauen, den Glauben und das Wissen bezüglich der außergewöhnlichen Heilkräfte des menschlichen Körpers, Geistes und der Seele verloren haben. Je mehr wir auf die Wunder der Technik setzen, um so weniger setzen wir auf die Wunder unseres Menschseins.

In unserem Zeitalter wissenschaftlicher Wunder ermöglicht uns die Technik, einen exakten Einblick in die innere Funktionsweise des menschlichen Körpers zu gewinnen, winzigste Stoffwechselreaktionen zu messen, Organe zwischen zwei Menschen auszutauschen, Babys in Reagenzgläsern zu züchten und körperliches Leben zu erhalten, wenn alle Anzeichen menschlichen Lebens ansonsten verschwunden sind. Unsere Auffassung von Gesundheit und Krankheit hat zu diagnostischen und therapeutischen Fähigkeiten geführt, die in der Geschichte ihresgleichen suchen. Diese Errungenschaften haben uns ermöglicht, den natürlichen Verlauf vieler Krankheiten positiv zu verändern und andere Krankheiten erfolgreich zu behandeln. Nichts kann diese Leistungen schmälern. Nun stößt die Schulmedizin allerdings an ihre Grenzen, wenn es um degenerative und streßbedingte Krankheiten geht, die eher mit unserer Art zu denken und zu leben zusammenhängen als mit Bakterien, Viren und Giftstoffen. Derartige Lebensprobleme können nicht unter dem Mikroskop untersucht, mit Medikamenten geheilt, dem Skalpell entfernt oder durch Organtransplantationen behoben werden. Sie lassen sich nicht auf biophysische Zusammenhänge reduzieren oder von getrennten Fachrichtungen erfassen.

Schauen wir uns Johns »medizinisches Problem« an. Er ist 34 und kam in meine Praxis, weil er gehört hatte, daß ich mit gewissen medizinischen Problemen anders umginge als meine Kollegen. In den letzten fünf Jahren hatte er an den leichteren Symptomen einer Krankheit gelitten, die »Colitis ulcerosa« genannt wird, einer chronischen Vereiterung des Dickdarms. Er wurde mit den verschiedensten Medikamenten behandelt, auf die er zum Teil auch ansprach, so daß er gelegentlich monatelang keinerlei Symptome aufwies. Trotzdem brach die Krankheit immer wieder aus, ohne daß ein endgültiges Ende in Sicht schien, obwohl er eine gute medizinische Behandlung genossen und die richtigen Medikamente erhalten hatte.

Die Verschlimmerungen und anschließenden Besserungen entsprachen der medizinischen Vorstellung von seiner Krankheit und stimmten mit der allseits anerkannten Auffassung überein, daß seine Krankheit nicht geheilt, sondern nur behandelt werden konnte. Er war an die Grenzen der Schulmedizin gestoßen, die seine Krankheit nicht heilen konnte, und man hatte ihm aufgetragen, die Arznei, wenn nötig, einzunehmen und so gut es geht, mit der Krankheit zu leben. Das war für John jedoch nicht gut genug. Er wollte geheilt werden.

Bei seinem Besuch sprach ich mit John über den Geist-Körper-Ansatz bei Krankheiten und die Anstrengungen, die damit auf ihn zukämen. Ich fragte ihn, ob er bereit wäre, mit mir zusammenzuarbeiten, wenn wir uns die Krankheit aus einem anderen Blickwinkel anschauen würden, dem der Selbstheilung, die über die schulmedizinische Behandlungsweise hinausgeht. Er war einverstanden. Ich erklärte ihm, daß es von Vorteil wäre, eine Entspannungsmethode anzuwenden, die den Geist frei macht und den Zugang zu versteckten, im Geist gespeicherten Informationen ermöglicht. Ergänzt würde die Arbeit durch Imaginationen, die oftmals helfen, diese Informationen ins Bewußtsein zu holen. Ich brachte John dazu, sich unter meiner Anleitung und Führung tief zu entspannen. Als ich an seiner Atmung, seiner Gesichtsfarbe und seiner Körperhaltung feststellen konnte, daß er einen Zustand der Entspannung erreicht hatte, begann ich eine visuelle Imagination.

Ich bat ihn, sich bildlich vorzustellen, wie sein Dickdarm seiner Meinung nach wohl aussehen würde.

»Er ist rot, wund und mit Geschwüren übersät«, meinte er.

Ich bat ihn, dieses Bild im Geiste festzuhalten, während ich an seine Geduld appellierte und wir ein wundersames und scheinbar merkwürdiges Gespräch mit seinem Dickdarm anfingen. »Fragen Sie Ihren Dickdarm, was er Ihnen unbedingt erzählen möchte«, bat ich ihn.

Nach mehreren Minuten sagte er: »Er antwortet nicht.«

Ich erklärte ihm, daß es etwas anderes sei, sich in seiner Vorstellung mit dem Dickdarm zu unterhalten als mit einem wirklichen Freund. Er müsse in enger Verbindung mit dem entsprechenden Körperteil ruhig und geduldig warten, bis die Antwort in Worten oder auf anderem Wege zu ihm käme.

Nach einigen Minuten des Wartens gab er bekannt: »Er möchte Frieden, Ruhe und Harmonie.« Ängstlich fügte er noch hinzu: »Ich fange an, mich angespannt zu fühlen.«

Ich bat ihn, bei diesem Gefühl der Anspannung und Enge zu bleiben und es zu verstärken, um es sich noch bewußter zu machen. »Fragen Sie Ihren Dickdarm, wann diese Spannungen angefangen haben«, bat ich ihn.

Seine Antwort kam überraschend schnell: »Vor 25 Jahren.«

Ich bemerkte, daß sein Dickdarm die ganze Zeit über sehr viel Geduld mit ihm gehabt haben müsse. Unter Tränen drang er langsam zu den wichtigen Informationen vor, die in seinem Geist versteckt waren.

»Wir durften nie wütend sein, Gefühle zeigen oder irgend jemanden stören. Wir wurden dazu erzogen, anständig zu sein und zu gefallen ... Ich muß meine Wut rauslassen ... Ich muß nein sagen können, wenn ich nein sagen will ... Ich muß meine Bedürfnisse äußern können und dafür sorgen, daß sie befriedigt werden.«

An dieser Stelle ließ seine Erregung nach, er seufzte, ganz offensichtlich erleichtert, und fand langsam in einen entspannteren Zustand zurück.

Nach einiger Zeit der Stille bat ich ihn, seinen Dickdarm zu fragen, ob er mit seinen Vermutungen richtig läge.

»Er sagt ja«, antwortete er.

»Arbeiten Sie mit Ihrem Dickdarm einen Vertrag aus«, trug ich ihm auf und erklärte ihm, daß es sich um einen symbolischen Vertrag handelte, dem Zugeständnis, auf die körperlichen Bedürfnisse seines Körpers zu »hören« und sie zu erfüllen.

»Ich werde diese Probleme angehen, wenn mein Dickdarm Geduld mit mir hat.«

Er öffnete die Augen sowohl im übertragenen Sinn als auch körperlich, und wir legten gemeinsam die nächsten Besuche und die Art der bevorstehenden Arbeit fest.

Seine Krankheit konnte man weder aus einer ausschließlich physischen noch aus einer ausschließlich psychischen Sicht verstehen. Ein Internist hätte sich auf seinen Dickdarm konzentriert, ein Psychologe auf seine Psyche. Die Geist-Körper-Heilung macht diesen Unterschied nicht. Menschen kommen nicht in Einzelteilen.

John, der immer wieder von seiner Krankheit behindert worden war, brauchte die Behandlung der Schulmedizin, die die Symptome reduzierte und ihm ermöglichte, seiner Arbeit und seinen alltäglichen Aktivitäten nachzugehen. Er wollte jedoch mehr als eine Behandlung. Er wollte mehr als lediglich die Verringerung seiner Symptome, er wollte völlig gesund werden. Wie wir später noch sehen werden, entschied sich John dafür, mit einem Kurs in Selbstheilung anzufangen.

Behandlung oder Heilung?

Meine Lehrer an der medizinischen Fakultät haben diese Frage nie gestellt. Ich habe gelernt, Krankheiten zu behandeln, d. h. für eine bestimmte Kombination von Symptomen das richtige Medikament zusammenzustellen, zu erwarten, daß die Patienten sich damit zufriedengeben, Anweisungen zu befolgen und sich passiv zu verhalten, und Erfolge an Laborwerten oder der Dauer eines Krankenhausaufenthaltes sowie am Rückgang der Symptome zu messen. Diese Behandlungsmethode wendete äußerliche Mittel an: Medikamente, chirurgische Eingriffe, Stahlenbehandlungen oder Physiotherapie. Es erfolgte keinerlei Unterweisung im Umgang mit Streß, in Ernährung oder sportlicher Bewegung – Heilverfahren, die unsere natürlichen Heilfähigkeiten nutzen –, noch haben wir gelernt, auf den Menschen, der behandelt werden soll, zu hören oder gar von ihm zu lernen. Am bemerkenswertesten erscheint mir, daß in unserer Ausbildung jeglicher Verweis auf die Fähigkeit des menschlichen Körpers oder Geistes zur Selbstheilung unterblieb.

Als junger Arzt begann ich meine Laufbahn in einer großen Praxisgemeinschaft. Ich war bald in der Lage, jeden Tag zahlreiche Patienten zu empfangen. Mit zunehmender Erfahrung in der Praxis stellte ich fest, daß herkömmliche Behandlungsweisen, wie ich sie an der Universität gelernt hatte, versagten, wenn es um eine dauerhafte Beseitigung der behandelten Symptome ging. Meine Patienten kamen immer wieder mit den gleichen oder verwandten Problemen, die meistens auf Streß oder ungesunden Lebenswandel zurückzuführen waren. Nach einigen Jahren fühlte ich mich erdrückt, gestreßt und erschöpft und hatte genug von einer behandlungsorientierten Medizin, die weder meinen Patienten noch mir guttat. Daraufhin fing ich an, nach alternativen Behandlungsmodellen Ausschau zu halten, und entdeckte bald, daß Behandlung und Heilung nicht das gleiche waren. Beim Versuch, diese beiden Dinge in den Griff zu bekommen, arbeitete ich zuerst die Unterschiede zwischen beiden Ansätzen heraus.

Behandlung ist der Einsatz eines äußerlichen Hilfsmittels oder einer Kraft, gewöhnlich in Form von Medikamenten, Operationen, Bestrahlungen oder Physiotherapie, die den Körper mit dem Ziel beeinflussen, Krankheitsanzeichen und Symptome zu verringern oder zu beseitigen. Heilung ist der Einsatz unserer inneren Kraft und der Möglichkeiten unseres Körpers und Geistes, unser eigenes, persönliches Gleichgewicht und unsere Harmonie wiederherzustellen. Dieses Gleichgewicht und diese Harmonie führen zu vollkommener Gesundheit und ermöglichen uns ein Leben voller Lebenskraft und Freude.

Die ausgeklügelte heftige Methode der Behandlung steht in krassem Gegensatz zur sanften Methode der Geist-Körper-Heilung. Denken Sie an das Umfeld, in dem sie jeweils stattfinden. Behandlung findet in einer Arztpraxis oder einem Krankenhaus statt, einer in der Regel hektischen, lauten und störenden Umgebung. Heilung erfordert Alleinsein, eine natürliche, bequeme und friedliche Umgebung, ausreichend Zeit zum Nachdenken über sich selbst, zum Lernen und zu langsamer

Veränderung sowie inneres Gleichgewicht und Harmonie. Indem es den Arzt als Experten in Gesundheitsfragen anerkennt, spricht das Behandlungsmodell dem einzelnen die Hauptrolle in seinem Heilungsprozeß ab. Daraus folgt der Verlust der Selbstheilungskräfte und, was noch schlimmer ist, der Verlust des Bewußtseins, daß Gesundheit mehr ist als die Abwesenheit von Krankheitssymptomen. Unter diesen Umständen kann das Behandlungsmodell den einzelnen auf lange Sicht sogar einem höheren Krankheitsrisiko aussetzen. Im Gegensatz dazu weist das Heilungsmodell dem einzelnen die zentrale Rolle bei seiner Heilung zu und strebt nach einer weitgesteckten Auffassung von Gesundheit und Wohlbefinden.

Behandlungen sind teuer, stellen einen Eingriff dar und haben oft Nebenwirkungen, die manchmal schlimmer sind als die eigentliche Krankheit. Heilung erfordert die Verpflichtung und den Willen, sich selbst Zeit zu widmen und den Schwerpunkt auf vollkommene Gesundheit zu legen. Sie ist selbstbestimmt, natürlich und nicht aufgezwungen, und im Unterschied zu den Auswirkungen von Behandlungen können die Auswirkungen von Heilung nur positiver Natur sein.

Während Behandlungen auf die Verminderung und Beseitigung von Symptomen und seltener auf die tatsächliche Genesung abzielen, zielt Heilung darauf ab, die natürlichen Verteidigungsmechanismen von Körper und Geist zu stärken, die Genesung zu beschleunigen und vollkommene Gesundheit zu erreichen. Sie geht an die frühen, subtilen und zentralen Wurzeln allen Leidens, die man durch Selbstregulierung in den Griff bekommen kann. Gemeint sind damit emotionale Leiden, die aus ungelösten und ungesunden Gefühlen von Ohnmacht, Mangel, Einsamkeit und Unangemessenheit herrühren, und ungesunde Verhaltensmuster und Lebensführung. Diese ersten Warnsignale von Unausgeglichenheit sind Vorboten von geistigem und körperlichem Streß, die, wenn sie keine Beachtung finden, zwangsläufig zu sichtbarer Krankheit führen.

Hierbei handelt es sich nicht um aufregende und dramatische Dinge, für die spezielle Behandlungsverfahren, intensive Pflege oder die technische Beherrschung einer Organtransplantation vonnöten sind. Hier geht es um subtilere Dinge, die, wenn sie eine Zeitlang unvermindert andauern, tiefgehende körperliche Störungen verursachen und die Bühne für einen zukünftigen Krankheitsausbruch freimachen können. Und obwohl es am teuersten ist, zu warten, bis die Krankheit vollends ausgebrochen ist, erhalten Krankheit und Gesundheit nach wie vor nur in Krisensituationen unsere Aufmerksamkeit.

In einer akuten Krise, wenn die Krankheit ein Stadium ernsthafter Störungen des Geist-Körper-Gleichgewichts erreicht hat, brauchen wir eine Behandlung. Dann ist keine Zeit für langwierige Selbstheilungsansätze, die ein Bewußtsein und einen Einsatz verlangen, den nur wenige Menschen in Momenten großer Schmerzen oder Leiden aufbringen können. Statt dessen sollte man in Krisensituationen in der Regel mögliche Behandlungsmethoden und die Sachkenntnis, Sensibilität und Fähigkeiten eines Arztes in Anspruch nehmen, der so lange eine Therapie für die gestörten Organe und Systeme ansetzt, bis der akute Anfall vorbei ist und man mit Selbstheilungspraktiken anfangen kann.

Die Unterschiede zwischen diesen beiden Ansätzen zu Gesundheit und Krankheit sind beachtlich, und doch ergänzen sie sich gegenseitig:

Behandlung	*Heilung*
äußerliche Beeinflussung	Selbstregulierung
Einsatz in Krisensituationen	langfristig, von Dauer
mechanisch, symptom-orientiert	ganzheitlich, system-orientiert
professionelle Autorität	Eigenverantwortung
Ziel ist die Abwesenheit von Krankheitssymptomen und -anzeichen	Ziel ist vollkommene Gesundheit, Ganzheit

Schaubild 1.1

Die Behandlungsmethode dahingehend auszudehnen, daß Heilung mit einbezogen wird, daß man von der Ausrichtung auf professionelle Hilfe hin zu Selbstregulierung, von der Aufmerksamkeit auf der Abwesenheit von Symptomen zur Konzentration auf vollkommene Gesundheit kommt, ist genauso revolutionär für die zeitgenössische Medizin wie es die Einführung von Antibiotika in den 40er Jahren war. Veränderungen werden sich jedoch einstellen, da neue Forschungsergebnisse das jahrhundertealte Wissen über die Selbstheilungskräfte von Körper und Geist belegen.

Die Wellness- und holistische oder ganzheitliche Bewegung

Die letzten zwei Jahrzehnte haben eine Explosion von Ansätzen und Methoden ausgelöst, die versprechen, die Bereiche abzudecken, die von der modernen Medizin nicht erreicht werden. Dabei war zuweilen äußerst verwirrend, daß die verschiedenen Ansätze stark voneinander abwichen. Aus heutiger Sicht tragen sie jedoch alle zur Entstehung eines neuen Gesundheits- und Heilungsmodells bei.

Z. B. eröffnete John Travis Ende der 70er Jahre das erste Wellness-Zentrum in Kalifornien. Travis glaubte, daß man Menschen zu Gesundheit erziehen könnte, indem man sie dazu anhielt, die Verantwortung für ihre eigene Gesundheit selbst zu übernehmen. Mit Gesundheit war nicht die Abwesenheit von Krankheit gemeint, sondern das Vorhandensein von Freude, einem Lebensziel, zufriedenstellender Arbeit, erfüllter Beziehungen, einem gesunden Körper und einer lebendigen Umgebung.

Die Vorstellung, zur eigenen Gesundheit erzogen zu werden, kam allgemein gut an, denn man sah darin eine Alternative zum traditionellen medizinischen Modell, das weder eine Rolle für persönliches Engagement vorsah noch positives Wohlbefinden oder aktive Vorbeugung berücksichtigte. In den 80er Jahren griffen Unternehmen als Ausdruck ihrer Bemühungen für ihre Angestellten schnell das Wellness-Modell auf und beabsichtigten damit, eine bessere Atmosphäre am Arbeitsplatz zu schaffen, die eskalierenden Kosten des Gesundheitswesens möglichst im Zaum zu halten und die Kosten für den Arbeitgeber zu senken, die ihm aufgrund der schlechten gesundheitlichen Verfassung der Angestellten, ihrer daraus resultierenden Fehlzeiten, Behinderungen, der Fluktuation und verminderten Produktivität entstanden.

Auch Krankenhäuser beteiligten sich an dem Wellness-Markt, um ihr öffentliches Ansehen zu verbessern und zusätzliche Einkommensquellen zu erhalten. Fitneßcenter, Naturkostläden, Reformhäuser und eine unendliche Reihe von Büchern, Kassetten und Videokassetten konkurrieren um ihre prozentualen Anteile an diesem neuen Markt.

Die Wellness-Bewegung hat sich tatsächlich zu einer nationalen Bewegung entwickelt. Mehr als 50 Prozent der Bevölkerung treibt aktiv Sport, die Zahl der Raucher ging in den letzten drei Jahrzehnten um mehr als 50 Prozent zurück, die Zahl der Reformhäuser ist von 1200 Stück im Jahre 1968 auf 8300 Stück 1981 angewachsen, und mehr als 500 größere Unternehmen bieten Fitneßprogramme an, die von eigens eingestellten Vollzeitkräften mit entsprechender Ausbildung geleitet werden (diese Zahlen beziehen sich auf die USA).

Wer nicht der Wellness-Bewegung anhing, war in den letzten zehn Jahren wahrscheinlich ein Verfechter der holistischen, ganzheitlichen Therapie. Ganzheitlichkeit als Konzept reicht ins Jahr 1926 zurück, als ein Buch von Jan Smuts mit dem Titel *Holism und Evolution* erschien. Smuts stellte die eingeschränkte Sichtweise der Schulmedizin, die die Vielschichtigkeit und Multidimensionalität des Menschen unberücksichtigt läßt, in Frage. Er vertrat die Auffassung, daß das Ganze nicht nur die Summe seiner Teile sein kann.

Ganzheitlichkeit im herkömmlichen Sinne geht davon aus, daß Körper, Geist und Seele untrennbar sind. Die ganzheitliche Medizin geht noch weiter und bezieht das Verhalten eines Menschen, seinen Glauben, sein Wertesystem, sein menschliches Umfeld und seine Umgebung mit ein. Ein derart umfassendes Verständnis für die ursächlichen Faktoren von Gesundheit und Krankheit führt zu wirkungsvollerer Heilung.

Hippokrates, der Vater der westlichen Medizin, vertritt in einer seiner Abhandlungen über Luft und Wasser im großen und ganzen die gleiche Auffassung. Er brachte seinen Schülern bei, das menschliche Umfeld ihrer Patienten sorgfältig in die Untersuchung mit einzubeziehen, um zu einem besseren Verständnis ihrer Krankheiten zu gelangen. Zweieinhalbtausend Jahre später bemerkte der bekannte Internist Sir William Osler: »Es ist besser, den Patienten mit seiner Krankheit zu kennen als die Krankheit mit ihrem Patienten.«

Ganzheitlich ausgerichtete Therapeuten konzentrieren sich auf den Menschen, nicht auf die Krankheit. Sie hören aufmerksam zu, bemühen sich um ein tiefgreifendes Verständnis des Menschen, mit dem sie arbeiten, und erheben den Menschen im Rahmen eines Heilprogramms, das Körper, Geist und Seele umfaßt, zum Partner. Dieser Ansatz verlangt vom Heiler, daß er sich persönlich dem Heilungsprozeß verschreibt.

Haben die Wellness-Bewegung und der ganzheitliche Ansatz die Lücke geschlossen, die die traditionelle Medizin hinterlassen hat? Die Antwort fällt leider nicht sehr positiv aus. Wie ursprünglich von Travis vorgesehen, ging es bei der Wellness-Bewegung um persönliches Wachstum und die persönliche Entwicklung. Er wollte positive Verhaltensweisen, seelisches Wohlbefinden, gesunde zwischenmenschliche Beziehungen, Gemeinschaft, Spiritualität und Freude erzeugen. Was dabei herauskam, nachdem diese Ziele in den Trichter unserer körperorientierten Kultur geworfen worden waren, hieß: Ernährungsvorschriften, Fitneß und Nichtrauchen, unterrichtet von Ernährungsberatern, Übungsleitern und Hygienespezialisten, die innerhalb des engen Rahmens ihres jeweiligen Faches eine Ausbildung erhalten haben. Der Schwerpunkt auf Geist und Seele, der geradezu grundlegend für die Wellness-Philosophie war, ging im Laufe der Kommerzialisierung verloren.

Der ganzheitliche Ansatz läßt in der Praxis ebenfalls zu wünschen übrig. Anstatt gut ausgebildete, reife und vielseitige Heiler hervorzubringen, wurden viele armselige und engstirnige Personen ausgebildet, die das eine oder andere alternative Behandlungsprogramm feilbieten, das im besten Falle hilft, keinen Schaden anzurichten, und im schlimmsten Falle gefährlich ist.

Obwohl die immer größer werdende Lücke in unserem medizinischen Behandlungsmodell weder von der Wellness- noch von der holistischen Bewegung gefüllt wurde, haben beide Richtungen die herkömmliche Medizin umfassender gestaltet, neue Sichtweisen geliefert und den Weg für die endgültige Entstehung eines neuen und glaubwürdigen Modells für Gesundheit und Heilung geebnet. In den nächsten Kapiteln werden wir erfahren, was es mit diesem Modell auf sich hat.

Kapitel 2

Psychoneuroimmunologie: Körper und Geist wieder miteinander verbinden

Wenn die Zeit für etwas reif ist, kann es nicht unterdrückt werden. Wenn es nicht auf die eine Art hochkommen kann, bricht es früher oder später in einer anderen Form durch. Aus den Enttäuschungen der Wellness- und der holistischen Bewegung entsteht ein neues Forschungsgebiet: die Psychoneuroimmunologie (PNI). PNI verspricht uns schon im Anfangsstadium ein Modell für das nötige Verständnis der Geheimnisse von Körper und Geist, um schließlich die Grundlage für einen ausgedehnten Heilungsansatz zu bieten.

Der Begriff *Psychoneuroimmunologie* verbindet die Disziplinen, die sich mit der Psyche (die Psychologie), dem Gehirn (die Neurologie) und dem natürlichen Heilsystem des Körpers (dem Immunsystem) beschäftigen, miteinander. Vor noch nicht allzu langer Zeit war es unvorstellbar, diese bis dahin völlig unabhängigen Disziplinen miteinander in Verbindung zu bringen. Heute geht man davon aus, daß sie sich gegenseitig stark beeinflussen und hat sie an den *National Institutes of Health* zu einer Forschungseinheit mit gemeinsamem Haushaltsetat zusammengefaßt.

Obwohl die Vorstellung der Einheit von Körper und Geist ihre Wurzeln in der Antike hat, war sie als Grundlage einer seriösen wissenschaftlichen Betrachtung bislang undenkbar. Die Mauer begann zu bröckeln, als zu Beginn dieses Jahrhunderts die Psychiatrie aufkam, eine Disziplin, die den Begriff »psychosomatische Krankheit« geprägt hat, der besagt, daß geistige Störungen zu körperlichen Erkrankungen führen können.

Anschließende psychologische Untersuchungen, die das Verhältnis von seelischem Streß und Krankheiten zum Gegenstand hatten, untermauerten die Annahme, daß Körper und Geist sich gegenseitig beeinflussen. Die neue wissenschaftliche

Disziplin PNI bestätigt ebenfalls das Geist-Körper-Modell und verleiht ihm durch ihr konsequent wissenschaftliches Vorgehen Glaubwürdigkeit und Akzeptanz in unserer Gesellschaft, die keine anderen Beweise anerkennt.

Die wichtigsten »Zufälle«: Wie ist PNI entstanden?

Wissenschaftliche Durchbrüche sind oft die Folge vom unerwarteten Ausgang bestimmter Experimente. Eine Überraschung dieser Art erlebte Dr. Robert Ader, einer der Vorreiter auf dem Gebiet der PNI, als er Ratten dazu bringen wollte, eine Abneigung gegen Zuckerwasser zu entwickeln. Zu diesem Zweck fütterte er sie zuerst mit Zuckerwasser, das er mit Cyclophosphamid versetzt hatte. Cyclophosphamid bewirkt zweierlei: Es verursacht schlimme Übelkeit und schaltet das Immunsystem aus. Die Ratten lernten, das gesüßte Wasser mit der medikamentös herbeigeführten Übelkeit in Verbindung zu bringen. In der Folge reagierten die Ratten, wenn sie das Zuckerwasser ohne Medikament bekamen, schnell mit Übelkeit. Sie reagierten, als ob sie das Medikament erhalten hätten; dieses Phänomen ist unter dem Begriff »Konditionierung« bekannt.[2]

Merkwürdigerweise starben die Ratten dann plötzlich an einer Infektion. Man hatte zwar damit gerechnet, daß die Ratten an Übelkeit leiden würden, wenn man ihnen wieder Zuckerwasser vorsetzen würde, aber was dann geschah, war etwas völlig Unerwartetes. Obwohl ihnen Cyclophosphamid nicht länger verabreicht wurde, litten die Ratten unter seiner zweiten Wirkung, dem Ausschalten des Immunsystems. Es sah so aus, als könnte man die Psyche der Ratten mit Hilfe der psychologischen Methode der Konditionierung darauf trainieren, die Funktionsweise des wichtigsten natürlichen Verteidigungssystems des Körpers zu verändern, eines Systems, von dem man bis dato angenommen hatte, daß es vom Geist nicht kontrolliert werden könnte.

Auch bei einem Patienten, der mit einem Krebsleiden im Sterben lag, wie es der Arzt Bruno Klopfer[3] beschreibt, geschah etwas Unerwartetes. Der Patient hatte alle auf dem

Markt befindlichen Medikamente erhalten und sprach auf keines mehr an. Als er von Krebiozen, einem neuen Wundermittel hörte, bat er um Erlaubnis, an der Arzneimittelstudie teilnehmen zu dürfen. Widerwillig verabreichten ihm die Ärzte, die davon ausgingen, daß er nur noch wenige Tage zu leben hatte, eine Dosis des Medikaments. Zu aller Überraschung sprach er darauf an. Der Tumor schrumpfte und übertraf dabei alle Erwartungen; gleichzeitig kehrte der Lebenswille des Patienten zurück. Der Patient las anschließend Berichte, in denen die Wirkungslosigkeit dieses neuen Medikaments ausführlich geschildert wurde. Er erlitt sofort einen Rückfall. Als sein Arzt beschloß, ihm eine doppelte Dosis Krebiozen zu verabreichen, sprach der Patient wiederum unerwartet gut an, sein Zustand besserte sich deutlich und der Tumor schrumpfte enorm. Kurze Zeit später erschien ein neuer Bericht. Er bestätigte erneut, daß Krebiozen völlig wirkungslos sei. Wenige Tage später erschien der Patient wieder mit neuen großen Tumoren im Krankenhaus. Niedergeschlagen und entmutigt, starb er bald darauf.

Die Wissenschaft mit all ihrer Neugier und Disziplin kann derart unerwartete Vorfälle nicht ignorieren. Diese Beispiele, die zeigen, wie die Psyche grundlegende Körperfunktionen verändern kann, brachten Forscher dazu, eine Antwort auf folgende Fragen zu suchen: Wie spricht der Geist mit dem Körper, wie steuert er ihn, und wie können wir diese Fähigkeit des Gehirns zu Heilzwecken einsetzen? Langsam nahm die Geschichte ihren Lauf.

Gespräche zwischen Geist und Körper

Zum Zeitpunkt der Niederschrift dieses Buches sind uns drei Kommunikationssysteme des Körpers bekannt – das autonome Nervensystem, das Zentralnervensystem und das System neuropeptider chemischer Botenstoffe. (Möglicherweise gibt es noch ein viertes Kommunikationssystem mit dem Meridiansystem der Akupunktur, das zwischen Körper und Geist vermittelt, wie wir der Theorie und Praxis der alten östlichen Gesundheitslehre entnehmen.)

Jedes dieser Systeme ermöglicht die direkte und unmittelbare Kommunikation zwischen Körper und Geist (Schaubild 2.1). Das Gehirn scheint die organisatorische Hauptrolle zu spielen, wenn es darum geht, geistige Inhalte, innere Einstellungen und Wahrnehmungen in nervliche Impulse und biochemische Prozesse zu übersetzen. Dann kommuniziert es mit dem Körper mit Hilfe des Nervensystems, das aus Nerven besteht, die das Gehirn mit dem übrigen Körper verbinden, und aus biochemischen Substanzen, die sich durch den Körper bewegen.

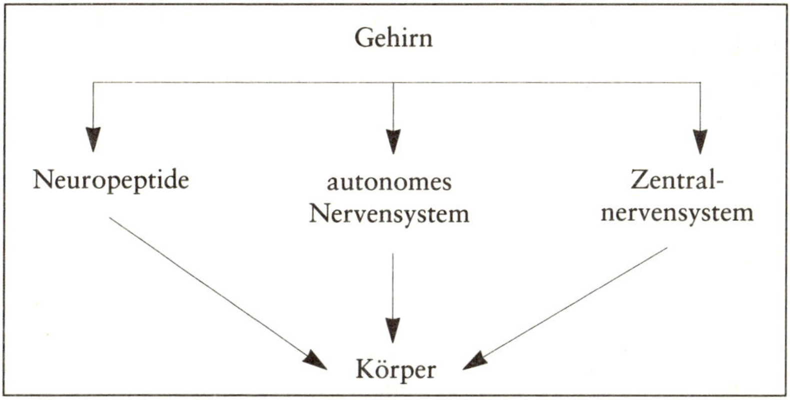

Schaubild 2.1 Das Botensystem zwischen Geist und Körper

Das *autonome Nervensystem* (ANS) besteht aus zwei verschiedenen Arten von Nerven, die entgegengesetzte Aufgaben haben. Die einen erhöhen den Pulsschlag und Blutdruck, kühlen die Haut, verursachen Schweiß und kurbeln die Zuckerproduktion an, während die anderen das Gegenteil bewirken sowie den Magen-Darm-Trakt aktivieren. Wenn wir unter Streß stehen, schaltet sich der mobilisierende Teil des Systems, das sympathische Nervensystem, ein. Sind wir entspannt, übernimmt das parasympathische Nervensystem, der beruhigende Teil dieses Systems, das Ruder. Sie können diese Systeme in Aktion erleben, wenn Sie aufgewühlt sind oder sich ausruhen.

Das autonome Nervensystem zeigt dem Körper eine Streßsituation an und bereitet ihn darauf vor, auf Gefahr zu reagieren.

Dem *Zentralnervensystem* (ZNS), Nervenverbindungen, die vom Gehirn zum Körper gehen, kommt eine wichtige Vermittlerposition zwischen Körper und Geist zu. Es übersetzt die Absicht, einen Muskel zu bewegen, in genau die elektrischen Nervenimpulse, die eine Bewegung der Arme und Beine zur Folge haben. Unsere Fähigkeit zu gehen, zu sprechen und alle grob- und feinmotorischen Muskelbewegungen auszuführen, geht auf dieses Kommunikationssystem zurück.

Eines Tages werden wir vielleicht feststellen, daß dieses System, das durch Nerven mit der Thymusdrüse, der Milz und möglicherweise anderen Lymphgeweben verbunden ist, auch eine zentrale Rolle bei der Regulierung des Immunsystems spielt. Zur Zeit läßt sich über seine Rolle als Vermittler zwischen Körper und Geist nicht viel mehr sagen.

Das *System der neuropeptiden chemischen Botenstoffe* ist das Vermittlersystem zwischen Körper und Geist, das als letztes entdeckt wurde. Als Dr. Candace Pert bei ihrer Arbeit im Labor der John Hopkins Universität auf der Suche nach den Gehirnzellen war, an denen die chemischen Opiate Morphin und Heroin sich festmachen und wirken konnten, fand sie die Zellen, an die die Opiate paßten »wie ein Schlüssel ins Schloß«.[4]

Nachdem sie die Gehirnzellenrezeptoren für die Opiate entdeckt hatte – für chemische, künstlich hergestellte und nicht körpereigene Stoffe –, schloß sie aus dem Vorhandensein dieser Rezeptoren, daß der Körper auch natürliche Substanzen herstellen müßte, die zu diesen Rezeptoren paßten. Die erste dieser chemischen Substanzen, Betaendorphin genannt, wurde bald entdeckt. Nach und nach entdeckte man 50 bis 60 ähnliche chemische Substanzen, die allesamt im ganzen Körper aktiv sind. Man nennt sie Neuropeptide: *Neuro*, weil sie vom Gehirn kommen, und *Peptide*, weil sie sich aus einem Strang basischer Aminosäuren zusammensetzen, die Peptide heißen.

Diese Entdeckung entpuppte sich lediglich als der Anfang einer aufregenden Geschichte ohne Ende. Man entdeckte bald, daß sich diese chemischen Substanzen, die im Blutkreislauf mitfließen, an Rezeptoren im ganzen Körper haften und auf diese Weise größere körperliche Veränderungen in den meisten, wenn nicht gar allen Zellen des Körpers bewirken, wobei Hormonzellen und die Zellen unseres natürlichen Abwehrsystems, des Immunsystems[5], die größte Rolle spielen.

Weitere Forschungen brachten an den Tag, daß Neuropeptide sowohl von Gehirnzellen als auch von anderen Körperzellen hergestellt werden. So kann nicht nur das Gehirn mit Hilfe der Neuropeptide direkt mit dem Körper kommunizieren und das Immunsystem und Hormonsystem aktivieren, sondern auch der Körper kann seinerseits durch die Herstellung genau dieser chemischen Substanzen wieder mit dem Gehirn kommunizieren und die Gehirnzellen aktivieren (Schaubild 2.2).

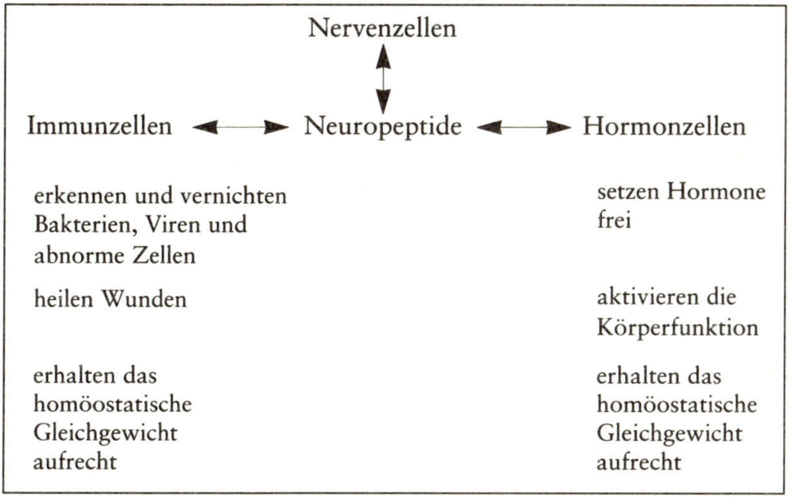

Schaubild 2.2 Das System der Neuropeptide

Die Immunzellen bilden das natürliche Abwehrsystem des Körpers. Sie erhalten das körperliche Gleichgewicht, indem sie den Körper gegen fremde Eindringlinge verteidigen und entstandenen Schaden am Körper reparieren. Das Hormonsystem erhält auf ähnliche Weise das körperliche Gleichgewicht, indem es als Vermittler Neuropeptide einsetzt, die man Hormone nennt, und ein Fließgleichgewicht im Körper aufrechterhält (Homöostase). Was dabei zum Vorschein kommt, ist ein außergewöhnliches Kommunikationssystem zwischen Gehirn und Körper, das uns nicht umhinkommen läßt, Körper und Gehirn als ein dynamisches, interaktives Netzwerk anzusehen.

Die letzte und aufregendste Nachricht ist, daß die Herstellung dieser chemischen Substanzen im Gehirn durch den geistigen Bewußtheitszustand in Gang gesetzt oder eingestellt werden kann. Wir wissen z. B., daß sich – wie in Schaubild 2.3

dargestellt – Gedanken, Gefühle und Bilder, die von Streß, Hilflosigkeit, Depression, Wut und Feindseligkeit handeln, auf die Herstellung dieser Chemikalien auswirken. Dasselbe scheint für die entgegengesetzten Gefühle zu gelten – Frieden, Vertrauen und Freude. Die Synthese der Neuropeptide kann auch durch Schlaf, Bewegung, Fettleibigkeit und wahrscheinlich eine Vielzahl noch zu erforschender Betätigungen beeinflußt werden. Dieses letzte Verbindungsstück bestätigt das jahrhundertealte Wissen, daß Körper und Geist eng miteinander verbunden sind und zusammenwirken. Unsere Gefühle, Wahrnehmungen und unsere Einstellung existieren nicht nur in unserem Geist, sondern spiegeln sich auch in der Physiologie unseres Körpers. Mit den Worten von Dr. Pert: »Zu Beginn meiner Arbeit ging ich tatsächlich davon aus, daß sich Gefühle im Kopf oder Gehirn befänden. Nun würde ich sagen, daß sie auch im Körper sind. Sie werden im Körper ausgedrückt und sind Teil des Körpers. Ich kann nicht länger zwischen Gehirn und Körper unterscheiden.«[5]

Was diese Entdeckungen nach sich ziehen, läßt uns durchaus staunen. Wir bestätigen hiermit die Fähigkeit eines jeden Menschen, durch seine Einstellung oder seine Handlungen jeden kleinsten biochemischen oder physiologischen Vorgang im Körper und im Geist selbst steuern zu können. Übertragen auf das Immunsystem, bedeutet dies, daß jeder einzelne *sich aussuchen* kann, ob er es stärken oder ausschalten möchte und ob er die Aufgaben anderer wichtiger physiologischer Körpersysteme beeinflussen will.

Dahinter liegt die wichtige Erkenntnis, daß auch andere Menschen durch den Einfluß, den ihr Verhalten und ihre Handlungen auf unseren geistigen Zustand haben, unsere Körperfunktionen beeinflussen und kontrollieren können. Wenn wir wütend werden, gestreßt sind, uns als Opfer fühlen, Freude oder andere starke Gefühle als direkte Folge unseres Zusammenseins mit anderen erleben, reagiert unsere Physiologie auf diese Gefühle und ist dadurch mit den Verhaltensweisen und Handlungen anderer Menschen verbunden bzw. wird durch sie kontrolliert. Jeder von uns kann direkt die kleinsten biochemischen Reaktionen im Körper eines anderen Menschen hervorrufen. Dies läßt die Bemerkung: »Du machst mich krank« glaubwürdig erscheinen, ebenso die Beobachtung, daß manche Menschen besonders gute Heiler sind. Yogis, denen die Verletzlichkeit eines ungeübten und unsicheren Geistes sehr bewußt war, ermahnten ihre Schüler, Menschen gegenüber, die ihnen Schaden zufügen könnten, eine wohlwollende Gleichgültigkeit an den Tag zu legen, und zufriedenen Menschen gegenüber wohlgesonnen zu sein.

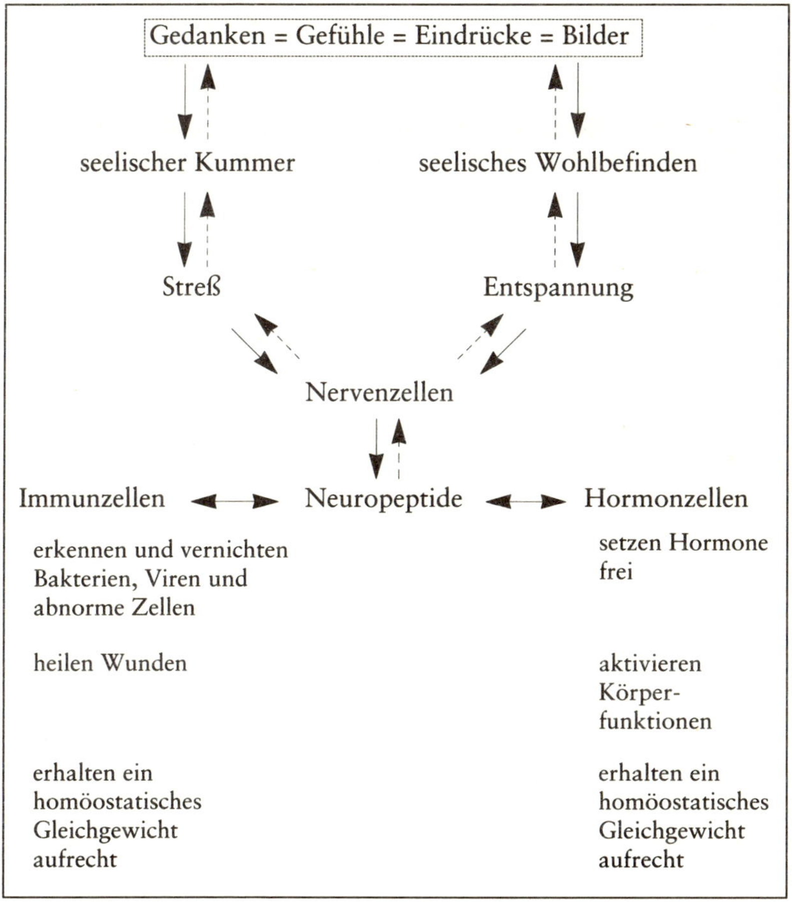

Schaubild 2.3 Die Verbindung zwischen Geist und Körper. Die gestrichelten Pfeile stehen für die Wirkung der im Körper produzierten Neuropeptide auf den Geist. Diese Wirkung muß von der PNI-Forschung noch näher bestimmt werden.

Denken Sie weiter, wie der geistige Zustand eines mächtigen Führers oder der Einfluß eines allgemein anerkannten kulturellen Wertes oder einer fest verankerten Glaubensvorstellung den geistigen Zustand und die Physiologie einer ganzen Gruppe von Menschen beeinflussen können. Am Ende kann die PNI-Forschung durchaus die Entdeckungen der Quantenphysik oder die metaphysischen Erkenntnisse der Yogis beweisen und vertiefen: Alles ist miteinander verbunden, beeinflußt sich gegenseitig, ist eins. Es kann tatsächlich sein, daß keiner vollkommen geheilt werden kann, solange nicht alle geheilt sind.

Wissenschaftler erforschen nun, wie dieses neue Verständnis des Zusammenwirkens von Körper und Geist eingesetzt werden kann, um Krankheiten zu heilen und die Gesundheit zu fördern. Auch wenn sich die Forschung anfangs vorwiegend auf Krankheiten konzentriert hat, wird sie in Zukunft hoffentlich den Schwerpunkt auf die Förderung der Gesundheit legen. Hier eine Übersicht über die wichtigsten Forschungsergebnisse:

Streß und die Immunabwehr

In einer Reihe von Experimenten an Medizinstudenten haben Janice K. Kiecolt-Glaser und ihre Kollegen nachgewiesen, daß Streß im Alltag (z. B. bei Medizinstudenten in der Examensphase) zu einer Unterdrückung der Immunabwehr führte, wie man aus Blutproben ersehen konnte, die man den Studenten während der Examensphase abnahm und mit vergleichbaren Blutproben aus dem Vormonat verglich.[6] Dieser Effekt war bei Studenten, die ein weitaus zurückgezogeneres Leben führten als viele ihrer Kommilitonen, stärker ausgeprägt. Obwohl die gleichen Studenten über Jahre hinweg ihre Prüfungen erfolgreich abgelegt hatten, konnten Examensprüfungen und die damit einhergehenden Ängste und Sorgen immer ihr Immunsystem sowie vermutlich auch andere Körpersysteme beeinträchtigen.

Starke berufliche Belastungen

In einem Artikel in der Zeitschrift *JAMA* berichteten Peter L. Schnall und seine Kollegen von den Auswirkungen starker beruflicher Belastungen auf Blutdruck und Herz.[7] Starke berufliche Belastungen wurden definiert als extrem anspruchsvolle Arbeit, bei der der Arbeitnehmer wenig kontrolliert wurde. Insgesamt wurden von den Forschern an sieben verschiedenen Arbeitsplätzen 215 Männer untersucht, die nachweislich nicht an einer Herzerkrankung litten. Unter entsprechender Berücksichtigung aller weiteren Faktoren fanden sie heraus, daß Menschen mit starker beruflicher Belastung eine dreifach höhere Risikobereitschaft für Bluthochdruck aufwiesen und ein übermäßig hohes Vorkommen an Herzerkrankungen. Einer der Redakteure in *JAMA* bemerkte dazu: »Wenn man diese Ergebnisse zusammen mit den vielen Beiträgen der Neurologie und dem, was sie zur Kommunikation unseres Gehirns mit den Körperorganen zu sagen haben, betrachtet, wird die Vorstellung, daß das Gehirn bei körperlichen Erkrankungen eine Rolle spielt, bald nicht mehr ›revolutionär‹, sondern ›wissenschaftlich anerkannt‹ sein.«

Einsamkeit und Verlust

Es gibt eine Vielzahl von Studien, die untersuchen, wie sich Einsamkeitsgefühle und der Verlust eines Menschen auf Erkrankungen auswirken. Steven Schleiffer und seine Kollegen von der *Mount Sinai School of Medicine* in New York haben nachgewiesen, daß das Immunsystem bei Männern, die gerade ihre Frau verloren haben, in der Trauerphase ausgeschaltet wurde.[8] Mehrere Forscher konnten bei Menschen, die gerade eine Trennung oder Scheidung hinter sich hatten, verstärkt körperliche und emotionale Störungen beobachten, darunter Infektionskrankheiten, Herzerkrankungen und Krebs. Janice Kiecolt-Glaser fand bei Frauen im ersten Jahr nach einer Trennung eine schlechtere Abwehrfunktion vor, verglichen mit der Immunabwehr von Frauen in gut funktionierenden Ehen.[9] Andere Studien belegen, daß eine schlechte Ehe die Gesundheit ebenfalls zu beeinträchtigen scheint.

Herzrhythmusstörungen

Um zu erforschen, ob der Geist in der Lage ist, gefährliche Herzrhythmusstörungen unter Kontrolle zu bringen, benutzten Forscher Biofeedback-Geräte und ein computergestütztes Elektrokardiogramm, was schnelle Rückmeldungen zum Herzrhythmus ermöglicht. Mit Hilfe geistiger Signale, vergleichbar mentalen Bildern, wurden die Betreffenden darin unterwiesen, ihren Herzrhythmus in einem vorgegebenen engen Rahmen zu halten und schnellere oder von der Norm abweichende Herzschläge auf Wunsch herbeizuführen oder abzustellen. Auch als ihnen die Geräte abgenommen wurden, schafften sie es, den Herzrhythmus weiterhin unter Kontrolle zu haben.

Seelischer Streß und Entzündungen

Es gehört mittlerweile zur Allgemeinbildung, zu wissen, daß Streß krank machen kann. Anhand von Herpes-Viren hat die Wissenschaft diese weitverbreitete Annahme bestätigt. Der wissenschaftliche Nachweis für einen solchen Zusammenhang wurde von Janice K. Kiecolt-Glaser und Ronald Glaser in der November-Ausgabe des *American Psychologist* 1988 überprüft.[10] Menschen, die diesem Virus ausgesetzt waren, tragen die Infektion ihr Leben lang in sich. Ob der Virus schlummert oder zum Ausbruch kommt, ist nach gängiger Meinung eng mit der Funktionstüchtigkeit des Immunsystems verknüpft. Es wurde ebenfalls nachgewiesen, daß ein Ausbruch auch dadurch mitbedingt sein kann, daß der Betreffende unglücklich oder gestreßt ist, als Medizinstudent z. B. gerade das Examen absolviert oder seine Ehe kürzlich in die Brüche gegangen ist. Einige dieser Auslöser konnten durch Entspannungsmaßnahmen eingedämmt werden.

Bei der Lektüre dieser und ähnlicher Studien sollten wir immer im Auge behalten, daß PNI ein neues wissenschaftliches Forschungsgebiet ist. Wissenschaftliche Errungenschaften verlaufen keineswegs geradlinig. Es gibt Erkenntnisse, die weitere Untersuchungen und Forschungen überstehen, und andere, denen dies nicht gelingt. Langsam sammeln sich Informationen an, die in einem gnadenlosen wissenschaftlichen Verfahren überprüft und abermals überprüft wurden. Das kann Jahre harter Arbeit bedeuten.

Wissenschaftler sind oft sehr zurückhaltend und unwillig, wenn es darum geht, ihre Erkenntnisse über die genauen Umstände und Daten ihrer Studien hinaus zu deuten. Sie wissen sehr genau, daß das, was an einem Tag die logische Schlußfolgerung zu sein scheint, am nächsten Tag schon wieder völlig anders aussehen kann. Diese Haltung ist für ihre Belange angebracht und notwendig. Wenn wir Menschen betreuen, die nicht warten können, bis die Ergebnisse völlig nachgewiesen sind, ist es notwendig und angebracht, vorsichtig und behutsam Forschungen in ihrem klinischen Umfeld zusammen mit Informationen und Erkenntnissen aus anderen Quellen zu deuten. Es ist z. B. möglich und nötig, davon auszugehen, daß der Geist die zentrale Rolle im Verlauf und bei der Heilung von Krankheiten spielt, noch bevor die Forschung diese Rolle gänzlich nachgewiesen hat. Das können wir Ärzte gut verantworten, weil wir dieses Phänomen jeden Tag in unserer Praxis direkt erleben, in unserem eigenen Leben beobachten und unsere Schlußfolgerungen zudem von Forschungen in der Soziologie, Psychologie und selbstverständlich von den alten Yogis gestützt werden. Da wir schon weitermachen müssen, tun wir es mit aller Sorgfalt, warten ängstlich darauf, daß die Forschung hinterherkommt und sind uns über die Unvollständigkeit unseres Wissens und unserer Taten völlig im klaren.

Zurück zu John

Schauen wir uns einmal an, wie Geist und Körper in einem speziellen Fall zusammenarbeiten. Als John, den ich in Kapitel 1 vorgestellt habe, mich in meiner Praxis aufsuchte, hatte er schon die beste Behandlung genossen, die die moderne Medizin für eine Dickdarmentzündung vorsieht. Seine Ärzte hatten gelernt, daß der Dickdarm bei dieser Krankheit, deren Ursache unbekannt ist, entzündet und vereitert ist. Sie verschrieben ihm die beste Medizin, die es gab, um die schlimmen Symptome dieser schwächenden Krankheit zu bekämpfen. Ziel der

Behandlung ist eine Linderung der Entzündung. Die schulmedizinische Ausbildung geht über diesen rein körperlichen Ansatz und diese Behandlungsweise nicht hinaus.

Der Geist-Körper-Ansatz hingegen betrachtet die körperliche Seite einer Krankheit als den sichtbaren Teil eines vielschichtigen Vorgangs. Um die versteckteren Anteile von Johns Krankheit aufzuspüren, dienten mir seine körperlichen Symptome als Schlüssel zu den Informationen, die tiefer, in weniger zugänglichen Teilen seines Gedächtnisses verborgen waren. Aufgrund einer Entspannungstechnik, die den Geist beruhigt und jegliche Angst und Schutzmechanismen überwinden hilft, konnte er Gefühle und wichtige Teile seiner Geschichte, die wesentlich zum Verständnis seines Leidens beitrugen, in sein Bewußtsein bringen.

Im Laufe meiner Erfahrung habe ich gelernt, geduldig und sorgfältig nach Informationen Ausschau zu halten, die manchmal versteckt in Worten oder auch anderen Formen auftauchen können. Ich habe auch gelernt, auf die Abfolge zu achten, in der die Informationen hochkommen. Zuerst kam bei John Traurigkeit hoch, dann Angst und dann Wut. Er brachte jedes Stadium sowohl emotional als auch körperlich zum Ausdruck. Im Laufe unserer Zusammenarbeit deckten wir zusätzlich Gefühle von Hilflosigkeit und Ohnmacht auf, die mit einem Trauma aus frühester Kindheit in Verbindung standen: der Unfähigkeit, Wut auszudrücken.

Und hierin lag der Schlüssel. John, der wußte, daß es ihm nicht erlaubt war, Wut und Zorn auszuleben, tat das einzige, was er konnte: Er behielt die Wut, Hilflosigkeit, Ohnmacht und die daraus folgende Angst und Mutlosigkeit für sich. Auch wenn wir jetzt schon einen Schritt über unseren Wissensstand hinaus machen, sollten Sie wissen, daß Gefühle wie diese laut aktueller PNI-Forschung das Gehirn veranlassen, mit dem Körper zu reden und ihn dazu bringen, seine biochemischen Prozesse so zu verändern, daß sie den geistigen Streß im Körper widerspiegeln. Dazu gehört z. B., daß Puls und Blutdruck steigen, Muskeln angespannt werden, das Blut von der Haut zu den inneren Organen abgezogen wird, biochemische Veränderungen auf zellularer Ebene vorkommen und – was am wichtigsten ist – das Immunsystem ausgeschaltet wird.

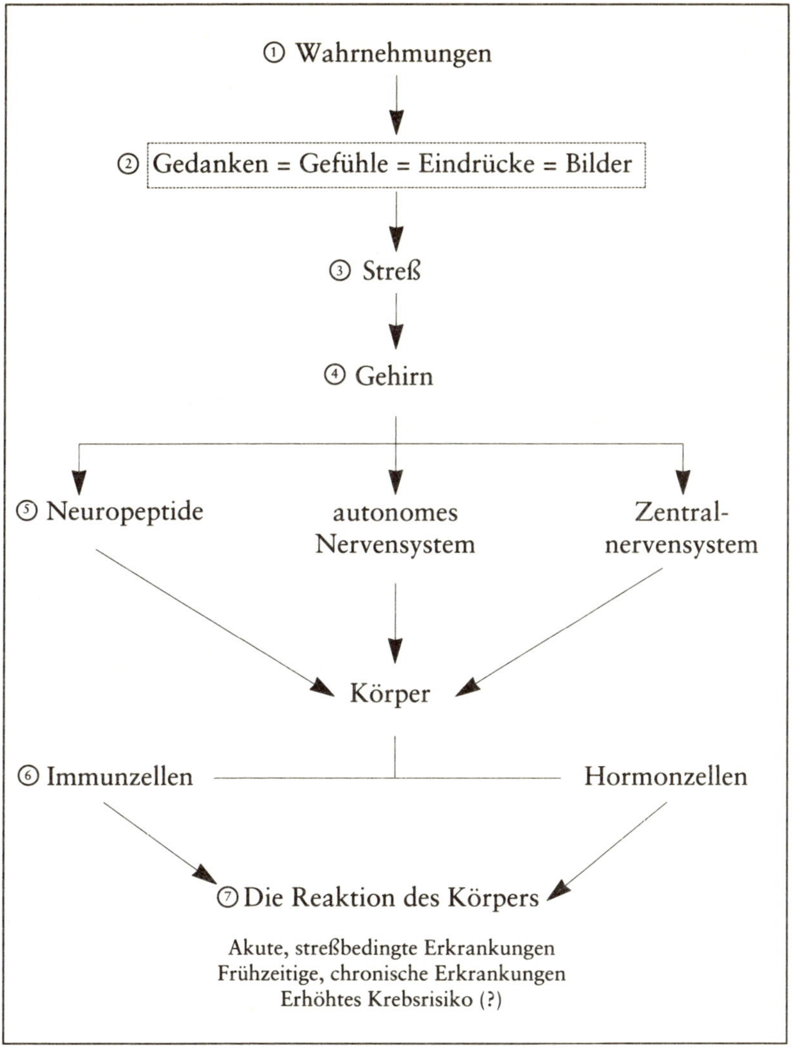

Schaubild 2.4 Johns Geist-Körper-Erkrankung ① John nimmt wahr, daß es von seiner Freundin mißbilligt wird, wenn er seine Wut auslebt. ② Das führt dazu, daß John seine Wut unterdrückt und sich seine alten Gedanke, Gefühle, Bilder und körperlichen Eindrücke, die in seiner Akte »Gefühle ausleben ruft Mißbilligung hervor« aufbewahrt werden, nochmals anschaut. ③ Das führt zu einem inneren Konflikt und seelischen Kummer. ④ Das Gehirn reagiert auf seelischen Kummer und aktiviert das Kommunikationssystem Geist-Gehirn. ⑤ Die Bo-

tenstoffe informieren den Körper über den seelischen Kummer. ⑥ Das Immunsystem, das Hormonsystem und andere Körpersysteme schalten um und reagieren auf die Streßsituation. ⑦ Diese Veränderungen setzen John einem erhöhten Krankheitsrisiko aus.

Als John als Kind dazu gezwungen wurde, seine Wutgefühle für sich zu behalten, wurden die damit verbundenen emotionalen und biochemischen Veränderungen gespeichert und in seinem Gedächtnis abgelegt. Das nennt man situationsbedingtes Lernen. Wann immer er später mit einer vergleichbaren Situation konfrontiert wurde, kramte sein Gedächtnis die entsprechende Akte hervor und bewirkte die gleiche Reaktion. Seine ganze Akte wurde geöffnet, und er wurde mitsamt Körper und Geist in dieses Lernstadium zurückkatapultiert. Wir kennen es alle, von intensiven Gefühlen eingeholt und nahezu überrannt zu werden.

Im Verlauf weiterer Sitzungen erfuhr ich von John, daß er in dem Jahr, bevor sich die Dickdarmentzündung herausgebildet hatte, eine Beziehung zu einer Frau hatte, die – was wohl kaum überrascht – gleich seiner Mutter seine Gefühle ablehnte und mißbilligte. Je mehr er versuchte, seine intensiven Gefühle auszuleben, um so mehr zog sie sich von ihm zurück. Er war gezwungen, seine Gefühle für sich zu behalten oder die Beziehung aufzugeben. Er fühlte sich hilflos und in der Falle.

Mindestens ein Jahr lang bemühte John seine im Gedächtnis abgelegte Akte. Er erlebte Wut, Angst, Hilflosigkeit und alle damit zusammenhängenden biochemischen Veränderungen einschließlich der Beeinträchtigung des Immunsystems. Vor diesem Hintergrund entwickelte John eine Colitis ulcerosa. Seine Ärzte sahen jedoch nur die Aufschrift, die Akte machten sie nie auf. Mit Medikamenten konnte man die Symptome der Dickdarmentzündung unterdrücken, um sie aber zu heilen, mußte man die tieferen Wunden angehen.

Die Schaubild 2.4 skizziert anhand Johns Fall, wie das Geist-Körper-System arbeitet. Wie die Glieder einer Kette laufen die Ereignisse in steter Reihenfolge nacheinander ab. Zuerst kommt seine Angst vor Mißbilligung (diese Angst geht auf frühe Kindheitserfahrungen zurück, die seine Deutungsversuche und Reaktionen auf das Verhalten der Freundin färben und verstärken) und endet schließlich in sichtbarer Krankheit. Sobald man die Ursache für Johns Krankheit versteht, ist es möglich, von einer Behandlung zur Heilung überzugehen.

Der Bedarf an neuen Definitionen

Sobald wir die Vorstellung akzeptieren, daß Körper und Geist als eine einzige, ungeteilte, lebende Einheit wirken, können wir heilen, statt nur zu behandeln. Diese Veränderung schafft ein schwerwiegendes, sprachliches Problem. Die Worte »Körper« und »Geist« verbinden zwei verschiedene Dinge oder Vorstellungen. Auch wenn Körper und Geist von einem metaphysischen oder parapsychologischen Standpunkt aus als getrennt angesehen werden können, können wir sagen, daß sie in unserem Alltag untrennbar sind. So schwierig es auch sein mag, diese radikale Vorstellung in unser Denken aufzunehmen, müssen wir irgendwann damit anfangen. Ich möchte den Leser bitten, meinen Gebrauch des Begriffs »Geist-Körper« zu tolerieren und zu verstehen, daß damit die ungeteilte funktionale Einheit gemeint ist, in der und durch die wir leben.

John und ich sahen uns mit diesen Sprachproblemen konfrontiert, als ich seine Dickdarmentzündung als ein Geist-Körper-Problem bezeichnete. Obwohl John begriffen hatte, daß sein Problem vielschichtiger war als die Entzündungen und Vereiterungen seines Dickdarms, und intuitiv an Heilung glaubte, war es schwierig, von Fragen wegzukommen, wie: Ist mein Geist daran schuld? Kann ich meinen Dickdarm heilen? Schließlich fingen wir an, einander zu verstehen, und konnten dazu übergehen, einen Geist-Körper-Heilungsansatz zu entwerfen.

Wir begannen, über Streß zu reden. Ich erklärte ihm, daß sich Streß aus drei Bestandteilen zusammensetzt: dem Ereignis, das das Problem auszulösen scheint, der Persönlichkeit, die daraufhin leidet, und der Fähigkeit des einzelnen, damit fertig zu werden. In der gleichen Situation würden zehn Leute auf zehn verschiedene Arten reagieren. Die Einzigartigkeit unserer Persönlichkeit, unserer Einstellung und unseres Standpunkts legt fest, wie wir auf die Situation reagieren. Ähnlich bestimmt unser jeweiliges soziales Umfeld, wieviel Streß wir ertragen können, bevor wir anfangen zu leiden. Sobald das Gehirn spürt, daß wir leiden, veranlaßt es den Körper, biochemische Veränderungen vorzunehmen. Johns Selbstheilungskurs müßte sich mit allen Facetten von Streß auseinandersetzen.

Meine erste Empfehlung an John war, sich für zwei Wochen zurückzuziehen und diese Zeit bei gesunder Ernährung und zur Entspannung in einem entsprechenden Gesundheitszentrum zu verbringen. Nach seiner Rückkehr würden wir mit einem Entspannungstraining anfangen, ein stufenweise ansteigendes Bewegungsprogramm entwerfen, Veränderungen im Ernährungsverhalten anstreben und wöchentliche Sitzungen durchführen, in denen wir mit Hilfe von Gesprächen und der Achtsamkeitsmethode (einer Methode, die im nächsten Kapitel beschrieben wird) herauszufinden versuchen, wie er mit Wut umgeht und warum es ihm so schwerfällt, eine gesunde Liebesbeziehung aufrechtzuerhalten. Wenn er erkennt, welchen Preis seine Kindheitsmuster ihn persönlich kosten, wird er in der Lage sein, dieses Stadium hinter sich zu lassen und sein Erwachsenendasein aufzunehmen, in dem er selbst lernen kann, sein Leben zu bestimmen, Gefühle auszuleben und mit einem Gefühl persönlicher Macht und Gestaltungskraft zu leben. Ich versicherte ihm, daß er während der Arbeit mit diesem Kurs weiterhin seine Medikamente einnehmen könnte, damit seine Symptome nachließen.

Als nächstes sprachen wir darüber, welche Rolle wir jeweils in seinem Heilungsprozeß einnehmen würden. Meine Rolle bestand darin, ihm dabei zu helfen, seine Krankheit zu verstehen, und gemeinsam mit ihm einen Heilkurs zu entwickeln. Ich würde ihm auch dabei helfen, die erforderlichen Methoden und Praktiken dieses Kurses zu erlernen. Ich wäre die ganze Zeit über zu seiner Unterstützung da und stünde ihm im Bedarfsfall beratend zur Seite. Seine Rolle bestünde darin, die volle Verantwortung dafür zu übernehmen, daß sein neuerworbenes und zukünftiges Wissen auch umgesetzt würde. Die Anstrengung, die es ständig kostet, Gefühle der Frustration, Langeweile und zeitweise auch Zweifel durchzustehen, ist ein Beitrag, den nur er leisten kann. Bei einer herkömmlichen Behandlung müßte sich John mit kleinen Ergebnissen zufriedengeben und Anweisungen von einem Arzt entgegennehmen. Heilung greift viel stärker in sein Leben ein, geht weit über einen einfachen Arztbesuch hinaus.

In den letzten Jahren hat sich in Johns Leben viel verändert. Vor kurzem zog er in eine andere Gegend und teilte mir schriftlich seine Fortschritte mit. Der folgende Auszug aus seinem Brief zeigt, wie sich Johns Augenmerk im Leben von Krankheit auf Gesundheit verlagert hat:

> Ich stelle gerade fest, daß nicht nur ich, sondern alle Menschen Freude empfinden können, was zu einem herrlichen Gefühl von Ganzheit führt, in das ich gerade einen ersten Einblick erhalten habe. Ich finde es toll, meine neuerworbene Ausgeglichenheit zu spüren und zu wissen, daß ich im Leben ein Anrecht auf Frieden und Freude habe und sie in mir angelegt sind. Wie herrlich! Und was für eine Erleichterung ist es zu wissen, daß die Umwelt keine Kontrolle über mich hat. Ich brauche nur in mir nach Führung Ausschau zu halten.
>
> P.S.: Was die Dickdarmentzündung angeht, sie bricht immer mal wieder aus, doch das verstärkt mein Heilprogramm lediglich.

Was für eine Veränderung! Endlich erfolgt langsam, aber sicher Heilung.

Selbstheilung

Die Lücke zwischen der schulmedizinischen Behandlung und einer Heilung beginnt, sich zu schließen. Johns Krankheitsgeschichte zeigt, daß ein einsatzbereiter und disziplinierter Mensch imstande ist, Körper und Geist zu heilen. Wie John stellen wir fest, daß wir unseren Genen, unserer Umgebung und unserer Familiengeschichte nicht hilflos ausgeliefert sind.

Da die Lehre vom Potential des Menschen uns gezeigt hat, daß wir Kontrolle über unser Leben übernehmen und ausüben können, kann eine erneute Konzentration auf Selbstheilung diese Lehre noch erweitern: Wir können über wesentlich mehr Aktivitäten unseres Körpers und Geistes Kontrolle ausüben, als wir früher für möglich gehalten haben. Wir wissen z. B. aus unseren Untersuchungen in Biofeedback, daß Menschen ihre Fingertemperatur auf ein Zehntel Grad genau steuern, die elektrischen Spannungen in Muskeln verändern, Gehirnwellen kontrollieren, den Blutdruck senken und den Pulsschlag herabsetzen können. Wir wissen außerdem, daß Yogis ihren Körper außergewöhnlich gut kontrollieren können. Zur Zeit beschäftigen uns noch die Warum- und Wie-Fragen unserer Wissenschaftler. Wenn wir die Kontrolle jedoch übernehmen, ergreifen wir Besitz von unserer persönlichen Macht.

Die Forschungen auf dem Gebiet der PNI und andere relevante Vorstöße bestätigen die wichtigen Verbindungen zwischen Körper und Geist und verschieben dadurch die Grenzen für Heilung. Um dieses neue Wissen für uns nutzen zu können, müssen wir begreifen, daß wir Kontrolle über Körper und Geist ausüben können, und dies auch tun. In den nächsten zwei Kapiteln werden die zwei Bestandteile der Selbstheilung vorgestellt: Achtsamkeit und Selbstregulierung. Die Beherrschung dieser zwei Methoden kann Ihnen helfen, über eine Behandlung hinaus zu Heilung und vollkommener Gesundheit zu gelangen.

KAPITEL 3

Achtsamkeit

IM LETZTEN KAPITEL haben wir erfahren, daß es laut PNI möglich ist, viele, wenn nicht alle Funktionen von Körper und Geist selbst zu steuern. Diese Entdeckung ist von großer Tragweite. An erster Stelle steht die Erkenntnis, daß jeder die natürliche Fähigkeit zur Selbstheilung besitzt, die Fähigkeit, Ganzheit und Ausgewogenheit in seinem Leben wiederherzustellen. Heilung erfordert zwei Dinge: Achtsamkeit und Selbstregulierung, dargestellt in Schaubild 3.1.

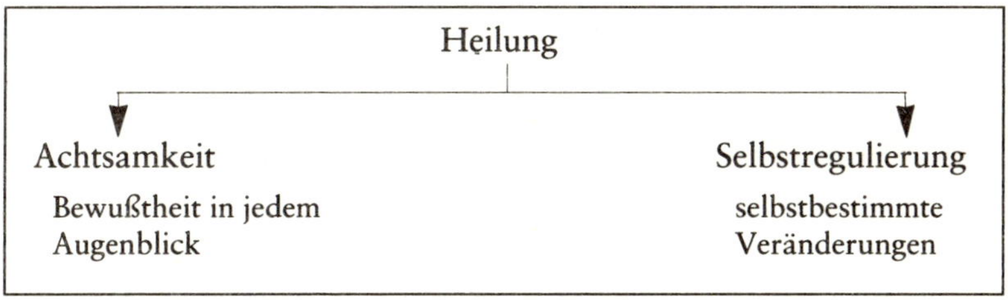

Schaubild 3.1 Die zwei Bestandteile von Heilung

Die zwei Bestandteile Achtsamkeit und Selbstregulierung lassen sich mit den zwei Hauptbestandteilen der schulmedizinischen Behandlung vergleichen: Diagnose und Therapie. Achtsamkeit und Selbstregulierung zielen auf die Förderung der Gesundheit und die Vorbeugung, während Diagnose und Therapie ausschließlich darauf abzielen, Krankheiten zu beseitigen oder einzudämmen. In diesem Kapitel wird der erste Bestandteil von Heilung vorgestellt: Achtsamkeit.

Wie funktioniert der Geist?

Um zu verstehen, was Achtsamkeit ist, müssen wir genauer wissen, wie der Geist funktioniert. Der Geist hat zwei Hauptfunktionen oder -betriebssysteme. Das erste ist der »innere Monolog«. Das zweite ist das, was wir mit »Achtsamkeit« bezeichnen möchten. Die zwei Haupttätigkeiten des Geistes – innerer Monolog und Achtsamkeit – können nicht gleichzeitig auftreten. Es kann jeweils nur eine aktiv sein. Der innere Monolog ist in der Regel ein geistiges Geplapper. Er ist das, was der Geist von sich aus ständig macht. Achtsamkeit ist eine bewußte, selbstgesteuerte geistige Tätigkeit. Sie tritt nicht automatisch oder spontan auf, sondern erfordert eine bewußte Anstrengung.

Der innere Monolog kann vier Formen annehmen: Gedanken, Gefühle, Bilder und Eindrücke. Eine oder mehrere dieser Formen können gleichzeitig auftreten. Achtsamkeit besteht aus drei Aspekten: Aufmerksamkeit, Konzentration und Meditation. Diese Aspekte treten nacheinander auf: Aufmerksamkeit kommt vor Konzentration, die wiederum der Meditation vorausgeht. Das wird in Schaubild 3.2 gezeigt.

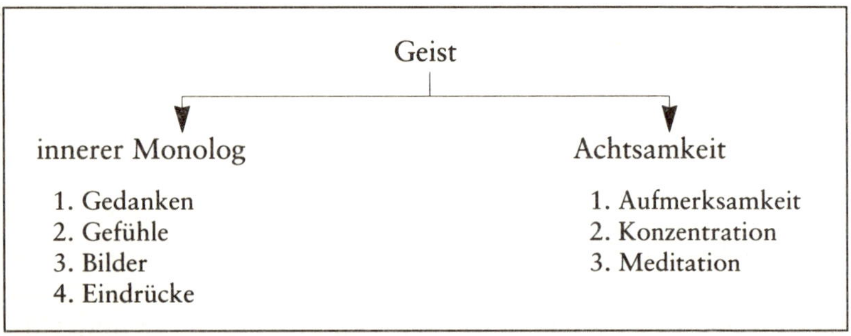

Schaubild 3.2 Die Tätigkeiten des Geistes

Der innere Monolog, die vorherrschende Tätigkeit unseres Geistes, ergibt sich aus dem Zusammenwirken unserer Sinnesorgane mit der Umwelt. Das System der sinnlichen Wahrnehmung, ein spezifisch ausgebildeter Teil des Gehirns, zeichnet die Eindrücke der fünf Sinne – Sehsinn, Gehör, Geruchssinn, Geschmackssinn und Tastsinn – auf und gibt sie an das Bewußtsein weiter. Es ist sozusagen der Vermittler zwischen uns und der Umwelt und ermöglicht uns, die Umwelt zu erleben und kennenzulernen. Wie in Schaubild 3.3 dargestellt, erleben wir von frühester Kindheit an sämtliche Erfahrungen und menschlichen Begegnungen durch diese Sinne. Alle angesammelten Informationen werden als Erinnerungen im Gehirn abgelegt (Erinnerungen kann man sich als »Fußabdrücke« vorstellen, die frühere Lebenserfahrungen hinterlassen haben). Das Gehirn teilt diese Informationen in zwei Hauptgruppen auf: Fakten und psychische Informationen.

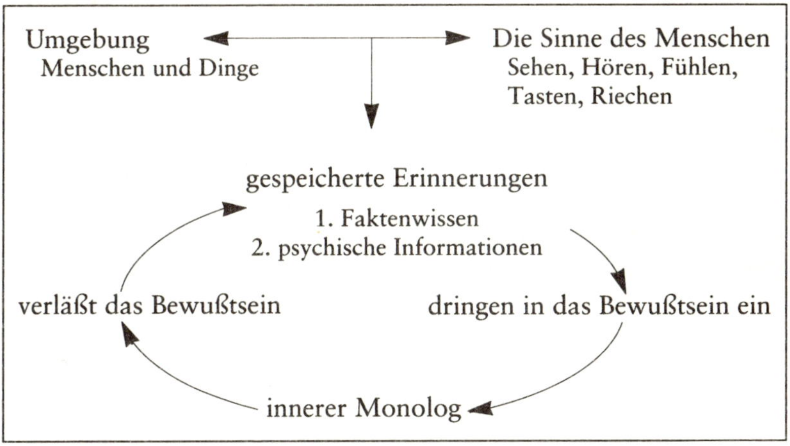

Schaubild 3.3 Die Entstehung von innerem Monolog

Faktenwissen hilft uns, den Alltag zu bewältigen. Es ermöglicht uns den sofortigen Zugang zu Wissen über Gegenstände und Orte. Es handelt sich um Informationen, wie wir sie z. B. in der Schule erhalten. Psychische Informationen sind subjektiver Natur. Sie bestehen aus unseren Eindrücken, Wahrnehmungen und der Deutung unserer persönlichen Erfahrungen. Wir erwerben sie normalerweise in der Auseinandersetzung mit anderen. Sie sind verantwortlich für unser Selbstbild und die Art und Weise, wie wir zu unserer Umgebung stehen. Beide Arten von Informationen können in uns schlummern und inaktiv sein oder aber von Ereignissen und Umständen aktiviert werden, die unser Gedächtnis öffnen. Die ständige Aktivierung von Fakten und psychischen Informationen, die Erinnerung daran und die damit in Zusammenhang stehenden Gedanken, Gefühle, Bilder und Eindrücke nennen wir »inneren Monolog«.

Faktenwissen parat zu haben ist in der Regel, aber nicht immer hilfreich. Es ermöglicht uns, unsere Arbeit gut zu machen, auf der Heimfahrt abends an den richtigen Stellen abzubiegen und moderne, ausgeklügelte Geräte automatisch zu benutzen. Gelegentlich, wenn dieses Wissen ohne Achtsamkeit und Anteilnahme eingesetzt wird, kann es auch ziemlich zerstörerisch sein, wenn wir z. B. mit unserer ausgeklügelten Technologie Atomwaffen entwickeln oder durch rücksichtslose Industrialisierung unsere Umwelt zerstören. Psychische Informationen können gesund oder ungesund sein. Ungesunde psychische Informationen sind immer falsch und ungenau und meistens darauf zurückzuführen, daß ein Kind seine frühen Lebenserfahrungen »falsch« deutet. So können Eltern ihr Kind davon abhalten, Wut auszudrücken, weil sie selbst Konflikte oder Wut als etwas Unangenehmes empfinden. Das Kind lernt dadurch für sein Erwachsenendasein, daß es unangemessen und mit negativen Folgen verbunden ist, Wut auszuleben. Diese Fehlinformation kann Beziehungen zwischen Erwachsenen zerstören und zu unnötigem Schmerz und Leid führen. Im Gegensatz dazu gehen gesunde psychische Informationen auf Lebenserfahrungen zurück, die eine gesunde emotionale Entwicklung unterstützen. Diese Informationen bewirken weder Schmerzen noch Leid. Sie führen zur Herausbildung einer gesunden Einstellung, einer gesunden Lebensführung und gesunder Handlungen.

Die Grundlage des inneren Monologs sind gespeicherte Informationen, die Erinnerung an die Vergangenheit. Erfahrungen, die wir in der Vergangenheit gemacht haben, programmieren unser Gehirn, ähnlich wie ein Programmierer einen Computer programmiert. Das automatische, unkontrollierte, unbewußte, unveränderliche und mechanische Output des Gehirns wird als innerer Monolog erlebt. Wenn unser Geist in inneren Monolog vertieft ist, vergessen wir das Hier und Jetzt und leben ganz in der Erinnerung. Wir können einem anderen

Menschen nicht aufmerksam zuhören, wenn unser Geist von Arbeit erzählt. Wir können auf einem Spaziergang die Schönheit der Natur nicht erleben, wenn wir auf finanzielle Sorgen konzentriert sind, und können auch nicht die Erlebnisse unserer Kinder toll finden, wenn wir von anderen Dingen abgelenkt werden. Je mehr wir uns unseren inneren Monolog bewußtmachen, um so deutlicher wird uns, wie wenig wir im Hier und Jetzt leben - erleben, was im Augenblick eigentlich geschieht. Unsere ständige Versunkenheit in inneren Monolog wirkt sich negativ auf unser Leben aus, da wir unbewußt die Gewohnheiten und Gepflogenheiten unserer Familie und Kultur weiterleben, ohne uns bewußtzumachen, wer und was wir unabhängig von dem, was wir von anderen und der Gesellschaft gelernt und übernommen haben, eigentlich sind.

Zum Glück hat der Geist auch ein anderes Betätigungsfeld: Achtsamkeit. Wenn wir uns aus unserer Versunkenheit im inneren Monolog befreien und unsere Aufmerksamkeit auf das Hier und Jetzt lenken, erinnern wir uns allmählich wieder daran, wo wir uns befinden, wer wir sind und was *jetzt* geschieht. Genau das ist Achtsamkeit, die wichtige und vielen unbekannte Tätigkeit des Geistes, die uns aus unserem »Schlaf« erweckt und uns ermöglicht, die pulsierende, ständig in Veränderung begriffene, sinnliche Lebendigkeit des Hier und Jetzt zu erleben und an ihr teilzuhaben.

Achtsamkeit tritt dann auf, wenn der innere Monolog aufgehört hat, unser Bewußtsein automatisch und unbewußt zu beschäftigen. Es ist die genaue, direkte, ständige Beobachtung unserer inneren und äußeren Erfahrungen, die wir im Hier und Jetzt machen. Das mag ein wichtiges Arbeitsvorhaben sein, ein Gespräch, eine Mahlzeit, eine Autobahnfahrt oder sogar innerer Monolog (es macht einen Unterschied, ob man inneren Monolog beobachtet oder darin versunken ist). Achtsamkeit ist bewußte, willentliche Aufmerksamkeit gegenüber dem, was wir im Jetzt erleben. Sie kann nur von Menschen bewußt eingenommen werden, die den Unterschied zwischen Schlafen und Wachsein – jeweils im übertragenen Sinn – kennen. Wenn der automatische Geist das Ruder übernimmt und wir zum inneren Monolog zurückkehren, können wir selbst entscheiden, daß wir eingreifen und unsere Aufmerksamkeit wieder auf den gegenwärtigen Augenblick lenken wollen. Die Fähigkeit des einzelnen zu Achtsamkeit reicht von der Blindheit eines Willy Loman in *Tod eines Handlungsreisenden*, der völlig in seinen inneren Phantasiegesprächen aufgeht, bis zur feinen Achtsamkeit eines Yogi oder Zen-Meisters.

Achtsamkeit erlebt die Gegenwart ohne Bezug zur Vergangenheit. Sobald wir anfangen zu werten, zu verurteilen, zu überprüfen oder einzuordnen, sind wir nicht länger achtsam, sondern vielmehr dabei, die Gegenwart in unserem Gedächtnis zu speichern, um so zukünftigen inneren Monolog zu ermöglichen. Achtsamkeit, die ausschließlich auf die Gegenwart konzentriert ist, existiert außerhalb der Zeit. Achtsam sein heißt, ganz da und aufmerksam zu sein, was jeder von uns irgendwann einmal erlebt, z. B. wenn er ein Buch liest, sich einer schöpferischen Tätigkeit hingibt, die Einsamkeit der Natur erlebt oder in völligem Bewußtsein mit einem anderen Menschen zusammen ist. In Momenten wie diesen, die gleichmäßig fließen, gibt es keine Zeit, können Stunden wie Sekunden wirken, egal wie kurz dieser Zustand der Zeitlosigkeit und Achtsamkeit auch angedauert hat.

Achtsamkeit geht an unsere Geschäftigkeit, Unruhe, Ängste, Eile und Zwanghaftigkeit, die ausnahmslos auf frühere Ängste und Zwänge zurückzuführen sind und sich in innerem Monolog äußern. Sie gestattet uns, uns niederzulassen, zur Ruhe zu kommen, zu sehen und zu erleben, was in unserem Leben passiert und nicht, was in unserem Geist vor sich geht. Sie setzt sich aus drei Teilen zusammen: Aufmerksamkeit, Konzentration und Meditation. Es ist wichtig, jeden einzelnen dieser Teile zu begreifen und zu erlernen.

Aufmerksamkeit heißt, einem ausgewählten Gegenstand seine ungeteilte Aufmerksamkeit zu schenken. Dabei kann alles als Fokus dienen: ein Gegenstand, ein Mensch, eine Tätigkeit, unser Körper, unser Geist, unser tieferes Selbst oder die verschiedenen Erfahrungen, die wir gerade im Leben machen. Aufmerksamkeit ist, wenn wir anfangen, unsere Erfahrungen zu beobachten, anstatt uns schlafend durch das Leben zu bewegen; wenn wir unsere Zähne putzen und wissen, daß wir unsere Zähne putzen, wenn wir spazierengehen und wissen, daß wir spazierengehen. Wir sind uns der Eindrücke und Erfahrungen im Leben im Unterschied zu den gespeicherten Erinnerungen im Gehirn bewußt.

Der Zustand der Aufmerksamkeit erlaubt uns, das Jetzt bewußt zu erleben und wahrzunehmen, ohne es zu deuten, zu verurteilen und zu verzerren, wie der innere Monolog es gerne tut. Es ist sehr schwer, länger als einige Sekunden achtsam und aufmerksam zu bleiben. Versuchen Sie es! Machen Sie eine Pause beim Lesen, und konzentrieren Sie sich auf einen Gegenstand in Ihrer Nähe. Finden Sie heraus, wie lange Sie Ihre Konzentration aufrechterhalten können, ohne daß Ihr Geist sich einschaltet. Wenn Sie abgelenkt werden, kehren Sie zu ihrem Fokus zurück, und versuchen Sie, ihn so lange wie möglich zu halten. Wenn Sie die Aufmerksamkeit lange genug halten können, wird vielleicht ein Gefühl von Ruhe durch Ihren Körper gehen, und die Art, wie Sie den Gegenstand erleben, mag sich verlagern, verändern oder vertiefen. Halten Sie, wenn möglich, zwei Minuten lang durch. Versuchen Sie herauszufinden - wenn Sie es schaffen - wie lange Sie Ihre heutigen Erfahrungen bewußt erleben können. Sie werden wahrscheinlich feststellen, daß Sie, so sehr Sie sich auch anstrengen, wahrscheinlich nach einem halben Tag aufwachen und feststellen, daß Sie die meiste Zeit über nicht bei sich waren.

Wenn Sie es schaffen, Ihre Aufmerksamkeit aufrechtzuerhalten, ohne sich ablenken zu lassen, gehen Sie zum Zustand der Konzentration, dem zweiten Bestandteil von Achtsamkeit, über. Konzentration ist etwas anderes als Aufmerksamkeit. Mit etwas Übung erlaubt sie Ihrem Bewußtsein, hinter die Oberfläche eines Gegenstandes zu blicken und ein umfassendes, unveränderliches und grundsätzliches Verständnis seiner wahren Beschaffenheit zu erlangen, was eine oberflächliche Betrachtung nicht zuläßt. Konzentration läßt sich auf intellektuellem Wege, d. h. durch analytisches Vorgehen nicht erreichen. Es bedarf dazu der Achtsamkeit. Wir werden in Kapitel 7 zur Konzentration zurückkehren und lernen, wie wir sie einsetzen können.

Mit etwas Übung ist es möglich, Aufmerksamkeit und Konzentration über einen längeren Zeitraum aufrechtzuerhalten. Der Geist kommt zur Ruhe, und der innere Monolog hört auf, uns zu beschäftigen. Was bleibt, ist der Gegenstand der Aufmerksamkeit, das Erleben des Augenblicks. Wenn Sie sich für den meditativen Zustand entscheiden, wird der Gegenstand langsam aus Ihrem Bewußtsein weichen, und zurück bleibt eine innere Leere. Hier fängt der dritte Teil von Achtsamkeit an: der Zustand der Meditation. Meditation ist gekennzeichnet durch Klarheit, Ruhe und Frieden. Sie tritt ein, wenn der innere Monolog, der geschäftige Geist, schließlich durch Aufmerksamkeit und Konzentration unterbunden wird. Was Sie an dieser Stelle erleben, läßt sich nur schwer in Worten ausdrücken. Der Geist kommt schließlich völlig zur Ruhe: zum Frieden der Meditation. Wir erleben bewußt eine innere Leere, einen Geist, der nicht im Denken begriffen ist, den manche den »ursprünglichen Geist« nennen. Es gibt ein nicht selektives und umfassendes Bewußtsein innerer und äußerlicher Erfahrungen, das »grenzenlose Aufmerksamkeit« genannt wurde. Dichter haben sie am besten beschrieben:

Auf dem steten Punkt der kreisenden Welt.
  Weder Fleisch noch Geist;
Weder fort von ihm noch zu ihm hin;
  am steten Punkt ist der Tanz,
Der weder einhält noch weitergeht.
  Und nenn es nicht Stillstand,
Wo Vergangenes und Zukunft vereint sind.
  Weder Fortgehn noch Hingehn,
Weder Steigen noch Fallen. Wäre der Punkt nicht, der stete,
So wäre der Tanz nicht – und es gibt nichts als den Tanz.
  Ich kann nur sagen: *dort* waren wir, doch nicht wo.
  Ich kann nicht sagen, wie lange,
  denn das stellte es in die Zeit.

T. S. Eliot
Vier Quartette

Kurze Zusammenstellung

Tätigkeiten	*innerer Monolog*	*Achtsamkeit*
Aspekte	Gedanken Eindrücke Bilder Gefühle	Aufmerksamkeit Konzentration Meditation
Art	zerstreutes Denken rastloser Geist aktiver Körper	gelenkte Aufmerksamkeit ruhender Geist ruhender Körper
Quellen	Gedächtnis aktuelle Ereignisse	Hier und Jetzt

Tafel 3.1 Wie der Geist funktioniert

Wenn wir lernen, den automatisch und mechanisch auftretenden inneren Monolog zur Ruhe zu bringen und zu Achtsamkeit überzugehen, haben wir den ersten entscheidenden Schritt in Richtung Heilung getan. Durch Aufmerksamkeit, Konzentration und Meditation können wir ein genaues Bewußtsein für unseren Körper, unseren Geist und unsere Umwelt erlangen, eine Aufmerksamkeit, die für vollkommene Gesundheit zwingend notwendig ist.

Achtsamkeit entwickeln

In den vergangenen Jahren kamen wir zunehmend mit östlichen Philosophien und Achtsamkeitsübungen in Berührung. Dadurch war es uns möglich, die einfachen aber außergewöhnlichen Methoden zur Erlangung von Achtsamkeit zu erlernen und auszubauen. Das Ziel dieser Übungen ist, sich selbst zu begreifen und zu erkennen, was sich erreichen läßt, wenn man den Geist zu genauer und empfindsamer Selbstbeobachtung erzieht, und geistige Ruhe und geistigen Frieden zu entwickeln, was durch stetige Meditationsübungen erreicht werden kann.

Es gibt zwei Möglichkeiten, Achtsamkeit zu entwickeln: Achtsamkeit im Alltag zu üben und regelmäßige Achtsamkeitsübungen durchzuführen. Im Alltag können wir entweder automatisch funktionieren, halb schlafend und unbewußt lebend, oder aber uns dafür entscheiden, uns das, was passiert, bewußtzumachen. Jede Betätigung, egal welcher Art, bietet die Gelegenheit, Achtsamkeit zu üben. Wenn Ihre Zeit für festgelegte Achtsamkeitsübungen begrenzt ist, nutzen Sie Ihr Leben. Kneifen Sie sich selbst in den Arm, um aufzuwachen, hören Sie bewußt Radio, wenn Sie Radio hören, konzentrieren Sie sich auf das Gespräch, wenn Sie telefonieren, machen Sie sich bewußt, daß Sie spazierengehen, wenn Sie spazierengehen. Jedesmal wenn Sie sich daran erinnern, wer Sie sind, wo Sie sind und was geschieht, üben Sie sich in Achtsamkeit und erleben einen Augenblick der Lebendigkeit.

Die zweite und ergänzende Möglichkeit zum Einüben von Achtsamkeit erfordert eine festgelegte, tägliche Übungsfolge. Bevor Sie jedoch dazu übergehen, sollten Sie über drei wichtige Elemente des Achtsamkeitstrainings nachdenken: die innere Einstellung, Alleinsein und Geduld.

Die innere Einstellung

Der Versuch, Achtsamkeit zu erlernen, erfordert eine bestimmte innere Einstellung. Sie müssen bereit und willens sein, über die oberflächliche Betrachtung von Krankheiten hinauszugehen, wenn sie vollkommen gesund werden wollen. Da Heilung bedeutet, daß man langfristig und ständig dafür sorgt, vollkommene Gesundheit zu erlangen und zu erhalten, erfordert Achtsamkeit Zeit und Mühe. Sie werden häufig von Zweifeln, Frust, Unentschlossenheit und Langeweile geplagt werden, die Sie nur überstehen können, wenn Sie an Ihr langfristiges Ziel glauben und beharrlich versuchen, es zu erreichen. Heilung ist etwas völlig anderes als der kurze Besuch einer symptomorientierten Arztpraxis.

Viele Menschen beginnen mit einem Achtsamkeitstraining, um einem größeren Problem – oft Streß – zu begegnen, das auf andere Ansätze nicht angesprochen hat und sich extrem störend im Alltag auswirkt. Mit der Zeit und etwas Anstrengung fangen Sie an zu verstehen, welche Rolle der Achtsamkeit zukommt, bei dem Versuch, die Lebensqualität zu verbessern und die Gesundheit zu fördern. Der Geist kommt zur Ruhe, Beziehungen zu anderen Menschen werden einfacher, Überreaktionen auf schwierige Situationen seltener, Einsichten und Verständnis reifen heran, und für kurze Momente erleben Sie Freude und Frieden. Im Laufe der Zeit scheint Achtsamkeit immer weniger Anstrengung zu erfordern, da ein zunehmend größeres Verständnis für die Wichtigkeit von Achtsamkeit den Menschen zu einer neuen Lebensweise bewegt. Achtsamkeit wird allmählich zur Gewohnheit.

Alleinsein

Alleinsein sollte beim Erlernen von Achtsamkeit als nächstes in Betracht gezogen werden. Es entrückt uns dem Alltag und schafft ein Umfeld, das uns beim Erlernen und Üben von Achtsamkeit unterstützt. Zeiten der Ruhe sind in der modernen Welt jedoch nicht selbstverständlich. Das Leben, das wir heutzutage führen, geht nicht gerade mit unserem Bedürfnis nach Alleinsein einher. Es ist voller Ablenkungsmanöver, die den inneren Monolog fördern. Das Telefon, das Autoradio, die Hupe und andere geräuschvolle Geräte scheinen überall zu sein.

Es ist schwer festzumachen, welchem Zweck alle diese Geräusche dienen. Auf manche Menschen mag Stille sogar verwirrend und fremd wirken. Sie wenden sich automatisch weiteren Ablenkungen zu, wie z. B. dem Radio, dem Fernsehen oder müßigen Gesprächen. Bei anderen löst Alleinsein möglicherweise unangenehme Gefühle von Isolation aus, Gefühle, die man eher erforschen und verstehen sollte als sie zu vermeiden. Wieder anderen vermitteln ein geschäftiges Tun und sinnliche Genüsse das Gefühl von Leben. Wenn eine Beschäftigung vorbei ist, muß man neue Ablenkungsmöglichkeiten suchen, um der Leere der Einsamkeit zu entfliehen.

Sicher sind einige wichtige Erfahrungen nur im Zusammensein mit anderen Menschen möglich. Dazu gehören z. B. Freundschaft, körperliche und seelische Nähe und gegenseitige Unterstützung. Andere Erfahrungen werden jedoch vom Alleinsein genährt. Dazu gehören unter anderem Kreativität, Einsichten, Selbstentdeckung, Spiritualität, innere Harmonie und Ausgeglichenheit. Erfahrungen, die vom Alleinsein leben, können alle durch Achtsamkeitsübungen herbeigeführt werden, Übungen, die das persönliche Bedürfnis nach Alleinsein und Stille voraussetzen.

Das Achtsamkeitstraining verlangt, daß Sie sich täglich mindestens eine Stunde lang aus Ihrem geschäftigen Alltag zurückziehen, um allein zu sein, und daß Sie gelegentlich eine längere Zeit einplanen, in der Sie sich zurückziehen können. Ein Spaziergang, sportliche Betätigung, Musikhören oder leises Lesen mag für manche Menschen diesen Zweck erfüllen. Einen Teil dieser Zeit, etwa 30 Minuten täglich, sollten Sie für das Achtsamkeitstraining abzweigen.

Wer sich zum ersten Mal damit beschäftigt, reagiert womöglich sofort mit: »Ich habe bei meinem vollen Terminkalender keine Zeit, nutzlos rumzusitzen, vielleicht nächste Woche.« Ein weiterer innerer Monolog! Allerdings ist das »nutzlose Rumsitzen« – der Verzicht auf äußerliche »produktive« Betätigung – für eine Heilung unentbehrlich. Es zwingt uns dazu, über den Rand unseres kulturell bedingten Horizonts und seiner Wertvorstellungen hinauszuschauen. Es mag so aussehen, als geschehe nichts dabei, aber die Stille führt im Innern zu geistiger Klarheit, Erkenntnissen, Entspannung und körperlicher Heilung. Eine Behandlung in der Arztpraxis kostet uns Zeit, die Untersuchungen, die man über sich ergehen lassen muß, und die Therapie der Symptome, bis diese verschwunden sind. Heilung erfordert langfristig die Bereitschaft, Zeit mit sich selbst zu verbringen. Niemand ordnet das an. Die Entscheidung müssen wir selbst treffen.

Uns allen wird im Alltag enorme Verantwortung abverlangt. Manche erreichen irgendwann im Leben den Punkt, an dem ihre Tage mit viel Verantwortung ausgefüllt sind, um die sie nicht mehr umhinkönnen, wie z. B. Kindererziehung oder die Notwendigkeit langer Arbeitstage, damit sie den Lebensunterhalt bestreiten können. Obwohl es schwierig sein mag, eine bestimmte Zeit für das Achtsamkeitstraining zu reservieren, ist es möglich, öfter für »Zeiten der Ruhe« zu sorgen (indem man unnötigen Lärm und Ablenkungen vermeidet), so oft wie möglich einen kürzeren Zeitraum für das Achtsamkeitstraining zu reservieren, normale Alltagserlebnisse zum Üben von Achtsamkeit zu nutzen und Atemübungen zu machen. Diese werde ich in späteren Kapiteln noch beschreiben, sie erfordern weniger Zeit und setzen nicht unbedingt das Alleinsein voraus. Auf diese Weise kann selbst der vielbeschäftigtste Mensch jetzt einen Kurs in Selbstheilung beginnen.

Geduld

Geduld ist das dritte Element des Achtsamkeitstrainings. So wie man Wissen, das man sich über Jahre hinweg angeeignet hat, nicht in wenigen Stunden vergessen kann, muß man sich die Fähigkeiten und das Wissen über sich, das man für Achtsamkeit und Selbstregulierung braucht, über viele Jahre hinweg aneignen. Sie sind die Folge einer bewußten und achtsamen Lebenshaltung und der bewußt eingegangenen Bereitschaft, sich selbst zu erforschen. Das Leben bewegt sich täglich ein Stück weiter in Richtung Gesundheit, Frieden, Liebe und Freude. Es ist eine Erfahrung, die man leben muß, und nicht ein Problem, das es zu lösen gilt. Geduld ist für Selbstheilung unabdingbar.

Wir müssen wie das kleine Kind sein, das laufen lernt. Jedesmal wenn es hinfällt, steht es wieder auf. Es zweifelt nie daran, daß es lernen wird zu laufen, steht jedesmal wieder auf, um sein bisheriges Können zu verbessern. Es verfolgt klar und hartnäckig sein Ziel und genießt dabei die meisten, wenn nicht alle Schritte auf dem Weg dahin. Wenn wir so an das Laufenlernen herangingen, wie sich die meisten von uns ihrer Gesundheit nähern, würden wir immer noch krabbeln. Nehmen Sie sich Zeit, genießen Sie es, haben Sie Geduld, und vergessen Sie nicht aufzustehen, wenn Sie hinfallen.

Die innere Einstellung, Alleinsein und Geduld sind die Schlüssel zum Achtsamkeitstraining. Sie liefern den Rahmen, in dem Sie den Geist neu trainieren und ihn von seiner vorherrschenden Beschäftigung – dem inneren Monolog – zur Achtsamkeit bringen können. Die folgenden Übungen werden Ihnen dabei helfen, Achtsamkeit zu erlernen und zu üben.

18 Schritte zur Selbstheilung: Einführung in die Übungen

In diesem und den folgenden Kapiteln werden eine Vielzahl von Übungen vorgestellt, die dazu gedacht sind, den Text zu vertiefen und Ihnen direkte Übungsmöglichkeiten für die hier beschriebenen Ideen zu liefern. Mit Ausnahme des Achtsamkeitstrainings, das täglich durchgeführt werden sollte, werden alle anderen Schritte bzw. Übungen im Zusammenhang mit dem dazugehörigen Text ausgeführt. Die Übungen können und sollten so oft wie nötig wiederholt werden, damit Sie den Text von Mal zu Mal besser verstehen.

Die Übungen können zu zweit durchgeführt werden, wobei der eine Partner dem anderen die Übung jeweils vorliest, sie können aber auch auf Kassette * gesprochen und dann wieder abgespielt werden. Sie werden feststellen, daß ich häufig Dialoge in den Text eingefügt habe, die die vorher besprochenen Ideen weiter ausführen oder auf sie verweisen. Für manche Menschen kann es eine wichtige Ergänzung zur Lektüre sein, wenn sie diese Informationen hören. Da sich dieses Vorgehen in meiner Praxis bewährt hat, schlage ich vor, daß Sie die zusätzlichen Dialoge zusammen mit dem Rest der Übungen aufzeichnen und mit geschlossenen Augen anhören.

Beachten Sie, daß die empfohlene Zeit für Pausen in Klammern angegeben ist. Wenn Sie die Übung aufnehmen, schweigen Sie einfach solange. Machen Sie auch beim Lesen der Übungen zwischen den einzelnen Sätzen Pausen, um dem anderen Raum für Reaktionen auf die Anweisungen der einzelnen Abschnitte zu geben.

Übungen zum Erlernen von Achtsamkeit

Zum Erlernen von Achtsamkeit sind zwei Dinge vonnöten: die tägliche Durchführung der Achtsamkeitsübungen (die weiter hinten in diesem Kapitel vorgestellt werden) und der Einsatz

* Eine MC/CD mit Übungen aus diesem Buch ist im Verlag Hermann Bauer, Freiburg, in Planung.

von Achtsamkeit im Alltag. In den folgenden Übungen werden Sie über beide Schritte etwas erfahren.

Zuerst werden Sie sich darauf konzentrieren, Ihren persönlichen inneren Monolog direkt zu erleben und zu beobachten. Dann werden Sie beobachten, wie Ihr Geist vom inneren Monolog und seinen vier Aspekten – Gedanken, Gefühle, Bilder und Eindrücke – zur Achtsamkeit mit ihren drei Aspekten – Aufmerksamkeit, Konzentration und Meditation – übergeht und wie er leider allzu häufig zum inneren Monolog zurückkehrt. Sie werden feststellen, daß der innere Monolog die vorherrschende Tätigkeit des Geistes ist und den Geist immer wieder von der Achtsamkeit weg in seine Richtung zieht. Sie werden auch feststellen, welche Mühe es anfangs kostet, den Geist für nur wenige Sekunden auf etwas zu lenken. Die letzten Übungen dieses Kapitels werden Ihnen helfen, Achtsamkeit im Alltag zu trainieren. Ich nehme an, daß Sie bei der Arbeit mit diesen Übungen und denen aus anderen Kapiteln zuerst einen Einblick in den Zustand der Achtsamkeit erhalten und dann für immer längere Zeiträume Verständnis, Frieden und Freude erleben, was für den Heilungsprozeß besonders wichtig ist.

Erster Schritt: Den inneren Monolog beobachten

Setzen Sie sich bequem hin, und schließen Sie die Augen. Ziel dieser Übung ist, daß Sie direkt die erste der zwei Tätigkeiten des Geistes erleben: den inneren Monolog. Wenn Sie persönlich herausfinden und direkt erleben, wie Ihr Geist funktioniert, können Sie die hier vorgestellten Informationen verstehen und wirkungsvoller einsetzen.

Der innere Monolog ist eine der zwei Funktionsweisen des Geistes. Ist der Geist untrainiert, herrscht der innere Monolog vor. Es handelt sich dabei um einen automatischen und mechanischen Vorgang, einen endlosen Fluß. Er schweift ständig ab und holt dabei Informationen ins Bewußtsein, die in Verbindung mit aktuellen Ereignissen, vergangenen Erfahrungen oder Gedanken stehen, die im Geist gespeichert wurden. Innerer Monolog kann sich nur auf vier Arten äußern: in Gedanken, Gefühlen, Bildern und Eindrücken.

Nehmen Sie nun alle Gedanken bewußt wahr, die Ihnen in den Sinn kommen. Gedanken zu gestern, heute, dieser

Übung oder diesem Buch. Gedanken, die in Zusammenhang mit persönlichen Angelegenheiten, Wünschen, Sorgen, Hoffnungen und Ängsten stehen. Hören Sie gut hin, stellen Sie sich vor, daß Sie gerade wichtige Informationen erhalten. Beobachten Sie Ihren Geist mit der inneren Distanz eines Journalisten. Seien Sie empfänglich und wachsam. (3 Minuten Pause)

Achten Sie darauf, wie Gedanken entstehen. Machen Sie sich bewußt, wie ein Gedanke zu einem anderen führt und wieder zu einem anderen. (1 Minute Pause) Achten Sie darauf, wie ein Gedanke zu einem Gefühl, einem Eindruck oder einem Bild werden kann. (1 Minute Pause) Achten Sie darauf, wie Gedanken Ihre Aufmerksamkeit erfordern, Sie dazu zwingen, auf sie zu achten und sie zu deuten. (1 Minute Pause) Gedanken wirken wie ein starker Magnet, der Sie in seinen Bann zieht. Nicht selten kann ein ausgedehnter innerer Dialog so anfangen, als wären zwei oder mehr Leute in ein lebhaftes Gespräch verwickelt. Sie entdecken vielleicht, daß Sie völlig geistesabwesend sind und darüber die Erlebnisse des Augenblicks vergessen. Beobachten Sie weiterhin Ihren inneren Monolog. (3 Minuten Pause) Jetzt wollen wir mit dem inneren Monolog experimentieren. Wenn Ihnen Ihre Gedanken bewußt werden, ordnen Sie sie ein in: Vergangenheit, Gegenwart, Zukunft, Sorgen, Urteile, Ängste, Vorlieben, Abneigungen oder Zukunftspläne. (2 Minuten Pause)

Zählen Sie als nächstes die verschiedenen Gedanken, die Ihnen in den Sinn kommen und wieder verschwinden. Schauen Sie einmal, wie viele Gedanken Sie in der nächsten Minute zählen können. (1 Minute Pause)

Richten Sie nun Ihre Aufmerksamkeit auf die Atmung. Machen Sie sich bewußt, wie Ihr Atem durch die Nase hinein- und wieder hinausströmt. Zählen Sie, wie lange Sie sich darauf konzentrieren können, bevor Sie von Ihren Gedanken abgelenkt werden. Probieren Sie es mehrmals, und versuchen Sie herauszufinden, wer über Ihr Bewußtsein bestimmt, Sie oder Ihr automatischer Geist. (2 Minuten Pause)

Lassen Sie die Gedanken nun links liegen, und richten Sie Ihre Aufmerksamkeit auf alle Gefühle, die Sie im Augenblick erleben. (1 Minute Pause) Erlauben Sie nun auch Ihren Gefühlen, ungehemmt in Ihr Bewußtsein zu dringen und es wieder zu verlassen. Anfänglich fällt es Ihnen möglicherweise schwer, zwischen Ihren Gedanken über Gefühle und den Gefühlen selbst zu unterscheiden. Gefühle spüren Sie eher im Herzen, Gedanken eher im Geist. Manche Menschen erzeugen bevorzugt Gefühle, andere eher Gedanken. Wenn Sie im Laufe dieser Übung feststellen, daß Sie eher ein »Denker« als ein »Gefühlsmensch« sind, arbeiten Sie mit Ihren Gedanken weiter.

Achten Sie auf Ihre Gefühle. Benennen Sie sie: Ängste, Sorgen, Entzücken, Traurigkeit, Langeweile, Frust, Liebe, Abneigung, Neid, Freude, Wut, Feindseligkeit, Verbundenheit. (1 Minute Pause) Beobachten Sie, wie sie kommen und gehen. Stehen sie in Zusammenhang mit irgendwelchen Gedanken? Fühlen Sie sich gezwungen, sie zu analysieren? Führt ein Gefühl ein anderes herbei? Wird Ihre Aufmerksamkeit zunehmend von diesen Gefühlen angezogen? Ziehen bestimmte Gefühle Sie stärker an als andere? Können Sie beobachten, daß Gefühle in Ihr Bewußtsein dringen und es wieder verlassen, nur um von anderen ersetzt zu werden? Reagiert Ihr Körper auf diese Gefühle? (3 Minuten Pause) Wir lassen nun die Gefühle links liegen und wenden uns den vielen Eindrücken zu, die spontan in unserem Geist auftauchen können. Empfinden Sie Wärme oder Kälte? (30 Sekunden Pause) Hören Sie in Ihrer Umgebung irgendwelche Geräusche? Nehmen Sie irgendwelche Düfte wahr? (30 Sekunden Pause) Haben Sie im Körper Stellen, die sich unbehaglich anfühlen? Welche sind es, und wie intensiv sind sie? (30 Sekunden Pause) Achten Sie nun auch darauf, wie Eindrücke in Ihr Bewußtsein dringen und es wieder verlassen. Achten Sie darauf, ob sie mit Gefühlen und Gedanken in Verbindung gebracht werden können. Nehmen Sie wahr, daß bestimmte Eindrücke in Ihrem Geist vorherrschen. (1 Minute Pause)

Suchen Sie in Ihrem Körper den stärksten Eindruck heraus. Richten Sie Ihre Aufmerksamkeit jetzt auf den Atemfluß durch die Nase. Zählen Sie, wie lange Sie die Aufmerksamkeit beibehalten können, bevor Sie wieder zu dem Eindruck zurückkehren. Was ist mit Ihrer Gedankenfreiheit?

Wer hat die Kontrolle inne, Sie oder Ihr automatischer Geist? Führt Ihr Geist Sie an der Nase herum, bringt er Sie dahin, wohin er Sie haben will? (2 Minuten Pause)

Richten Sie zuletzt Ihre Aufmerksamkeit auf den vierten Teil des inneren Monologs: Bilder. Nicht allen fällt es leicht, Bilder zu erzeugen. Unsere Sprache ist vorwiegend vom Verstand geprägt. Sie mag sich eher aus Gedanken, Gefühlen oder Eindrücken zusammensetzen als aus Bildern. Wenn Sie keine bildlichen Vorstellungen haben, bleiben Sie bei Ihrer vorherrschend verstandesmäßigen Sprache, und benutzen Sie diese für den Rest der Übung.

Machen Sie sich alle Bilder in Ihrem Geist bewußt. Worum drehen sie sich? Handeln Sie von gegenwärtigen, vergangenen oder künftigen Ereignissen? Stehen Sie in Zusammenhang mit Gefühlen, Gedanken oder Eindrücken? Achten Sie darauf, wie sie in Ihr Bewußtsein dringen und es wieder verlassen. Kehren Sie zu Ihrer Atmung zurück. Schauen Sie, wie lange Sie sich auf Ihre Atmung konzentrieren können, bevor Sie wieder von Ihrer bildlichen Vorstellungskraft in Anspruch genommen werden. (2 Minuten Pause)

Beenden Sie diese Übung, indem Sie Ihrem Geist gestatten, sich wieder frei zu bewegen. Besteht Ihre Sprache vorwiegend aus Gedanken, Gefühlen, Bildern oder Eindrükken? Wie lange dauern diese jeweils an? Achten Sie darauf, daß der innere Monolog sich niemals im Jetzt befindet. Er dreht sich immer um alte Informationen. Sobald ein Erlebnis zur Erinnerung wird, was innerhalb von nur wenigen Sekunden geschehen kann, ist es nicht mehr neu. Der innere Monolog hält uns in der Vergangenheit fest, fernab vom Jetzt, von dem, was im Augenblick geschieht. Achten Sie schließlich darauf, daß Körper und Geist zur Ruhe kommen und wir friedlicher, entspannter und offener werden, wenn wir den Geist beobachten, anstatt uns in seine Gespräche verwickeln zu lassen. (2 Minuten Pause)

Wenn Sie so weit sind, öffnen Sie langsam die Augen, und versuchen Sie, sich wieder im Raum zurechtzufinden.

Diese Übung kann Ihnen wichtige Einblicke in die Arbeitsweise Ihres Geistes vermitteln. Sie werden wahrscheinlich feststellen, wie Ihr Geist sich ständig wiederholt, unterbricht und außer Kontrolle gerät, während er unaufhörlich innere Monologe produziert. Obwohl es sich dabei um die automatische und vorherrschende Tätigkeit unseres Geistes handelt, beobachten wir sie selten, verlieren uns vielmehr in ihr.

Sie werden als nächstes überrascht sein, wie ruhig Ihr Geist werden kann. Leute, die diese Übung häufig durchführen, haben ausgesagt, daß ihr Geist zur Ruhe kommt, sobald sie anfangen, ihn zu beobachten, und ihm gestatten, frei zu »reden«. Diese Beobachtung ist ausgesprochen wichtig. Wann immer Ihre Aufmerksamkeit konzentriert ist, und sei es auf den inneren Monolog, wird Ihr Geist langsamer werden und zur Ruhe kommen. Sie werden ferner feststellen, daß alles um Sie herum zur Ruhe kommt, sobald Ihr Geist zur Ruhe kommt.

Beobachten Sie auch im Anschluß an diese Übung und später im Alltag Ihren Geist. Beziehen Sie dabei den restlichen Körper sowie Ereignisse, die sich in Ihrer Umgebung abspielen, mit ein. Was immer Sie dabei beobachten, Sie erfahren auf alle Fälle etwas über die Funktionsweise Ihres Körpers und Geistes, soviel jedenfalls, daß Sie anfangen, ihn zu begreifen, und *Sie ihn* eher benutzen können, als daß *er Sie* benutzt.

Zweiter Schritt: Achtsamkeit

Diese dreigeteilte Übung sollte wie eine einzige Übung behandelt werden.

Setzen oder legen Sie sich bequem hin, und schließen Sie die Augen. Sinn dieser Übung ist, daß Sie die zweite Tätigkeit des Geistes, Achtsamkeit, direkt erleben, und ihre drei Aspekte dabei erforschen: Aufmerksamkeit, Konzentration und Meditation.

Denken Sie daran, daß der Geist auf zwei Arten arbeitet, durch inneren Monolog und Achtsamkeit. Innerer Monolog ist die vorherrschende, automatische und mechanische Tätigkeit des untrainierten Geistes. Mit etwas Übung können wir alle lernen, zu Achtsamkeit überzugehen, bewußt zu erleben, was im Augenblick geschieht.

Was unseren Geist beschäftigt, seine Gedanken, Gefühle, Bilder und Eindrücke, äußert sich im inneren Monolog.

Innerer Monolog bestimmt unseren geistigen Zustand, formt unsere Physiologie und lenkt unser tägliches Leben. Diesen Punkt sollte man unbedingt verstehen. Wenn wir unseren inneren Monolog genau beobachten, können wir lernen, unseren automatischen Geist abzustellen und unsere Einstellungen und Handlungen bewußt zu wählen. Auf diesem Weg gelangen wir zu Achtsamkeit.

Teil 1: Aufmerksamkeit

Der erste Bestandteil von Achtsamkeit ist Aufmerksamkeit. Ein aufmerksamer, konzentrierter Geist steht in scharfem Kontrast zum plappernden, chaotischen Geist des inneren Monologs.

Aufmerksamkeit zu erlangen und beizubehalten ist ausgesprochen schwierig. Jeder von uns hat schon einmal erlebt, wie es ist, ganz im Hier und Jetzt zu sein. Trotzdem ist es schwierig, ein Bewußtsein für das Jetzt über mehr als vier oder fünf Sekunden aufrechtzuerhalten. Wenn wir unseren Geist darauf trainieren, mit seiner Aufmerksamkeit im Hier und Jetzt zu sein, können wir sie für längere Zeiträume beibehalten und werden uns weniger den Ablenkungsmanövern des inneren Monologs hingeben.

Um unseren Geist in Aufmerksamkeit zu üben, können wir einen x-beliebigen Gegenstand oder ein x-beliebiges Erlebnis benutzen. Oberstes Ziel ist jedoch, daß wir lernen, dem gegenüber aufmerksam zu sein, was derzeit in unserem Leben geschieht. In dieser Übung lenken wir die Aufmerksamkeit auf unsere Atmung, denn erstens ist die Atmung immer vorhanden, zweitens können wir jederzeit zu ihr zurückkehren und unsere Aufmerksamkeit erneut auf sie lenken, und drittens bestätigen sowohl altes überliefertes Wissen wie auch die moderne Wissenschaft die enge Verbindung zwischen unserer Atmung und unserem Bewußtseinszustand.

Richten Sie nun Ihre Aufmerksamkeit auf den Atem, wie er ganz natürlich in Ihren Körper strömt und ihn wieder verläßt. Sie können sich entweder darauf konzentrieren wie er durch die Nase ein- und austritt, wie sich Ihr Brustkorb ausdehnt und zusammenzieht, wie das An- und Abschwellen Ihres Bauchs im Einklang mit der Atmung erfolgt, d. h. der Bauch schwillt bei jedem Einatmen an und bei jedem Ausatmen ab. Versuchen Sie, stets gleich konzentriert zu sein; erzwingen Sie nichts, und seien Sie auch nicht so lokker, daß Ihr Geist leicht abschweifen kann. Es ist wichtig, daß Ihr Bewußtsein und Ihre Konzentration bei der Atmung sind. Versuchen Sie nicht, Ihre Atmung zu analysieren oder zu beurteilen – beobachten Sie sie lediglich.

Da Ihr Geist nun einmal ungeübt ist, kehren Sie möglicherweise bald schon zu dem ablenkenden Geplapper des inneren Monologs zurück. Tritt dies ein, sollten Sie sich daran erinnern, daß der Sinn der Übung darin besteht, Ihre Aufmerksamkeit auf das zu richten, was im Augenblick geschieht. Wenn Sie also feststellen, daß Sie vom inneren Monolog gefangengenommen werden, einem Gedanken, einem Gefühl, einem Eindruck oder einem Bild, und Sie sich nicht länger auf die Atmung konzentrieren, nehmen Sie es hin, kämpfen Sie nicht dagegen an. Lenken Sie Ihre Aufmerksamkeit auf das, was Sie bewußt denken, fühlen, empfinden oder sich vorstellen, denn das ist es, was im Augenblick geschieht. Beobachten Sie den inneren Monolog, analysieren oder beurteilen Sie ihn nicht, und lassen Sie sich nicht von ihm einfangen. Verhalten Sie sich wie ein Berg, der die Wolken über sich vorbeiziehen sieht, oder wie ein Journalist, der ein Ereignis genau beobachtet.

Wenn Sie weiterhin Ihren Geist beobachten und sich nicht von ihm einfangen lassen, wird der innere Monolog bald zur Ruhe kommen, Ihr Körper wird sich noch mehr entspannen, und Sie können behutsam wieder Ihre Aufmerksamkeit auf die Atmung richten. Wenn Ihr Geist erneut zum inneren Monolog zurückkehrt, richten Sie die Aufmerksamkeit auf den inneren Monolog, und beobachten Sie ihn; bald können Sie wieder Ihren Fokus auf die Atmung richten. Üben Sie nun zehn Minuten lang Aufmerksamkeit, als ersten Bestandteil von Achtsamkeit. Sie werden sich vielleicht dabei ertappen, daß Sie während der Übung anfangen zu beurteilen, zu verurteilen oder zu analysieren. Das ist wieder innerer Monolog. Nehmen Sie es zur Kenntnis, und kehren Sie zu Ihrer Atmung zurück. (10 Minuten Pause)

Sie werden feststellen, wie schwierig es ist, Ihre Aufmerksamkeit aufrechtzuerhalten und wie wenig Kontrolle Sie eigentlich über Ihren automatischen Geist haben. Stellen Sie sich vor, wie es aussieht, wenn Sie nicht einmal den Versuch machen, im Hier und Jetzt zu verweilen. Sie werden auch bemerken, wie Ihr automatischer Geist langsam zur Ruhe kommt und wie er gleichzeitig versucht, Sie ganz subtil durch Warum-Fragen abzulenken und Gefühle wie Langeweile, Widerstände und Frust zu erzeugen. Registrieren Sie den inneren Monolog, und kehren Sie zu Ihrer Atmung zurück. Sie werden allmählich mit den ersten Ergebnissen der Aufmerksamkeit belohnt: einem besseren Verständnis für die Arbeitsweise Ihres Geistes.

Teil 2: Konzentration

Wir kommen jetzt zum zweiten Aspekt von Achtsamkeit: Konzentration. Konzentration fängt dann an, wenn Geist und Körper zur Ruhe gekommen sind. Je eher Sie das erreichen, um so besser wird Ihre Konzentrationsfähigkeit.

Konzentration ist der Wechsel von Aufmerksamkeit zu Betrachtung. Sie ermöglicht uns, die Funktionsweise unseres Körpers und Geistes noch umfassender zu beobachten und zu begreifen. Weil Konzentration darin besteht, umsichtig, genau und präzise zu beobachten, können wir – wenn wir sie häufig anwenden – uns selbst und andere sowie schließlich auch die natürlichen Lebensgesetze zunehmend besser verstehen und ihre wahre Natur erfassen.

Halten Sie die Augen weiterhin geschlossen, und lenken Sie für diese Übung die Aufmerksamkeit wieder auf Ihre Atmung. Finden Sie heraus, wo Sie Ihre Atmung am besten spüren. Ist es im Bereich der Nase, in der Brustgegend oder im Bauchraum? Nehmen Sie die Stelle, an der Sie Ihren Atem am meisten spüren, und richten Sie Ihre Aufmerksamkeit darauf. Wenn es die Nase ist, werden Sie sich langsam bewußt, wie Ihr Atem ein- und ausströmt. Ist es der Brustkorb oder der Bauchraum, machen Sie sich bewußt, wie sich Ihre Brust oder Ihr Bauch beim Einatmen hebt und beim Ausatmen senkt. Nehmen Sie weiterhin die Bewegung wahr, während Sie Ihre Atmung beobachten. (2 Minuten Pause) Verfolgen Sie Ihre Atmung genau, einen Atemzug nach dem anderen. Wenn Sie durch inneren Monolog abgelenkt werden, nehmen Sie es ruhig zur Kenntnis, und kehren Sie wieder zu Ihrer Atmung zurück. Wenn die Ablenkungsmanöver sehr stark sind, beobachten Sie sie für wenige Augenblicke. Beobachten Sie die Ablenkung mit innerer Distanz, und kehren Sie, wenn sie nachläßt, zu Ihrer Atmung zurück. (2 Minuten Pause)

Beobachten Sie sorgfältig den Atemvorgang. Wie fühlt er sich an? Atmen Sie vorwiegend in die Brust oder in den Bauch? (1 Minute Pause) An welcher Stelle ist die Atembewegung am deutlichsten zu spüren? Welche Muskeln werden beansprucht? (1 Minute Pause) Fühlt sich Ihre Atmung glatt oder rauh an? Sind Ihre anderen Muskeln locker oder angespannt? Wenn Sie angespannt sind, lockern Sie sie. Achten Sie auf die Verbindung zwischen Ihrer Atmung und dem ruhigen oder rastlosen Zustand Ihres Geistes. (1 Minute Pause) Beobachten Sie alles genau, was mit Ihrer Atmung zusammenhängt, und kehren Sie immer wieder zu ihr zurück, sobald Sie feststellen, daß Sie abgeschweift sind. Auch wenn Sie sich dabei ganz tief entspannen, ist dies keine Entspannungsübung, halten Sie sich das vor Augen. Es ist eine Übung, die Ihre Beobachtungsfähigkeit schärfen soll, eine Fähigkeit, die Ihnen helfen kann, andere Seiten Ihres Körpers und Geistes zu untersuchen und zu verstehen. (5 Minuten Pause)

Überlegen Sie jetzt, wieviel Aufmerksamkeit Sie sonst Ihrer Atmung schenken. Wie aufmerksam sind Sie Körper und Geist gegenüber, wie aufmerksam Ihrem Leben? Wie häufig verhalten Sie sich wie ein Autopilot, der sich nicht darüber im klaren ist, was geschieht? Solange wir nicht genau wissen, wie Körper und Geist arbeiten, können wir wenig verändern. Kehren Sie noch ein paar Minuten lang zu Ihrer Atmung zurück, und beobachten Sie genau, wie sie funktioniert. Wird Ihnen dabei langweilig oder sind Sie zerstreut, bringen Sie Ihre Aufmerksamkeit wieder auf die Atmung zurück. Langeweile sagt in den seltensten Fällen etwas über das aus, was Sie machen, sondern ist Kennzeichen mangelnder Aufmerksamkeit. (2 Minuten Pause)

Fortschritte in der Konzentrationsfähigkeit zu machen heißt zu lernen, wie man sich auf etwas konzentriert, das einen beschäftigt, dann seine Oberfläche zu durchdringen, um zu tieferem Verständnis zu gelangen, ohne es intellektuell zu analysieren. Es ist z. B. für jeden wichtig, zu jedem Zeitpunkt zu wissen, was der Mittelpunkt in seinem Leben ist, wozu er bestimmt ist und was in diesem Moment sein Lebensziel und -inhalt ist. Für manche mag es ihre Karriere sein, für andere eine Beziehung, die Familie, der Dienst am anderen oder persönliches Wachstum. Halten Sie dieses Thema einige Minuten lang im Geiste fest. Fragen Sie sich selbst: »Was ist in diesem Augenblick das zentrale Thema in meinem Leben, das Thema, an dem ich arbeiten will?« Es ist vergleichbar mit der Aussaat eines Samenkorns. Säen Sie diese Frage in Ihren Geist, und erlauben Sie ihr, sich selbst zu entwickeln. Greifen Sie nicht ein. Halten Sie die Frage einfach fest, und warten Sie ab, was zum Vorschein kommt, welche Erkenntnisse Sie erlangen. Sie werden feststellen: Wenn die richtige Erkenntnis hochkommt, werden Sie es schon merken. (10 Minuten Pause)

Teil 3: Meditation

Der dritte und abschließende Abschnitt dieser Übung ist die natürliche Konsequenz der vorhergehenden Abschnitte. Meditation unterscheidet sich von Aufmerksamkeit und Konzentration dadurch, daß sie keinen äußeren oder inneren Gegenstand mehr zur Beobachtung braucht. Meditation heißt da sein. Sie ist der Bewußtseinszustand, der eintritt, wenn Körper und Geist zur Ruhe gekommen sind. Meditation setzt da ein, wo innerer Monolog, selektive Wahrnehmung und Konzentration aufhören. Sie ist ein Gefühl der Leere (das oft fälschlich für das Gegenteil von Ausgefülltsein gehalten wird), des Friedens, der Harmonie und ein sanftes umfassendes Bewußtsein, das nicht von geistigen Kommentaren abgelenkt wird. Der Geist, kann man sagen, befindet sich in seinem natürlichen Zustand.

Den Zustand der Meditation erlebt man am besten, wenn man damit anfängt, seiner Atmung Aufmerksamkeit zu schenken, wie wir es schon gemacht haben. Gehen Sie dann dazu über, sich auf die Atmung zu konzentrieren. Mit gelenkter Aufmerksamkeit und konzentriert auf die Atmung, wird der Geist zunehmend ruhiger. Behalten Sie Ihre Aufmerksamkeit auf die Atmung bei.

Wenn Sie während dieses Vorgangs von innerem Monolog abgelenkt werden, richten Sie Ihre Aufmerksamkeit auf ihn, beobachten Sie ihn, und kehren Sie, wenn er sich beruhigt, zu Ihrer Atmung zurück. Üben Sie dies in den nächsten 10 Minuten. Vielleicht erleben Sie Augenblicke der Meditation. Versuchen Sie bitte nicht, krampfhaft diese Augenblicke herbeizuführen. Sie werden sie nicht erleben, wenn Sie verkrampft danach trachten. Bleiben Sie einfach bei Ihrer Konzentration. (10 Minuten Pause)

In dieser Zeit werden Sie – anfänglich vielleicht nur für flüchtige Augenblicke – Momente der Leere und des reinen Bewußtseins erleben. In diesen Augenblicken gibt es den Geist, wie wir ihn gemeinhin kennen, nicht und somit auch keinerlei Wünsche, Gedanken oder Verlangen. Alles ist vollkommen, alles in Frieden. Mit etwas Übung werden Sie es schaffen, diesen Zustand längere Zeit beizubehalten. (5 Minuten Pause) Sie entdecken jetzt, daß Alleinsein etwas anderes ist als Einsamkeit, Frieden etwas anderes als Entspannung und Zufriedenheit etwas anderes als kurzfristiges Vergnügen. Sie lernen, daß nicht die äußeren Lebensbedingungen wichtig sind, sondern Ihre innere Verfassung. Es wird zunehmend schwieriger werden zu leugnen, daß Sie Ihre innere Verfassung selbst bestimmen können. Eine reife Frucht kann nicht mehr zu einem unreifen Stadium zurückkehren. Sie werden erkennen, was die großen alten Lehrmeister schon wußten, daß Sie die Macht haben, Ihr Leben selbst zu steuern und zu heilen. (2 Minuten Pause)

Es ist jetzt an der Zeit, diese Übung zu beenden. Kommen Sie langsam, in Ihrem eigenen Rhythmus in den Raum zurück, und wenn Sie so weit sind, öffnen Sie die Augen.

Machen Sie sich im Anschluß an die Übung bewußt, wie ruhig Ihr Körper und Ihr Geist sich anfühlen. (Vielleicht möchten Sie lieber nicht weiterlesen, weil Sie das Gefühl haben, das könnte Ihre innere Ruhe stören. Wenn dem so ist, hören Sie auf zu lesen, und kommen Sie später wieder an diese Stelle zurück.)

Beobachten Sie, wie »verlangsamt« Sie sind, wie empfindsam und bewußt Sie Ihrer Umgebung und anderen Menschen gegenüber sind. Erleben Sie ein Gefühl des Friedens? Brauchen Sie etwas? Haben Sie sich früher schon mal so gefühlt? Haben Sie etwas Neues über Ihren Körper und Ihren Geist erfahren? Machen Sie sich bewußt, was Sie in dieser Übung Neues über die Arbeitsweise Ihres Geistes herausgefunden haben.

Auch wenn wir uns einen Konzentrationspunkt wie unsere Atmung aussuchen, können wir, wenn unser Geist abschweift, die Gelegenheit nutzen, den umherstreifenden Geist zu beobachten, und sobald er wieder zur Ruhe kommt, zu unserer Atmung zurückkehren. Wenn Sie frustriert und verärgert sind oder mit Kritik reagieren, denken Sie daran, daß auch diese hinderlichen Gefühle innerer Monolog sind und eher beobachtet als ausgelebt werden sollten.

Es mag anfänglich schwierig sein, den Geist zur Ruhe zu bringen und zu beobachten. Sie gehen vielleicht fälschlicherweise davon aus, daß es nötig ist, ihn zur Ruhe zu zwingen. Dies ist nicht der Fall. Auch wenn wir die Atmung als Konzentrationspunkt verwenden, ist es wichtig zu beobachten, was im Augenblick geschieht. Auf diese Weise werden Sie langsam entdecken, wie Ihr Geist arbeitet und wie Sie Abschweifungen am besten handhaben. Diese Informationen sowie weiteres Training werden mit Ausdauer und Geduld zu einem Geist führen, dessen natürliche Entwicklung in Richtung Achtsamkeit geht.

Dritter Schritt: Achtsamkeitstraining

Die folgende Übung heißt Achtsamkeitstraining. Man sollte Sie täglich 30 Minuten lang durchführen. Frühmorgens, vorzugsweise vor Sonnenaufgang und kurz danach, ist die beste und natürlichste Zeit. Zu diesem Zeitpunkt ist der Geist ausgeruht und die Welt mit ihren Geräuschen und Forderungen noch nicht vollständig erwacht. Wenn Sie zu diesem Zeitpunkt nicht können, legen Sie eine andere Zeit oder einen anderen Ort für Ihre Übung fest. Sie brauchen nicht mehr als einen Stuhl oder ein Sitzkissen, ein Gefühl von Frieden und die Garantie, daß keiner Sie unterbricht und Sie nicht in Zeitdruck sind.

Setzen Sie sich auf einen Stuhl, die Augen geschlossen, die Beine nicht übereinandergeschlagen, die Hände bequem auf den Oberschenkeln. Beginnen Sie mit einer kurzen Atemübung. Atmen Sie tief und voll ein, blasen Sie die ganze Luft hinaus, und beobachten Sie, wie Ihr Bauch sich wieder mit dem nächsten Atemzug füllt.

Zählen Sie beim ersten Einatmen bis eins, beim zweiten bis zwei, und fahren Sie damit fort, bis Sie bei zehn angelangt sind. Fangen Sie dann wieder von vorne an. Machen Sie diese Übung so lange, bis Sie dreimal bei zehn angelangt sind. Wenn Sie sich verzählen oder die Zahl vergessen, fangen Sie einfach wieder von vorne an. Wenn Sie drei Zyklen abgeschlossen haben, machen Sie sich bewußt, wie Ihr Atem gleichmäßig fließt und Ihr Bauch beim Einatmen an- und beim Ausatmen abschwillt.

Gestatten Sie Ihrem Bewußtsein, dieser natürlichen Bewegung in einem Zustand bequemer Konzentration und Fokussierung zu folgen. Am Anfang oder auch in Streßzeiten, wenn Ihr verwirrter Geist Sie gefangennimmt, mag dies schwierig sein. Es ist für Ihren ungeübten Geist ganz normal, sich an einen oder mehrere willkürliche Gedanken, Gefühle, Eindrücke oder Vorstellungen zu heften, wenn diese in Ihren Geist dringen und ihn wieder verlassen. Wenn Sie feststellen, daß das geschieht, machen Sie es sich bewußt. Wenn es sich um einen Gedanken handelt, machen Sie sich bewußt, daß Sie gerade denken, treten Sie innerlich einen Schritt zurück, und beobachten Sie Ihren Geist. Vermeiden Sie jegliche Art von Deutungsversuch oder Wertung.

Wenn Sie Ihren Geist beobachten, wird er ganz natürlich wieder zur Ruhe kommen. Wenn Sie gegen Ihren Geist angehen und ihn bekämpfen, wird er rastlos bleiben. Wenn Sie Ihre Aufmerksamkeit beibehalten, werden Sie langsam in immer tiefere Konzentration und zeitweilig sogar einen Zustand der Meditation übergehen. (10 Minuten Pause)

Beobachten Sie Ihren Geist, ohne sich in den inneren Monolog hineinziehen zu lassen. Nehmen Sie eine neutrale Haltung ein, registrieren Sie, was geschieht, aber reagieren Sie nicht auf die ständigen Regungen Ihres Geistes. Einem Anfänger mag dies sehr distanziert vorkommen, als hätte man kein Interesse an dem, was passiert. Tatsächlich aber handelt es sich um Achtsamkeit, geht es darum, voll und ganz im Hier und Jetzt zu sein.

Wenn Sie Ihr Bewußtsein im Hier und Jetzt verankern, im An- und Abschwellen Ihres Bauches, dämpfen Sie die natürliche Geschäftigkeit Ihres Geistes, die ständig im Hintergrund abläuft. Wenn Sie rastlos sind, sich langweilen oder unbehaglich fühlen, sollten Sie diese Gefühle aus der Distanz beobachten, und sobald Ihr Geist zur Ruhe kommt, wieder zu Ihrem Fokus zurückkehren.

Richten Sie Ihre Aufmerksamkeit weiterhin auf das An- und Abschwellen des Bauches. Wenn Sie Augenblicke der Leere empfinden, verharren Sie in diesem Zustand, und beobachten Sie behutsam, wie rein, grenzenlos und heiter das Jetzt ohne den inneren Monolog ist. In solchen Augenblicken können spontane Erkenntnisse auftauchen. Nehmen Sie sie wahr, und lenken Sie dann Ihre Aufmerksamkeit wieder auf Ihre Atmung. Wenn Sie das Gefühl haben, daß 30 Minuten vorbei sind, sehen Sie auf die Uhr. Wenn noch Zeit übrig ist, kehren Sie so lange zu der Übung zurück, bis die Zeit gänzlich abgelaufen ist. Wenn Sie fertig sind, öffnen Sie die Augen, und bleiben Sie einige Minuten lang ruhig auf Ihrem Stuhl sitzen, um sich erneut im Raum zurechtzufinden.

Ihre Erfahrungen können jedesmal, wenn Sie die Übung durchführen, unterschiedlich sein. Damit sollten Sie rechnen, ohne es zu bewerten. Es gibt keine richtigen und falschen Erfahrungen, sondern lediglich unterschiedliche.

Kurze Wiederholung des Achtsamkeitstrainings

- Setzen Sie sich an einen ruhigen Ort, die Augen geschlossen, die Beine nicht übereinandergeschlagen, die Hände bequem auf den Oberschenkeln.
- Atmen Sie einmal tief ein, und kehren Sie dann zu Ihrem normalen Atemrhythmus zurück, wobei Sie jeden Atemzug zählen. Zählen Sie zehn Atemzüge. Wenn Sie sich verzählen, fangen Sie nochmal von vorne an. Wenn Sie fertig sind, zählen Sie noch zwei Runden mit je zehn Atemzügen.

- Wenn Sie insgesamt 30 Atemzüge gezählt haben, konzentrieren Sie sich auf das An- und Abschwellen Ihres Bauches, das automatisch mit jedem Ein- und Ausatmen einhergeht.
- Bleiben Sie mit Ihrer Aufmerksamkeit bei der Atmung. Wenn Sie abgelenkt werden, beobachten Sie, was der Geist macht, und kehren Sie dann wieder zu ihr zurück.
- Wenn Sie Augenblicke erleben, in denen Ihr Geist leer und völlig ruhig ist, behalten Sie diesen Zustand bei, und kehren Sie dann zu Ihrer Atmung zurück.
- Wenn Sie im Laufe der Übung feststellen, daß Ihr Geist übermäßig aktiv ist, machen Sie Übung 4, Seite 80, eine Abwandlung des Achtsamkeitstrainings.

Es ist ausgesprochen wichtig, Achtsamkeit täglich zu üben, sowohl als vorgegebene Übung wie auch in Ihrem Alltag. Wenn Sie sie nicht in Ihrem morgendlichen Ablauf unterbringen können, versuchen Sie es im Bus auf dem Weg zur Arbeit, über Mittag, in einer Pause oder am Abend. Wenn Ihnen 30 Minuten schwerfallen, fangen Sie mit 15 Minuten an. Machen Sie sich keine Vorwürfe, wenn Sie nicht regelmäßig dazu kommen (dadurch erzeugen Sie nur noch mehr inneren Monolog), sondern fangen Sie einfach noch einmal an. Ihre Erfahrungen werden jedesmal unterschiedlich sein. Es gibt keine guten und schlechten Sitzungen. Machen Sie die Übung einfach, und akzeptieren Sie die Erfahrungen, die Sie machen.

Manche Menschen meditieren bereits täglich in Form eines Gebets oder haben einen bestimmten Ritus. Wahrscheinlich unterscheidet das Achtsamkeitstraining sich jedoch davon, denn es fördert die Fähigkeit zur genauen Beobachtung. Sie sollten sich stets vor Augen halten, daß es bei dem Achtsamkeitstraining nicht um Vergnügen und Glückseligkeit geht, sondern darum, für das Jetzt offen zu sein und die Wahrheit im Leben zu erkennen. Wenn Ihre Meditationen ausschließlich in einer entspannt friedlichen Stimmung stattfinden und das reine Vergnügen für Sie sind, hat Ihr Geist Sie wieder überlistet und Ihr Bewußtsein vom Augenblick abgelenkt. Wenn Sie die Mühe scheuen, genau zu beobachten und achtsam zu sein, verspielen Sie die Chancen, die das Achtsamkeitstraining Ihnen bietet.

Vierter Schritt:
Achtsamkeitstraining für Menschen mit rastlosem Geist

> Um einem übermäßig aktiven Geist entgegenzuwirken, richten Sie Ihre Aufmerksamkeit auf das, womit sich der Geist gerade beschäftigt. Räumen Sie Ihrem Geist einen großen Spielraum ein. Beobachten Sie ihn, die Gedanken, Gefühle, Vorstellungen und Eindrücke, die kommen und gehen, ohne zu innerem Monolog zu werden. Gehen Sie so vor, wie ein Journalist ein Ereignis beobachten würde. Werden Sie zum Reporter Ihrer geistigen Betätigung. Finden Sie heraus, wie Ihr innerer Monolog aussieht. Machen Sie Gedanken, Vorstellungen, Gefühle und Eindrücke ausfindig. Handelt es sich um vergangene oder aktuelle? Wie schnell bewegt Ihr Geist sich vorwärts? Beobachten Sie ihn weiterhin. Lassen Sie sich nicht von ihm einfangen. Im Laufe der Zeit wird Ihr Geist langsamer werden und von selbst zur Ruhe kommen. Wenn es so weit ist, lenken Sie Ihre Aufmerksamkeit wieder auf Ihre Atmung, und machen Sie weiter mit dem dritten Schritt.

Diese Heranführung an das Achtsamkeitstraining bietet sich an, wenn der Geist sehr aktiv ist. Sie kann von den kontrollierten Atemübungen 7 und 10 zusätzlich unterstützt werden. Wenn Sie diese Übungen durchführen, werden Sie selbst feststellen, was Ihnen am meisten hilft. Das kann auch variieren, je nachdem wie geübt und aktiv Ihr Geist ist. Experimentieren Sie ruhig.

Fünfter Schritt: Achtsamkeit im Alltag

Lesen Sie diese Übung vor einer Mahlzeit. Zeichnen Sie sie auf Kassette auf, und nehmen Sie sich dafür 30 Minuten Zeit. Am Ende der Kassette bleiben Ihnen nochmals 30 Minuten oder mehr, um Ihre Mahlzeit zu beenden. *

* Diese Übung wurde von einer Übung inspiriert, die Ram Dass in seinen Workshops vorstellt.

Stellen Sie das Essen, das Sie vorbereitet haben, und alles, was Sie zum Essen brauchen, vor sich hin. Bleiben Sie fünf Minuten lang ruhig auf Ihrem Stuhl sitzen. Erlauben Sie Geist und Körper, zur Ruhe zu kommen, alles loszulassen, was Sie den Tag über beschäftigt hat, und konzentrieren Sie sich auf den Vorgang des Essens. Die Mahlzeit sollte über einen Zeitraum von einer Stunde schweigend und mit langsamen, bedächtigen Bewegungen eingenommen werden.

Schauen Sie sich das Essen vor sich zuerst an. Registrieren Sie seine Form, Beschaffenheit, Farbe und seinen Duft.

Nehmen Sie wahr, wie sich Geschirr und Nahrung voneinander abheben. Registrieren Sie, wie warm oder kalt das Essen ist. Beschließen Sie langsam, womit Sie die Mahlzeit beginnen wollen, und nehmen Sie dann das Besteck auf.

Nehmen Sie einen Bissen in den Mund, und nehmen Sie seine Beschaffenheit wahr, seine Temperatur und die Berührung. Kauen Sie langsam, und richten Sie Ihre Aufmerksamkeit auf alle Empfindungen. Nehmen Sie sich zum Kauen so lange wie möglich Zeit, und erleben Sie die mechanischen Seiten der Verdauung: die Bewegung des Kiefes, der Zähne und der Zunge, den Speichel, die langsame Zersetzung der Nahrung und ihre Veränderung in Konsistenz und Geschmack. Wenn Sie so weit sind, schlucken Sie das Essen hinunter, und beobachten Sie, wie es sich durch die Speiseröhre zum Magen bewegt. Machen Sie eine Pause, damit das Essen verdaut werden kann. (5 Minuten Pause)

Jetzt sind Sie bereit für den nächsten Bissen. Wenn Sie diesen Bissen kauen, machen Sie sich bewußt, woraus die Nahrung eigentlich besteht. Sie verkörpert in sich die Elemente der Erde, die Betreuung durch einen Bauern sowie die Zubereitung zu Hause, damit Sie leben können. Sie ist Leben, das Leben gibt. (5 Minuten Pause)

Jetzt sind Sie bereit für Ihren dritten Bissen. Machen Sie sich bewußt, daß die Essensaufnahme ein Opfersymbol ist. Der Himmel opferte Regen, damit die Nahrung wachsen konnte, die Erde opferte ihre Nährstoffe, die Pflanze ihre Frucht. Im Gegenzug opfern wir, indem wir dem Leben dienen. (5 Minuten Pause)

Nahrung macht das Leben aller Lebewesen aus, und alle Nahrung entsteht durch den Regen von oben. Opfer bringen den Regen vom Himmel, und Opfer sind eine heilige Handlung.

> Alles sein Tun
> Ist Anbetung Brahmans . . .
> Der Ritus ist Brahman,
> Das Opfer ist Brahman.
> Wer Brahman sieht
> In jeglichem Tun,
> Der findet Brahman.
>
> *Bhagavadgita*

Nehmen Sie nun den nächsten Bissen zu sich. Machen Sie sich bewußt, wie diese Nahrung – ein Produkt des Himmels und der Erde – zu einem Teil der chemischen und formgebenden Substanzen Ihres Körpers und Geistes wird. Diese Nahrung stellt Ihre Verbundenheit mit allem, was ist und sein wird, dar (5 Minuten Pause). Nehmen Sie wahr, wie satt Sie von einer kleinen Menge Essen werden können.

Beim nächsten Bissen erleben Sie die Gnade im Leben, Leben zu spenden. Gnade ist der erste Bissen in jedem Durchgang – gekaut und gekaut, bis nichts mehr davon übrig ist. Und während des gesamten Kauvorgangs ist Ihre Aufmerksamkeit bei dem Geschmack der Nahrung, ihrer Zusammensetzung und Temperatur, dem Druck an den Zähnen und bei den Kiefermuskeln.

Kehren Sie zu der Mahlzeit zurück, und machen Sie weiter, wie Sie angefangen haben. Führen Sie die Nahrungsaufnahme langsam und ehrfürchtig durch (nehmen Sie sich dafür, vom Beginn der Übung gerechnet 1 Stunde Zeit), und bleiben Sie die ganze Zeit der Erfahrung gegenüber achtsam. Wenn Sie fertig sind, verharren Sie weitere 5 Minuten schweigend, und machen Sie sich die ganze Zeit über jeden einzelnen Augenblick bewußt.

Schauen Sie sich im Anschluß an die Übung an, was Sie gelernt haben. Das erste, was ich normalerweise zu hören bekomme, ist: »Ich kann nicht glauben, daß ich so satt bin.« Wenn wir diese Übung in einem Seminar machen, nehmen wir in der Regel direkt anschließend schweigend ein Mittagessen ein.

Nach dem Mittagessen höre ich oft: »Ich habe ganz wenig gegessen, ich hatte nicht einmal Hunger.« Diese Erkenntnis war für einen Teilnehmer besonders wichtig, der das Seminar besuchte, um zu lernen, wie er mit seinem hartnäckigen Gewichtsproblem umgehen könnte. Meiner Erfahrung nach steht unser Hungergefühl in einem direkten Zusammenhang mit dem Grad unserer Entspannung, der Ruhe unseres Geistes, unserer Achtsamkeit bei der Nahrungsaufnahme und unserem Eßtempo. Sie können Ihre eigenen Beobachtungen aufschreiben und darüber nachdenken, wie wertvoll und wichtig Schweigen, Heiligkeit und Achtsamkeit als Teil der Nahrungsaufnahme sind.

Schlussfolgerung

Achtsamkeit zu erlernen und anzuwenden ist nicht einfach und vielleicht auch nicht jedem möglich. Es ist wichtig, weiterhin Achtsamkeit zu üben, sowohl im Alltag als auch im Rahmen des täglichen 30-Minuten-Programms. Wem es schwerfällt, seinen Geist zur Ruhe zu bringen, wird es leichter fallen, das Achtsamkeitstraining nach sportlicher Betätigung, zu einem ruhigen Zeitpunkt in seinem Tagesablauf, als Mitglied einer Gruppe für Achtsamkeitstraining oder im Rahmen einer Lebensführung, die großen Wert auf Zeit mit sich allein legt, durchzuführen. Die wenigen, denen Achtsamkeit weiterhin schwerfällt, möchten vielleicht vorgegebene Entspannungsprogramme zu Hilfe nehmen, wie Biofeedback, progressive Muskelentspannung, Autogenes Training oder geführte Imaginationen (siehe Kapitel 6). Wenn man diese Ansätze beherrscht, ist es leichter, Achtsamkeit zu trainieren.

Nachdem wir jetzt die Grundlagen von Achtsamkeit – des ersten Bestandteils von Heilung – erforscht haben, sind wir bereit, mehr über Heilung und ihren zweiten Bestandteil, Selbstregulierung, zu erfahren.

KAPITEL 4

Selbstregulierung

IM LETZTEN KAPITEL haben wir uns mit Achtsamkeit beschäftigt, in diesem werden wir uns dem zweiten Bestandteil von Heilung widmen: der Selbstregulierung. Diese natürlichen, wirkungsvollen und ausschließlich menschlichen Fähigkeiten helfen uns, ein Höchstmaß an Kontrolle über unseren Körper und Geist zu erreichen.

Wir sind daran gewöhnt, unsere Umgebung zu lenken und zu verändern. Wenn es kalt ist, stellen wir die Heizung höher oder ziehen uns wärmer an. Wenn wir eine Katzenallergie haben, vermeiden wir den Kontakt mit Katzen. Wir widmen diesen Veränderungen keine besondere Aufmerksamkeit – wir führen sie einfach durch. Bei der Selbstheilung geht es darum, daß wir unsere Möglichkeiten einsetzen, Veränderungen auf anderem Wege zu erreichen. Anstatt unsere Umgebung zu beeinflussen, konzentrieren wir uns darauf, unsere innere Welt, Körper und Geist, zu steuern und zu kontrollieren, d. h. unsere Einstellung, unsere Gedanken, Gefühle, Eindrücke, unsere biochemischen und Körperfunktionen. Wenn wir an unserer inneren Welt arbeiten, können wir bewußt wählen, wie unser Körper und unser Geist arbeiten sollen.

Die Vorstellung des Körpers als ein sich selbst regulierendes System ist nicht neu. 1932 stellt der Physiologe Walter B. Cannon aus Harvard das Konzept der Homöostase vor, in dem er beschreibt, daß Körper und Geist die Neigung haben, ein ausgewogenes Verhältnis aufrechtzuerhalten.

So, wie ein Haus eine Heizung hat, die die Wärme und Klimatisierung regulieren soll, haben wir einen eingebauten Mechanismus, der die verschiedenen Aufgaben unseres Körpers automatisch steuert. Für die Homöostase, das Gleichgewicht der verschiedenen Körperfunktionen, gibt es zahlreiche Beispiele. Der Körper verfügt über Mechanismen, die die Produktion der Hormone regeln, Blutgerinnung, Blutdruck, Puls und Atmung steuern und dafür sorgen, daß die Körperflüssigkeiten den richtigen Säuregehalt haben. Bis zu einem gewissen Grad hält die Homöostase Körper und Geist gesund. Da Körper und Geist als *ein* System funktionieren, bewirkt jede übermäßige Belastung oder Anstrengung ein Ungleichgewicht. Das nennen wir dann »Krankheit«.

Cannon war der Meinung, daß die Regulierung des Körpers automatisch erfolgt und keiner bewußten Kontrolle unterliegt. Dies geschieht aufgrund der Fähigkeit des Körpers, Unausgewogenheiten zu erkennen und passende Maßnahmen zu ergreifen, die das Gleichgewicht wiederherstellen. Der Vorgang läßt sich vergleichen mit der Funktion von Kessel und Thermostat in einem Heizsystem. Die Fähigkeit des Thermostats, Temperaturen zu messen, garantiert dem System gegenüber eine mechanische Form von Achtsamkeit. Wenn der Thermostat eine Abweichung der vorgegebenen Temperatur registriert, reguliert er das System durch An- oder Abstellen des Kessels.

Cannons Arbeit waren Forschungen auf ähnlichem Gebiet vorausgegangen, die sich besonders auf die menschliche Fähigkeit der Selbstregulierung konzentriert hatten. Johannes H. Schultz, deutscher Psychiater und Neurologe, der sich für die Leistungen indischer Yogis bei der Selbstregulierung interessiert hat, untersuchte und überprüfte diese Fähigkeiten Anfang des Jahrhunderts an ganz gewöhnlichen Menschen.[11] Die Ergebnisse seiner wichtigen Forschungsarbeiten lassen darauf schließen, daß die Homöostase, die Regulierung des Geist-Körper-Systems, tatsächlich nicht ganz automatisch erfolgt, sondern freiwilliger und bewußter Kontrolle unterliegt. Schultz ließ seine Schüler in regelmäßigen Sitzungen einfache Anweisungen an den Körper wiederholen: »Meine rechte Hand ist ganz warm, meine rechte Hand ist ganz warm.« Er stellte fest, daß seine Schüler nach einiger Zeit tatsächlich in der Lage waren, ihre Hände zu erwärmen. Ihnen war es gelungen, den Blutkreislauf, ein System, das man bis dato für unbeeinflußbar gehalten hatte, selbst zu regulieren. Nach und nach entwickelte Schultz eine Reihe von Übungen, die es den Schülern ermöglichten, die Muskeln zu entspannen, die Blutgefäße zu kontrollieren, die Herzfrequenz zu steuern und die Atmung zu verbessern.

In den späten 60er und frühen 70er Jahren führten Dr. Elmer Green und seine Frau Alyce Green zusammen mit anderen Forschern an der *Menninger Clinic* die Arbeit von Schultz fort und entwickelten die Grundlagen der Biofeedback-Methode, einer maschinengestützen Form von Selbstregulierung. Biofeedback hilft dem ungeübten Menschen, feinste körperliche Veränderungen aufzuspüren. Mit Hilfe eines elektronischen Überwachungsgerätes zeichnet das Gerät die elektrischen Impulse bestimmter Muskeln, die Hauttemperatur oder eine Vielzahl ähnlicher, leicht meßbarer Geist-Körper-Funktionen auf und leitet diese Signale in Form eines Tons oder eines Zeichens an den Betreffenden weiter. Dieser erhält somit elektronisch belegte Informationen über seine innere Verfassung. Diese Form der Überwachung und Wiedergabe eigener biologischer Zusammenhänge nennt man Biofeedback. Wenn der Benutzer bestimmte Veränderungen bezüglich seiner Muskelanspannung oder Hauttemperatur erreichen möchte, kann er mit der Zeit lernen, diese Veränderungen herbeizuführen, indem er bestimmte innere Gefühle oder Bilder erzeugt, die durch Geist-Körper-Verbindungen das gewünschte Ergebnis bringen.

Schaubild 4.1 zeigt die Funktionsweise eines selbstregulierenden Systems. Ein derartiges System benötigt eine Vorrichtung, sei es den natürlichen Prozeß der Homöostase oder maschinengestütztes Biofeedback, die seinen Zustand »wahrnimmt und kennt«, und eine weitere Vorrichtung, die die Neuordnung des Systems veranlaßt.

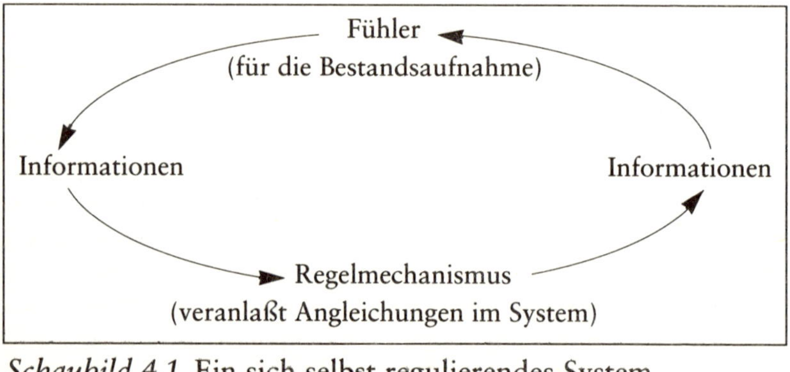

Schaubild 4.1 Ein sich selbst regulierendes System

Biofeedback bedient sich leicht meßbarer biologischer Informationen, wie der Muskelspannung und der Hauttemperatur, um Menschen das Erlernen der Selbstregulierung zu erleichtern. Aber was ist mit den subtileren biochemischen und physiologischen Bereichen des Geist-Körper-Gefüges, die wir auch gerne selbst steuern würden?

In den 70er Jahren begann Dr. Herbert Benson – ein in der Forschung engagierter Arzt an der medizinischen Fakultät von Harvard – seine Arbeit mit Menschen, die die Methode der Transzendentalen Meditation (gemeinhin TM genannt) erlernten und sie anwandten. Es gelang ihm nachzuweisen, daß diese Methode den Herzschlag, den Blutdruck, die Sauerstoffmenge, die für den Stoffwechsel benötigt wird, und eine Reihe anderer Körperfunktionen regulieren kann. Auf seiner Forschung aufbauend, haben andere gezeigt, daß diese Technik sogar Gehirnwellen, Herzrhythmen, die Muskelarbeit im Darmbereich und, wie in Kapitel 2 beschrieben, das Immun- und Hormonsystem steuern kann.

Es scheint nun, als könnten die meisten Bereiche des Körpers und des Geistes bis zu einem gewissen Grad durch bewußte Bemühungen kontrolliert werden. Alles, was dazu nötig ist, ist eine empfindsame Vorrichtung (bei Menschen ist dies der Zustand der Achtsamkeit), die uns sagt, was los ist, sowie die Fähigkeit und der Wille, unsere selbstregulierenden Möglichkeiten auszuschöpfen.

Die zwei Bestandteile von Selbstregulierung

Zu Selbstregulierung gehören zwei Dinge: ein bewußtes Leben und tägliches Üben. Im Gegensatz zu einem Leben als Autopilot bedeutet »bewußtes Leben«, daß man sich für gesundes Denken und Handeln entscheidet. Es bedeutet, wach zu sein statt zu schlafen, zu agieren statt zu reagieren. Beispiele für bewußtes Leben (auf die wir in Kapitel 5, 6 und 7 näher eingehen werden) enthalten die Wahl gesunder Einstellungen wie Ehrlichkeit, Einfachheit, Zufriedenheit und die Bereitschaft, die entsprechende Lebensführung im Alltag anzuwenden.

Bewußtes Leben schult den Geist darin, seiner natürlichen

Neigung zu folgen und Gewohnheiten zu entwickeln. Wenn wir uns zu viele ungesunde Verhaltensweisen angewöhnt haben, schaffen wir es nicht, diese natürliche Neigung zu erkennen und sinnvoll einzusetzen. Statt dessen beharren wir weiterhin auf ungesundem und unbefriedigendem Verhalten. Auch wenn unser Geist vom Wert gesunder Einstellungen und gesunden Verhaltens nicht überzeugt ist und sich zeitweise von ungesunden Vergnügungen ablenken läßt, werden wir durch die Einübung gesunder Verhaltensweisen langsam aber sicher neue, gesündere und angenehmere Gewohnheiten entwickeln.

Bewußtes Leben schafft nicht nur neue und gesündere Gewohnheiten, sondern hilft auch, den Geist auf drei weitere Arten zu steuern: Es verhindert, daß das ungesunde Gegenstück von Verhaltensweisen auftaucht (z. B. wird die Neigung zu lügen von der Wahrheitsliebe unterdrückt und schließlich ausgemerzt); es fördert ein wohlwollendes und harmonisches Verhalten anderen Menschen und der Umwelt gegenüber (es reduziert geistige Konflikte und inneren Monolog), und es schult den Geist in Achtsamkeit.

Uns so zu verhalten, als würde unser Geist uns ganz selbstverständlich zu einer gesünderen Einstellung und Lebensweise zwingen, erfordert Mühe, ständige Aufmerksamkeit und Unterstützung durch andere. Am meisten braucht es dafür jedoch einen festen Vorsatz und den entsprechenden Willen, da bewußtes Leben heißt, zu handeln. Das ist nicht ganz einfach, denn es bedeutet denken und handeln entgegen der Geisteshaltung und Lebensführung vieler Jahre, es bedeutet, sich von Dingen lösen, die nicht wirken, obwohl sie bequem und vertraut sind, und anfangen, in Kategorien zu denken und zu handeln, die sich von sozialen Normen unterscheiden. Leider muß es oft erst zu einem schwerwiegenden Vorfall in unserem Leben kommen, zu Krankheit, dem Verlust einer geliebten Person, panischen Ängsten oder dauerhafter Müdigkeit und Erschöpfung, die zu Unzufriedenheit im Leben führen. Erst dann öffnen wir uns neuen Möglichkeiten und fassen den festen Vorsatz, ein bewußtes Leben führen zu wollen. Nur zu oft trifft zu, daß wir erst krank werden müssen, bevor wir das nötige Bewußtsein erlangen und den Vorsatz fassen können, gesund zu werden.

Der zweite Bestandteil von Selbstregulierung ist tägliches Üben. Das tägliche Training besteht in der gezielten Anwendung von Achtsamkeit, Atemkontrolle, Aerobic, Biofeedback und bewußter Ernährung, die darauf zielen, bestimmte Bereiche des Körpers und des Geistes zu steuern. Da neue Übungen Zeit, Mühe und Konzentration erfordern, ist es wichtig, genau die richtigen für Sie auszusuchen.

In meiner medizinischen Laufbahn und meinem persönlichen Leben habe ich gelernt, wie wichtig es ist, jede Phase im Leben sorgfältig einzuschätzen, um festlegen zu können, welche selbstregulierenden Übungen angemessen und zeitlich machbar sind. Ich untersuche zuerst, was sich im Leben eines Menschen zur Zeit gerade abspielt. Leidet er unter Streß, Kopfschmerzen, einer Dickdarmentzündung, Erschöpfungszuständen, Ängsten oder anderen physischen bzw. seelischen Störungen? Wenn jemand Angst hat oder sich krank fühlt, *muß* man sich darum zuerst kümmern. Sobald sich die sichtbaren Symptome einer Krankheit auflösen, kann man sich auf die weitere Heilung und die Erlangung vollkommener Gesundheit konzentrieren.

Die täglichen Übungen müssen erlernt, in den Tagesablauf integriert und gewissenhaft und beharrlich ausgeführt werden. Wenn wir eine neue Übung ausprobieren, ist es wichtig, ihre Wirkung ständig neu einzuschätzen, um sie gegebenenfalls zu verändern, bis wir mit ihr Erfolg haben. Nach und nach wird sie uns zur Gewohnheit. Sobald wir erkennen, wie angenehm es ist, die Verantwortung für unseren Körper und unseren Geist zu übernehmen, werden wir uns dieser neuen Gewohnheit immer mehr zuwenden und uns nicht länger zu ihr zwingen müssen. Man muß nicht gleich mit einer grundlegend neuen Übung beginnen. Manchmal sind kleine Veränderungen der beste Anfang (siehe Kapitel 8: *50 Möglichkeiten mit Selbstheilungsmaßnahmen zu beginnen*). Wichtig ist, daß wir tun, was wir können, und daß wir mit unserer ganzen Aufmerksamkeit dabei sind.

Aspekte der Selbstregulierung

Wenn wir die Kräfte der Selbstregulierung untersuchen, müssen wir einige ihrer wichtigsten Aspekte verstehen. Dazu gehören: *Angemessenheit*, *rechtzeitiges Handeln* und *Meßbarkeit*.

Um wirksam zu sein, muß Selbstregulierung so auf unsere

Lebenssituation abgestimmt sein, daß die Veränderungen geistiges und körperliches Gleichgewicht und Wohlbefinden bewirken. Wir haben die Möglichkeit, unseren Geist auf gesunde oder ungesunde Art zu lenken. Dies läßt sich z. B. daraus ersehen, wie ein Mensch auf Streß reagiert. Von den Möglichkeiten, die er hat, damit umzugehen (wie den Streß leugnen, vermeiden, sich zurückziehen, sich ergeben, Medikamente einnehmen oder sich selbst durch Achtsamkeit verstehen), wird die letzte am seltensten gewählt, obwohl sie zu jeder Zeit am besten geeignet ist. Auch wenn zeitweilige Bemühungen (Behandlungen), die zu weniger Streß führen sollen, als erster Schritt auf dem Weg zur Verringerung und Beseitigung von Ängsten angemessen sein können, sind sie für das langfristige Ziel, vollkommene Gesundheit zu erlangen, unangemessen. Achtsamkeit, eine geeignete langfristige Strategie, verändert in Verbindung mit Selbstregulierung dauerhaft unsere seelische und körperliche Reaktion auf Streß.

Um zu wissen welche Veränderungen geeignet sind, müssen wir uns auf unser Körpergefühl verlassen. Fühlen wir uns gesünder? Fühlen wir uns wohl? Schließlich können nur wir selbst herausfinden, was für unser Leben richtig ist, und müssen uns gegebenenfalls schriftliche Informationen und Ratschläge von Menschen holen, denen wir vertrauen.

Selbstregulierende Veränderungen müssen rechtzeitig erfolgen. Wieder ist Streß ein gutes Beispiel. Menschen die unter Streß stehen, probieren zuerst viele ungeeignete Dinge aus, versuchen, ihn zu leugnen oder zu vermeiden. Dann machen sie die seelischen und körperlichen Folgen von Streß durch, wie sichtbare Ängste, Kopfschmerzen, hohen Blutdruck, Magenerkrankungen oder gestörte zwischenmenschliche Beziehungen. Schließlich suchen sie aus lauter Verzweiflung Führung durch Selbstregulierung. Die letztgenannten Folgen von Streß erfordern häufig eine Behandlung, die die unmittelbaren Symptome lindert, aber nicht zu einer Heilung führt. Erst wenn die schweren Symptome erfolgreich behandelt wurden, können wir mit dem beginnen, was schon viel früher angebracht gewesen wäre: Achtsamkeit und rechtzeitige Selbstregulierung. Im Umgang mit Unausgewogenheiten gilt: Je früher, desto besser.

Manche Probleme verursachen dem einzelnen wie auch der

Gesellschaft erhebliche Mehrkosten, wenn man sie verzögert oder zu spät angeht, Herzerkrankungen beispielsweise, die in den USA für die meisten Todesfälle und Fälle verfrühter Invalidität verantwortlich zeichnen. Heutzutage sind wir uns darüber im klaren, welche Faktoren am ehesten Herzerkrankungen verursachen: Bluthochdruck, Rauchen, einseitige Ernährung, Mangel an Bewegung und eine aufbrausende, zwanghafte, Streß hervorrufende Persönlichkeit – Verhaltensweisen, die oft Jahre vor Ausbruch der Krankheit vorliegen. Als Arzt sehe ich, was letztendlich dabei herauskommt, wenn man unangemessen oder zu spät auf diese ungesunden Gewohnheiten reagiert. Schließlich sind viele Menschen erst in mittleren Jahren oder nach einer unglücklichen Liebe oder der Konfrontation mit dem Tod bereit für gesunde Veränderungen. Diese verspätete Reaktion kostet die Gesellschaft Unsummen und bedeutet für die Menschen eine verkürzte Lebensdauer und geringere Lebensqualität.

Ein abschließender Kommentar zu rechtzeitigem Handeln: Es ist immer bedrückend, mit Menschen zu sprechen, die erst spät in ihrem Leben erkennen, daß sie, auch wenn sie alles »richtig« gemacht haben, Freude und Frieden immer wieder zurückgestellt haben, bis keine Zeit mehr übrig ist. Wenn ich meine Seminarteilnehmer frage, wieviel Zeit sie in Freude und Frieden verbringen, lautet ihre Antwort: prozentual gesehen, sehr wenig. Fragen Sie sich selbst! Rechtzeitige Selbstregulierung bringt Ihnen Jahre erhöhter Lebensqualität.

Nicht nur Angemessenheit und rechtzeitiges Handeln, auch weitere selbstregulierende Veränderungen müssen meßbar sein. Wir können Veränderungen im Geist-Körper-Gefüge erkennen, wenn wir den Grad unseres Wohlbefindens beobachten (Fühlen wir uns wohl, ganz, ruhig, zuversichtlich, fähig usw., und in welchem Grad?) oder unseren Körper anschauen (niedrigerer Blutdruck, weniger Kopfschmerzen, weniger Muskelverspannungen, verstärkte Abwehrkräfte, ein weniger aktives, vegetatives Nervensystem usw.).

Jede dieser Messungen ist eine Art Biofeedback. Sie teilt uns mit, wie sehr wir die Tätigkeit unseres Geist-Körper-Gefüges von unzureichender Anpassung und dem Erzeugen von Krankheiten bis hin zur Förderung der Gesundheit verlagert haben. Obwohl wir Gesundheit und Ganzheit nicht mit Instrumenten messen können, werden wir durch Achtsamkeit und Selbstregulierung immer vertrauter mit unserem inneren Wohlbefinden. Wenn wir dieses als inneres Barometer nutzen, werden wir unser Leben immer besser einschätzen können und es in Richtung Gesundheit lenken.

Selbstregulierung anwenden

Selbstregulierung ist etwas völlig anderes als Achtsamkeit. Während Achtsamkeit die Fähigkeit ist, unsere inneren und äußeren Erfahrungen im Jetzt genau zu beobachten, ist Selbstregulierung die Fähigkeit, zu handeln und unsere Erfahrungen zu verändern. Beide sind wichtig.

Im Gegensatz zu Behandlungen sind selbstregulierende Maßnahmen auf uns selbst gerichtet, hängen von unserem inneren Potential ab und zielen stets darauf ab, unser Leben zu erweitern und zu verbessern, nicht jedoch herauszufinden, was schiefgelaufen ist. Wenn Sie diesen neuen Ansatz anwenden, werden Sie feststellen, daß die Kapitel 5, 6 und 7, die sich mit der Anwendung der Selbstregulierung beschäftigen, so aufgebaut sind, daß man die beiden Bestandteile des Heilungsprozesses – Achtsamkeit und Selbstregulierung – ständig hinter allem erkennen kann. Bevor Sie diese Kapitel lesen, überlegen Sie zuerst, was Sie im Leben haben möchten, und nicht, was Sie loswerden wollen. Dies kann eine neue Erfahrung sein. Die drei zentralen Anwendungsbereiche von Selbstregulierung sind:

- Allgemeine Entspannung
- Die Regulierung des Körpers
- Die Regulierung des Geistes

Allgemeine Entspannung

Für die meisten Menschen ist das tägliche Leben voller Streß. Viele der Krankheiten, die man in einer normalen Arztpraxis antrifft, hängen direkt oder indirekt mit persönlichem oder berufsbedingtem Streß zusammen. Daher besteht der erste Schritt der Selbstregulierung meist darin, zu lernen, wie man Körper und Geist ganz entspannt (nachzulesen in Kapitel 5).

Es gibt viele Wege, sich ganz zu entspannen. Dazu gehören Achtsamkeitstraining, Biofeedback, Bewegung, Yoga, gesunde Ernährung, kontrollierte Atmung, Imaginationen und die vielen Möglichkeiten, die wir aus unserer persönlichen Erfahrung kennen, wie Lesen, Spazierengehen oder sich Zeit für sich selbst nehmen. Die Wirkung dieser Techniken kann unterschiedlich sein, genauso wie die Situation, in der jede am wirkungsvollsten ist. Die zwei folgenden Berichte zeigen, wie Techniken zu einer umfassenden Entspannung zur Zeit in der medizinischen Forschung bewertet werden.

Dr. Chandra Patel und seine Kollegen schrieben im *British Medical Journal*, daß allgemeine Entspannungsübungen das Krankheitsrisiko verringern und die Gesundheit fördern.[12] Sie erteilten einer Gruppe von Patienten, die einem hohen Risiko für koronare Herzerkrankungen ausgesetzt waren, Gesundheitserziehung, die sie mit Atemübungen und Meditationen begleiteten. Eine andere Gruppe von Patienten mit vergleichbaren Symptomen wurde medizinisch genauso betreut wie bisher. Nach vier Jahren waren in der Gruppe, die die Entspannungsübungen machte, weniger Herzerkrankungen, weniger tödlich verlaufende Herzinfarkte und weniger Fälle von Herzinsuffizienz aufgetreten.

Dr. Dean Ornish berichtet im britischen Ärzteblatt *Lancet* von einer Studie über allgemeine Entspannungstechniken bei Patienten mit koronaren Herzerkrankungen.[13] Diese Patienten erhielten drei Wochen lang intensives Entspannungstraining und gesunde, salzarme, vegetarische Kost. Zu den Entspannungsübungen gehörten Dehnübungen mit anschließender Entspannung, Meditationen und Visualisierungen. Im Vergleich zu einer Kontrollgruppe erreichten sie eine Verbesserung der sportlichen Leistungsfähigkeit um 44 Prozent, eine verbesserte Herzfunktion, einen Cholesterinrückgang von 20,5 Prozent und einen Rückgang an Anfällen von Herzinsuffizienz um 91 Prozent.

Wie Sie aus diesen Berichten ersehen können, ist es für medizinische Forscher nicht unüblich, sich auf die objektiven und meßbaren Ergebnisse ihrer Experimente zu konzentrieren. Sie überlassen es uns, uns die heilenden oder heilungsfördernden Wirkungen vorzustellen, die nicht so leicht meßbar sind und daher als subjektiv gelten.

Regulierung des Körpers

Der zweite Bereich, in dem die Selbstregulierung Anwendung findet, ist die Regulierung des Körpers. Obwohl wir schon viel wissen, befinden wir uns im Anfangsstadium und können noch viel über die Steuerung unserer verschiedenen Körpersysteme lernen. In Kapitel 6 werden wir näher auf die vier Hauptsysteme des Körpers eingehen (Blutkreislauf, Atmung, Verdauungssystem und Immunsystem) und uns näher mit den Methoden beschäftigen, die uns derzeit zur Verfügung stehen, um jedes dieser Systeme selbst zu regulieren. Die folgenden zwei Forschungsberichte sind Beispiele für die aktuelle Forschung auf diesem Gebiet.

Dr. Steven Blair und seine Kollegen berichteten in *JAMA*, wie die Rolle körperlicher Fitneß bei der Selbstregulierung des Körpers bewertet werden sollte. Sie beschrieben eine Studie, bei der sie über einen Zeitraum von acht Jahren das Fitneßniveau von 13 000 Männern und Frauen untersucht haben.[14] Die Zahl der Todesfälle, egal ob infolge von Kreislauferkrankungen oder Krebs, ging bei Frauen und Männern, die körperlich fit waren, drastisch zurück. Es ist anzunehmen, daß der Rückgang der Sterbefälle aufgrund dieser Erkrankungen direkt auf die Wirkung der Übungen zurückzuführen ist, die sich auf den Stoffwechsel, die Herzfunktion und die Atmung konzentriert haben. Die Übungen bestanden darin, das Herz zu kräftigen, Puls und Blutdruck zu senken und das Immunsystem zu stärken.

In der gleichen Zeitschrift berichtet Dr. Walter M. Bortz von seinen Beobachtungen, daß stoffwechselbezogene und funktionale Veränderungen im Körper, die normalerweise mit dem Alterungsprozeß einhergehen (diese Veränderungen treten in fast allen Systemen des Körpers auf) Veränderungen ähneln, die sich nach einer Zeit erzwungener körperlicher Untätigkeit einstellen. Er stellt daraufhin die interessante Frage, ob diese Veränderungen durch den Alterungsprozeß oder lebenslange Untätigkeit, die zu einem allmählichen Verfall des Körpers führt, hervorgerufen werden. Seiner Meinung nach ist körperliche Bewegung wohl eine einfache, aber großartige Methode zur Regulierung des Körpers.

Die Regulierung des Geistes

Die Anwendung der Selbstregulierung auf den Geist ist die wichtigste Selbstheilungsmethode. Der Geist kann entweder ein Leben in Ganzheit und Gesundheit erzeugen oder aber Krankheit und Leiden. Ersteres ist ein Recht, das wir von Geburt an haben und das sich am besten bei kleinen Kindern beobachten läßt. Ihr Sinn für Wunder, Zuversicht, Vertrauen, Spannkraft, Neugier, Verbundenheit und Ganzheit ist noch nicht von den ungesunden Erziehungsmaßnahmen unreifer Eltern und Lehrer oder dem erzwungenen Festhalten an ungesunden sozialen und kulturellen Wertesystemen verdrängt worden. Krankheit und Leiden ergeben sich dadurch, daß der natürlichen Veranlagung eines Kindes ungesunde und unpersönliche Sichtweisen aufgezwungen werden, wodurch man das Kind entsprechend programmiert.

Zur Erlangung vollkommener Gesundheit ist es unabdingbar, den Geist zu regulieren, sein Geburtsrecht einzufordern und von seinem Recht als Erwachsener, die geistigen Inhalte selbst bestimmen und wählen zu können, Gebrauch zu machen. Deswegen sind wir gezwungen, in unserem Leben achtsam zu sein, es ernst zu nehmen und mit dem Bewußtsein und den Übungen zu füllen, die es uns ermöglichen, wiederholte, ungesunde, einprogrammierte Muster, die unser Leben prägen, zu überwinden. Außerdem helfen uns die Übungen, zu verstehen, wer und was wir wirklich sind – eine Lebenshaltung, die uns frei macht, zu leben und zu wählen, was in jedem Moment unseres Lebens richtig und angemessen ist. Wenn wir diesen Einsatz nicht bringen, leben wir unser Leben automatisch und unbewußt weiter, geprägt von den Folgen vergangener Erfahrungen, die wir in unserem inneren Monolog gespeichert haben. Wir verlieren für immer den Kontakt zu unserer Fähigkeit, achtsam zu sein, und den gesunden Verhaltensweisen, die für das unverdorbene Kind natürlich sind. Es gibt keine andere Möglichkeit: Entweder bestimmen wir über den Geist, oder er bestimmt über uns.

Die Macht des geübten Geistes kommt von seiner Fähigkeit, sowohl sich selbst als auch den Körper genau beobachten und lenken zu können. Diese natürliche Fähigkeit des Gehirns, oft wenig genutzt und von der Wissenschaft kaum erkannt (selbst wenn man die hervorragenden Entdeckungen und Beiträge der PNI-Forschung berücksichtigt), ist seit Jahrtausenden eine Quelle der Inspiration und Gegenstand von Untersuchungen. Diese letzte Seite der Selbstregulierung wird in Kapitel 7 näher untersucht.

Bestandteile	bewußtes Leben tägliches Üben
Aspekte	angemessen rechtzeitig meßbar
Anwendung	allgemeine Entspannung Regulierung des Körpers Regulierung des Geistes

Schaubild 4.2 Selbstregulierung

Die Grenzen der Selbstregulierung

Als neue Theorien zu Körper und Geist aufkamen, kamen einige zu dem Schluß, daß alle körperlichen Krankheiten durch eine ungesunde Einstellung hervorgerufen werden und daß der Geist alle Körperbereiche kontrollieren kann. Andere vertraten die gegenteilige Auffassung, daß körperliche Gesundheit zu geistiger Gesundheit führt und der Körper den Geist kontrolliert. Beide Auffassungen sind durchaus gängig. Die erste können wir »New-Age-Denken«, die zweite »schulmedizinisches Denken« nennen.

Jeder, der je geistigen Streß erlebt hat, kann bestätigen, daß der Geist einen bedeutenden Einfluß auf den Körper hat. Und genauso kann jeder, der sich jemals um einen Patienten gekümmert hat, der an der Alzheimer-Krankheit litt oder Krebs hatte und große Schmerzen erleiden mußte, schnell davon überzeugt werden, welche enorme, beeinträchtigende Kraft der Körper auf das Bewußtsein haben kann. Es gibt kaum einen Zweifel an der Wechselwirkung von Körper und Geist, manchmal arbeiten sie zusammen, und manchmal kann der eine den anderen regelrecht erdrücken.

Seelische Krankheiten können im gesündesten Körper auftreten, und umgekehrt kann es im gesündesten Geist zu schwerwiegenden körperlichen Erkrankungen kommen. Legasthenie, Alzheimer-Krankheit und Schizophrenie sind Beispiele für Störungen, die das Gehirn befallen und die nur in geringem Maße, wenn überhaupt, durch Selbstregulierung in den Griff zu bekommen sind. Das gleiche läßt sich von den überwiegend körperlichen Störungen wie Sichelzellenanämie, Huntington Chorea und zahlreichen anderen genetischen Störungen sagen. Sie treten weitestgehend unabhängig von der Einstellung und Lebensführung des Betroffenen auf. Wir können zwar durch unsere körperlichen und geistigen Reaktionen auf diese Störungen ihren Einfluß auf unser Leben mitbestimmen, aber ihre Existenz können wir nicht verhindern.

Es ist unangemessen, wenn wir in der Aufregung über die Entdeckung, daß wir die Fähigkeit zu Achtsamkeit und Selbstregulierung haben, ignorieren, daß unser Körper und unser Geist den Gesetzen der natürlichen Lebensordnung unterliegen. Wir können die körperlichen Alterungserscheinungen oder den physischen Tod unseres Körpers nicht für immer aufhalten. Wir können nicht alle Störungen, die uns befallen können, beherrschen und sollten auch nicht dem Irrglauben verfallen, daß wir unsere körperliche und geistige Wirklichkeit in vollem Umfang bestimmen können.

Es gibt jedoch viele Dinge, die wir kontrollieren können. Wir *können* Sorgen, Ängste und ihre Folgen, geistige und körperliche Leiden, kontrollieren und überwinden. Wir können der Entstehung vieler Krankheiten, die unsere Gesundheit beeinträchtigen, vorbeugen. Wenn wir unsere Fähigkeiten der Achtsamkeit und Selbstregulierung anwenden, können wir unser Leben verlängern und vertiefen, weil wir die Möglichkeiten entdecken, in Frieden, Harmonie und Freude zu leben.

Was uns von Pflanzen und Tieren unterscheidet, ist unsere Fähigkeit, achtsam zu sein, bewußt zu leben und durch Achtsamkeit unsere Gegenwart und Zukunft selbst zu regulieren und zu bestimmen. Diese ausschließlich menschliche Fähigkeit ermöglicht jedem von uns körperliche, geistige und spirituelle Freiheit. Alles, was uns davon abhält, diese beiden Ansätze im Leben zu verwirklichen, entzieht uns die Freiheit und die Fähigkeit, uns und unsere Möglichkeiten voll zu erkennen.

Die Kapitel 5, 6 und 7 werden Ihnen helfen, Ihre Fähigkeiten der Achtsamkeit und Selbstregulierung weiterzuentwickeln. Diese Kapitel werden die drei Anwendungsbereiche der Selbstregulierung – allgemeine Entspannung, Regulierung des Körpers und Regulierung des Geistes – ausführlicher behandeln.

Kapitel 5

Allgemeine Entspannung

Im letzten Kapitel habe ich die Selbstregulierung und ihre drei Anwendungsmöglichkeiten beschrieben: die allgemeine Entspannung, die Regulierung des Körpers und die Regulierung des Geistes. In diesem sowie den zwei folgenden Kapiteln werden wir lernen, wie wir die Selbstregulierung einsetzen können, um unseren Körper und unseren Geist zur Ruhe zu bringen, optimale körperliche Funktionen zu erreichen und aufrechtzuerhalten und eine gesunde und lebensfördernde Einstellung zu erzielen. Weil Streß in unserem Alltag so verbreitet ist, werden wir zunächst an dem ersten dieser drei Bestandteile, der allgemeinen Entspannung, arbeiten.

Streß ist keine Erscheinung der Moderne. In einer östlichen Kultur beobachteten schon vor 3000 Jahren Männer und Frauen, daß sich leidvolle Erfahrungen nicht aus der menschlichen Erfahrungswelt wegdenken lassen – eine Beobachtung, die wir nur bestätigen können. Im Bemühen, Probleme zu verstehen und Wege zur Linderung von Schmerz und Leid zu finden, schauten sie nach innen. Einige widmeten ihr ganzes Leben der inneren Betrachtung, oft in stiller Meditation. Sie schlossen aus ihren Untersuchungen, daß quälerische Gedanken zu Leiden und Krankheit führen, und entwickelten eine Methode, die Leid überwinden und zu vollkommener Gesundheit führen sollte. Diese Methode wurde »Yoga« genannt.

Yoga, wie wir es heute kennen, ist ein System, das Heilung und Ganzheitlichkeit fördert. Meditation, bestimmte Atemtechniken – »Pranayama« genannt – sowie eine Reihe von Körperstellungen – die Asanas – werden eingesetzt, um dem einzelnen dazu zu verhelfen, sein Leben und seine Fähigkeiten zur Selbstregulierung von Körper und Geist besser zu verstehen. Die Yogabegründer hegten die Vorstellung, daß klares Denken, die richtige Einstellung und eine gesunde Lebensführung es möglich machten, Schmerzen, Leiden und Krankheiten aus jedem menschlichen Leben zu beseitigen. Sie gewannen die zentrale Erkenntnis, daß Streß eher das Ergebnis innerer als äußerer Umstände ist.

Jahrhunderte später, in unserer Gesellschaft, stellen zwei zeitgenössische Forscher, Thomas H. Holmes und Richard H. Rahe, in ihrem Bemühen, die Ursachen für menschlichen Streß und menschliche Krankheiten zu finden, eine ähnliche Frage mit einer nur geringfügig abweichenden Perspektive: »Welchen Faktor«, fragten sie, »treffen wir bei kranken Menschen häufig an?« Sie fanden heraus, daß Krankheiten häufig sechs bis achtzehn Monate im Anschluß an eine angst- und leidvolle Streßphase auftreten. Sie beobachteten, daß Streß sowie geistiger und körperlicher Schmerz für viele Menschen die Ursache einer akuten oder chronischen Krankheit waren.[15]

Andere stellten bald die Frage: »Warum reagieren in der gleichen Streßsituation (z. B. bei Kündigung der Arbeitsstelle) verschiedene Menschen unterschiedlich gestreßt?« Was der eine als äußerst anstrengend empfand, war für den anderen eine gesunde Herausforderung. Einige Menschen schienen zäher und streßresistenter zu sein, andere schienen voll und ganz von dem Streß vereinnahmt zu werden.

Suzanne Kobassa von der Universität Chicago untersuchte das Phänomen »Widerstandsfähigkeit«, die persönliche Fähigkeit, sich gegen streßbedingte Krankheiten zur Wehr zu setzen.[16] Sie verglich zwei Gruppen von Menschen, die einem vergleichbaren Ausmaß an Streß ausgesetzt waren. Eine Gruppe litt an Streß, ohne davon krank zu werden. Die Mitglieder der anderen Gruppe wurden krank. Die erste Gruppe zeigte eine höhere »Widerstandsfähigkeit«, beachtete die eigenen Bedürfnisse mehr, verhielt sich in der Umwelt tatkräftig, fand einen Sinn in ihrer Tätigkeit und fühlte sich im Innern zuversichtlich und fähig.

Wir kommen wie die Yogis zu dem Schluß, daß im Grunde der einzelne, seine Einstellung, seine Ansichten und seine Lebensführung festlegen, wie er auf äußere Ereignisse reagiert und ob er Streß und Krankheiten zuläßt oder nicht. Die aktuelle Forschung führt uns wieder zum Geist und seiner Rolle in Streßsituationen zurück.

Die Funktionen des Geistes im Überblick

Welche Rolle spielt der Geist bei Streß? Vereinfacht läßt sich sagen: Ungesunde psychische Informationen verursachen Streß. In Kapitel 3 haben wir die zwei Tätigkeiten des Geistes behandelt – innerer Monolog und Achtsamkeit. Wir haben inneren Monolog als bewußte Erinnerung an gespeicherte Informationen aus den Lebenserfahrungen der frühen Kindheit definiert und diese Informationen in Faktenwissen und psychische Informationen unterteilt. Wir haben in Kapitel 3 erfahren, daß psychische Informationen gesund oder ungesund sein können. Innerer Monolog, der auf gespeicherten ungesunden psychischen Informationen beruht, ist oft die vorherrschende Tätigkeit des Geistes und die Wurzel von Streß.

Darüber hinaus haben wir in Kapitel 3 gesehen, daß ungesunder innerer Monolog, der sich in quälerischen Gedanken, Bildern, Eindrücken und Gefühlen äußert, unsere Aufmerksamkeit auf sich zieht. Denken Sie bloß an einen Gedanken über die Arbeit oder Ihre Beziehung, der Ihnen Tag und Nacht durch den Kopf geht. Sie kommen nicht von ihm los. Er verfolgt sie ständig. In solchen Momenten werden Sie von dem Gedanken nicht nur aufgesogen, sondern sind voll und ganz in seiner Hand, weil Sie keine Kontrolle über ihn haben. In Wirklichkeit erleben Sie eine Reihe innerer Dramen, um die herum sich Ihr Leben oft abspielt.

Diese inneren Dramen haben wenig Bezug zu den tatsächlichen, alltäglichen Ereignissen. Sie entwickeln eine Eigendynamik und helfen Ihnen selten, wenn überhaupt, bei der Lösung eines vorliegenden Problems. In Wirklichkeit bringen uns diese Dramen zurück zu ungelösten und oft vergessenen Verletzungen aus der Kindheit sowie den Schutz- und Verteidigungsmechanismen, die wir als Kinder angenommen haben, um schmerzvolle Augenblicke zu überstehen. Die ständige Wiederholung des alten ungesunden psychischen inneren Monologs und weniger die konkreten äußeren Lebensumstände sind es, die für gewöhnlich Sorgen, Angst und Streß bedingen. Wir können Streß nicht dauerhaft hinter uns lassen, solange wir die Macht von ungesundem psychischem inneren Monolog nicht verringert und beseitigt haben.

Sie sollten sich stets vor Augen halten, daß der Geist kein isoliertes Dasein führt. Yogis und auch PNI-Forscher haben erkannt, daß der Geist Bestandteil eines größeren Systems ist: des menschlichen Organismus. Seine Gedanken, Bilder, Eindrücke und Gefühle werden vom Gehirn in chemische Stoffe und Nervenimpulse verwandelt, die als Boten Informationen zwischen Körper und Geist übermitteln (wie in Kapitel 2 beschrieben). Diese chemischen Botenstoffe bewirken Veränderungen in der Physiologie unseres Körpers, so daß er unserer geistigen Entwicklung entspricht. Es wird immer deutlicher, daß unsere geistige Einstellung zu bestimmten biochemischen Strukturen in unserem Körper führt. Wenn wir von unserem ungesunden inneren Monolog völlig beansprucht werden, ist das Ergebnis geistiger und körperlicher Schmerz sowie Unausgewogenheit.

Die gegenwärtige Forschung bestätigt außerdem, wie unterschiedlich die Reaktionen des einzelnen auf »Streßfaktoren« sind und wie diese Reaktionen genauer aussehen. So haben z. B. Joseph Marbach und seine Mitarbeiter bei der Untersuchung chronischer Schmerzsyndrome, die eine Quelle für anhaltenden Streß sind (in diesem Falle ein Schmerzsyndrom am Kiefergelenk), entdeckt, daß bei einer Gruppe von Menschen mit diesem Syndrom im Vergleich zu einer gesunden Kontrollgruppe keine Unterschiede in der Immunabwehr zu beobachten waren. Bei einigen Personen, die an einer allgemeinen »Demoralisierung« litten, wurden bestimmte Aspekte der Immunreaktion allerdings unterdrückt. Die Demoralisierung scheint mit Gefühlen von Hilflosigkeit, Machtlosigkeit und Hoffnungslosigkeit zusammenzuhängen. Diese Geisteshaltungen sind *nur* bei Menschen vorhanden, die aus den Erfahrungen ihrer frühen Kindheit Hoffnungslosigkeit und Machtlosigkeit gelernt haben, an Stelle von Zuversicht und Kompetenz. Diese und vergleichbare Untersuchungen bestätigen ebenfalls, wie unterschiedlich Körper und Geist jedes Menschen auf Streß reagieren, je nachdem welche frühen Lebenserfahrungen der einzelne gemacht hat und wie sein innerer Monolog als Erwachsener aussieht. Schaubild 5.1 veranschaulicht die Ereigniskette, die mit ungesundem inneren Monolog beginnt und zu Krankheit führt.

ungesunde gespeicherte
psychische Informationen

↓

ungesunder innerer Monolog

↓

Angst und Sorgen

↓

seelischer Kummer

↓

chemische Botenstoffe

↓

körperlicher Streß

↓

erhöhtes Krankheitsrisiko

Schaubild 5.1 Die Streßreaktion

Der kanadische Mediziner Hans Selye, der als erster detailliert die Streßphysiologie dargestellt hat, hat die körperlichen Reaktionen auf Angst, Sorgen und seelischen Kummer sorgfältig beobachtet. Die Körperreaktion, bemerkte er, war bei unseren primitiven Vorfahren, die häufig wirklicher körperlicher Gefahr ausgesetzt waren, ein Überlebensmechanismus. Angesichts der Gefahr löste sie bei ihnen eine heftige körperliche Reaktion aus und bereitete sie darauf vor, dem feindlichen Angriff zu begegnen – die »Kampf- oder Fluchtreaktion«. Im Gegensatz zu unseren Vorfahren begegnen wir nicht mehr Löwen im Busch, statt dessen erzeugen wir sie in unseren Köpfen. Die »Löwen in unserem Kopf« – die täglichen Sorgen des modernen Lebens – halten unseren Geist in einem Zustand von Angst und Sorgen, versetzen unseren Körper in Handlungsbereitschaft und setzen ihn unter Streß. Im Gegensatz zu wirklichen Löwen, die entweder angreifen oder weglaufen, bleiben sie uns über längere Zeit erhalten.[17]

Zu welchem Ergebnis kann dieser Dauerzustand führen?

Der handlungsbereite Körper, der auf geistige Sorgen reagiert, unterscheidet sich völlig von einem ruhenden Körper. Der Puls steigt, die Atmung wird unregelmäßig, der Blutdruck geht in die Höhe, die Muskeln sind angespannt, das Blut wird von der Haut und weniger kritischen Gebieten des Körpers abgezogen und zu wichtigen inneren Organen transportiert, der Hormonspiegel steigt, und das Immunsystem wird unterdrückt. Treten diese Veränderungen über einen kürzeren Zeitraum auf, können sie eine bestehende Krankheit verschlimmern und/oder eine Anzahl neuer Symptome wie Kopfschmerzen, Magengeschwüre oder Magenschmerzen, Hautveränderungen, Infektionsanfälligkeit, Erschöpfungszustände oder Schlaflosigkeit verursachen.

Selye glaubte, langanhaltender Streß entziehe dem Körper die verfügbare Energie und beschleunige den natürlichen Alterungsprozeß sowie den körperlichen Verfall. Unsere derzeitige Auffassung von vorzeitigem Altern und körperlichem Verfall (zu denen Herzerkrankungen, Krebs, Bluthochdruck und Rückbildungserscheinungen an Muskulatur und Knochen gehören) stimmt mit Selyes Standpunkt überein, daß ständiger unverminderter Streß den Körper altern läßt, indem er das normale körperliche Gleichgewicht bedeutend stört.

Die PNI-Forschung, die auf der Arbeit von Selye und anderen aufbaut, hat sich besonders auf die Auswirkungen von Streß auf das Immunsystem konzentriert. Steroide und andere neuropeptide Botenstoffe, die in Streßzeiten vom Gehirn freigesetzt werden, scheinen die Immunüberwachung zu schwächen, die unser natürlicher Schutz gegen Eindringlinge und abnorme (Krebs-)Zellen ist. Diese und andere Beobachtungen der laufenden neurowissenschaftlichen Forschung bestätigen immer mehr den Zusammenhang zwischen Streß, Fehlfunktionen der Immunabwehr und Krankheit. Diese Ergebnisse entsprechen denen der Yogis, zu denen diese schon vor 3000 Jahren intuitiv gelangt sind.

Stress durch Achtsamkeit und Selbstregulierung heilen

Unsere wachsenden Kenntnisse über Streß spiegeln sich zum Teil in der gegenwärtigen umfangreichen Literatur zu Streßbewältigung wider. Zu den zahlreichen Ansätzen gehören Zeit-Management, Selbstbehauptung, Kommunikationstraining, Zielsetzung, NLP usw. Jede einzelne Methode ist geeignet, den Streß zu »managen«. Aber keine von ihnen bietet die Möglichkeit, unnötigen Streß zu vermeiden, indem man ihn an der Wurzel packt, dem ungesunden und falschen psychischen inneren Monolog.

Wie gehen wir vor, wenn wir ihn an der Wurzel packen wollen? Weiter vorn haben wir darauf hingewiesen, daß sich *Ein Kurs in Selbstheilung* auf die zwei Bestandteile von Heilung konzentrieren muß: *Achtsamkeit* und *Selbstregulierung*.

Der erste Bestandteil, *Achtsamkeit*, nähert sich Streß über den Geist: Er verhilft uns zu einem ruhigen Geist – einige erleben dies zum ersten Mal; er erlaubt uns, unseren Geist zu beobachten und zu begreifen, wie dieser Streß erzeugt; er unterstützt uns bei der Beobachtung und Bearbeitung unseres ungesunden psychischen inneren Monologs und versieht uns mit der Bewußtheit unseres Geist-Körpers, was uns ermöglicht, selbstregulierende Maßnahmen zu ergreifen.

Der zweite Bestandteil, *Selbstregulierung*, nähert sich dem Streß über den Körper, indem er die Muskulatur entspannt, die Atmung kontrolliert, entspannungseinleitende Neuropeptide, z. B. durch Aerobic-Übungen, auslöst, das parasympathische Nervensystem durch den Einsatz von Biofeedback und geführter Imagination aktiviert – ein Vorgehen, das Körper und Geist »verlangsamen« kann –, die Einnahme von Stimulantien wie Koffein reduziert und bewußt Haltungen einnimmt und Handlungen vornimmt, die direkt zu einem weniger aufreibenden Leben führen. Der Körper kann eingesetzt werden, um den Geist zur Ruhe zu bringen, was wiederum zu einer weiteren Beruhigung des Körpers führt. Ruhiger Geist – ruhiger Körper. Ruhiger Körper – ruhiger Geist.

Es ist unnötig und unergiebig, alle diese Geist-Körper-Techniken üben zu wollen. Es ist besser, eine oder zwei zu beherrschen und sie regelmäßig durchzuführen. Das Achtsamkeitstraining ist ein erster wichtiger Schritt. Man sollte es jeden Tag 30 Minuten lang machen. Es kann durch Körperübungen ergänzt werden. Mit diesem Programm werden Sie bereits nach wenigen Tagen feststellen, daß die Kontrolle über Ihren Körper und Ihren Geist zunimmt, was bewirkt, daß Sie den Alltag ruhiger und aktiver angehen.

Wahrscheinlich müssen Sie noch weitergehen und durch Selbstbeobachtung, Konzentration und, falls nötig, professionelle Hilfe das »verletzte Kind« in sich wahrnehmen und kennenlernen. Bücher, die Ihnen mit Informationen und Übungen helfen werden, Ihr »verletztes Kind« zu entdecken, sind *The Family* und *Homecoming* von John Bradshaw sowie *Aussöhnung mit dem inneren Kind* und *Das Arbeitsbuch zur Aussöhnung mit dem inneren Kind* von Erika Chopich und Margaret Paul (Freiburg). Mit ständiger Übung, Geduld und Erkenntnissen wird Streß eine immer geringere Rolle in Ihrem Leben spielen. Er wird durch Harmonie, den Frieden der Achtsamkeit und der Freude an einem entspannten Körper ersetzt werden.

Die folgenden Übungen werden Ihnen helfen, im Rahmen einer allgemeinen Entspannung selbstregulierende Techniken zu erlernen. Mit Achtsamkeit an dem ungesunden psychischen inneren Monolog zu arbeiten wird Gegenstand von Kapitel 7 sein.

Sechster Schritt: Anspannung – Entspannung

Die folgende Übung wird Ihre Aufmerksamkeit für das mögliche Ausmaß von Muskelanspannung und -entspannung schulen und durch die Entspannung des Körpers die allgemeine Entspannung fördern. Zeichnen Sie den Text auf Kassette auf, und beachten Sie dabei die angegebenen Pausen. Legen Sie sich bequem mit dem Rücken auf den Boden. Nehmen Sie sich für die Übung 25 Minuten Zeit.

> Beginnen Sie mit der Fußmuskulatur. Spannen Sie die Muskulatur fest an, und halten Sie sie 20 Sekunden lang angespannt. (Pause) Lassen Sie die Anspannung abrupt los, und spüren Sie, wie sich Ihre Füße entspannen. Nehmen Sie

genau den Unterschied zwischen Anspannung und Entspannung wahr. (20 Sekunden Pause)

Gehen Sie nun zur Wadenmuskulatur über, und wiederholen Sie den gleichen Vorgang. Spannen Sie die Muskulatur an (20 Sekunden Pause), und lassen Sie los. (20 Sekunden Pause) Achten Sie beim Loslassen darauf, daß Ihre Füße und Waden schwerer und wärmer erscheinen: ein Zeichen zunehmender Muskelentspannung sowie stärkerer Durchblutung von Haut und Muskulatur. (20 Sekunden Pause)

Machen Sie jetzt weiter mit der Oberschenkelmuskulatur. Halten Sie die Anspannung (20 Sekunden Pause), und lösen Sie sie. (20 Sekunden Pause) Achten Sie darauf, wie sich Ihre Beine anfühlen. Machen Sie sich den Unterschied zwischen Anspannung und Entspannung bewußt. Ist Ihnen dieser Unterschied bewußt, können Sie die Selbstregulierung schon zu Beginn von Streßsituationen einsetzen. (20 Sekunden Pause)

Richten Sie Ihre Aufmerksamkeit auf den Genitalbereich. Spannen Sie ihn an (20 Sekunden Pause), und lassen Sie los. Gehen Sie nun zum Analbereich, dem Gesäß, dem unteren Rücken und dem Unterleib über. Verfahren Sie jedesmal nach dem gleichen Muster, spannen Sie die Muskulatur 20 Sekunden lang an, und lassen Sie 20 Sekunden lang los. Denken Sie im folgenden an die 20 Sekunden An- oder Entspannung, denn sie werden von jetzt an nicht mehr wiederholt. Lenken Sie Ihre Aufmerksamkeit in die untere Körperhälfte. Nehmen Sie das Gefühl von Entspannung und die damit einhergehende Schwere und Wärme wahr. (3 Minuten Pause) Achten Sie zwischendurch auf Ihren Geist. Ist er zur Ruhe gekommen? Wirkt er gelenkter und entspannter? (1 Minute Pause)

Gehen Sie zum Brustkorb über. Spannen Sie die Brustmuskeln an, und lassen Sie sie dann schnell los. Achten Sie darauf, wie Ihre Atmung langsamer wird, während sich Ihr Körper entspannt. Sie fühlt sich an wie »Samt und Seide«. Atmen Sie in der Weise weiter.

Spannen Sie Ihre Schultern an, und entspannen Sie sie anschließend. Achten Sie darauf, wie Ihre Schultern, die oft sehr angespannt sind, in den Körper sinken. Wenn Sie im Laufe eines Tages Ihre Schultern überprüfen, können Sie schnell ausmachen, wie angespannt Ihr Körper ist. Lernen

Sie, sie zu entspannen, und nehmen Sie den Unterschied wahr.

Bringen Sie Ihre Aufmerksamkeit zum Hals, dem Hinterkopf, zu Ihrer Kopfhaut, den Augenlidern, Gesicht, Kiefer und Lippen. Spannen Sie alles auf einmal an, und lassen Sie dann los. Wenn Sie Ihr Gesicht entspannen, achten Sie darauf, daß Sie an ihm, und besonders an Ihrem Kiefer, ablesen können, wie angespannt oder entspannt Sie sind.

Wenn Sie mit allem durch sind, suchen Sie Ihren Körper nach zurückgebliebenen Streßzonen ab (beliebte Gebiete sind Schultern, Nacken und Kiefer), und entspannen Sie diese Zonen durch Muskelanspannung und -entspannung. (1 Minute Pause)

Bleiben Sie weiterhin ruhig, und spüren Sie dabei die Entspannung in Ihrem Körper. Merken Sie sich im Geiste, wie es sich anfühlt, und stellen Sie sich, wenn möglich, bildlich vor, wie die Entspannung aussieht. Geben Sie ihr eine Farbe, eine Form, und überlegen Sie, woraus sie besteht. Bleiben Sie ruhig liegen, und genießen Sie in den nächsten 10 Minuten die Ruhe. (10 Minuten Pause)

Nehmen Sie wahr, daß Ihr Geist achtsamer geworden ist. Machen Sie sich im Geiste eine Vorstellung von dem klaren und durchsichtigen Gefühl der Geist-Körper-Entspannung. Machen Sie sich bewußt, wie die Arbeit an Ihrem Körper Ihren Geist entspannen kann. (2 Minuten Pause)

Jetzt ist es an der Zeit, Ihre Aufmerksamkeit wieder der unmittelbaren Umgebung zuzuwenden und Ihre normalen Tätigkeiten aufzunehmen.

Die meisten Menschen werden sich ihrer angespannten Muskulatur und der Anwesenheit von Streß erst bewußt, wenn die Muskeln anfangen zu schmerzen. In diesem späten Stadium ist ein erheblich größerer Aufwand erforderlich, um sie zu entspannen und die übrigen körperlichen und seelischen Folgeerscheinungen rückgängig zu machen, die man zu diesem Zeitpunkt schon sehen kann oder auch nicht (oft genug sind Magengeschwüre, eine Dickdarmentzündung und andere Beschwerden die »ersten« Anzeichen für Streß). Wenn wir Streß nicht in seiner frühesten Phase erkennen, können wir auch nicht wissen, wann wir gestreßt sind, und rechtzeitig etwas dagegen unternehmen. Mit zunehmender Achtsamkeit ist es möglich, ein besseres Gespür für unseren Zustand der Angespanntheit oder Entspanntheit zu entwickeln und Körper und Geist daraufhin wieder in ein gesundes Gleichgewicht zu bringen, bevor Krankheiten entstehen können. Der Wert dieser Übung liegt darin, Ihre Aufmerksamkeit für die Formen von Anspannung und Entspannung, die Körper und Geist einnehmen können, zu schulen.

Siebter Schritt: Kontrollierte Atmung (1)

Zu allen Zeiten war die kontrollierte Atmung wichtiger Bestandteil der Selbstregulierung. Ihre Rolle ist auch heute noch genauso wichtig. Sie kann allein oder kombiniert mit dem Achtsamkeitstraining für eine allgemeine Entspannung eingesetzt werden oder als kurze Unterbrechung an einem hektischen, streßerfüllten Tag dienen. Entscheiden Sie selbst, ob Sie kontrolliertes Atmen bei allen drei Gelegenheiten oder nur bei einer einzigen anwenden wollen. Auch wenn die Wissenschaft beginnt, ihre Wirkung auf Körper und Geist zu untersuchen und zu belegen, brauchen wir nicht erst auf ihre Ergebnisse zu warten. Es ist genug praktisches Wissen vorhanden, so daß jeder mit der Arbeit an der kontrollierten Atmung anfangen und ihre tiefgehende Wirkung direkt erleben kann.

Die nachfolgenden Übungen behandeln drei Techniken der kontrollierten Atmung. Am besten führen Sie die Übungen mit leerem Magen durch, weil sich Ihr Zwerchfell dann freier bewegen kann. Zeichnen Sie die erste Übung auf Kassette auf, und nehmen Sie sich für die Ausführung 30 Minuten Zeit. Schauen Sie sich vor Beginn der Übung Schaubild 5.2 an.

> Setzen Sie sich auf einen Stuhl mit gerader Lehne oder auf den Boden mit dem Rücken gegen die Wand. Ihr Rücken sollte aufrecht sein, ihr Hals gestreckt. Neigen Sie ihren Kopf leicht nach vorn, so daß Sie vor sich auf den Boden blicken. Sie sollten das Gewicht Ihres Körpers direkt auf den Sitzknochen spüren. Dies können Sie überprüfen, indem Sie Ihre Hände mit den Handflächen nach oben unter Ihre Gesäßmuskeln schieben, bis Sie fühlen, daß die spitz hervorstehenden Knochen auf Ihre Finger drücken. Ihre Finger-

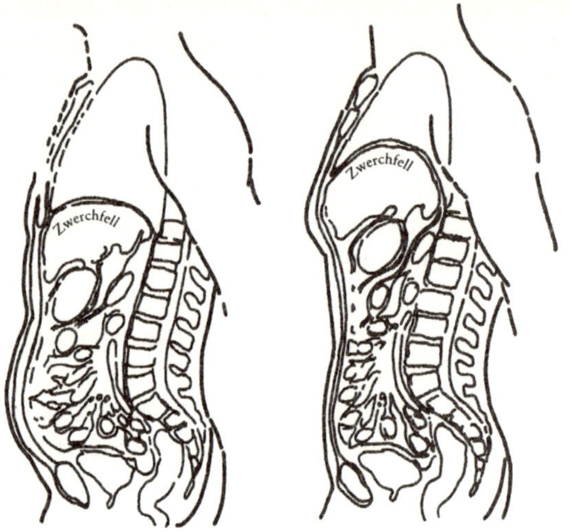

Schaubild 5.2 Die vollständige Atmung*

spitzen sollten jetzt das Gewicht des Körpers spüren. Rutschen Sie mit Ihrem Körper ein wenig hin und her, bis Sie das größtmögliche Gewicht spüren. Legen Sie Ihre Hände wieder ruhig auf die Oberschenkel, und bleiben Sie in dieser Position, die Ihre Lungen am meisten ausdehnt, sitzen. Schließen Sie die Augen, Sie können jetzt mit der Übung beginnen.

Machen Sie sich Ihre Atmung bewußt. Achten Sie darauf, wie tief Sie aus- und einatmen. Welche Muskeln benutzen Sie, um Ihren Brustkorb auszudehnen und zusammenzuziehen? Sehr wahrscheinlich setzen Sie die Muskeln zwischen den Rippen ein. Atmen Sie ruhig oder unregelmäßig?

Zwei Muskelgruppen sind an der Atmung beteiligt: die Zwischenrippenmuskulatur, die die Rippen miteinander verbindet, und die Zwerchfellmuskulatur, die den Brustraum von der Bauchhöhle trennt. Wenn wir nur unsere Zwischenrippenmuskulatur einsetzen, ist die Ausdehnung der Brusthöhle sehr gering; nur wenig Luft kann in die

* Aus *Science of Breath*, The Himalayan Institute.

Lungen gelangen und wieder herausströmen. Beobachten Sie weiterhin Ihre Atmung. Wie sehr bewegt sich Ihr Bauch, wenn Sie atmen? Wieviel bewegt sich davon unterhalb der Taille? Versuchen Sie, zur Bauch- und Zwerchfellatmung überzugehen. Wir nennen die Zwerchfellatmung *vollständige Atmung*.

Legen Sie dazu beide Hände auf den Bauch. Atmen Sie tief ein und vollständig aus. Achten Sie darauf, daß der nächste Atemzug in Ihren Bauch hineingeht und ihn ausdehnt. Sie werden spüren, wie sich Ihre Hände heben. Nehmen Sie dieses Gefühl wahr. Es fühlt sich an, als ob man den Magen leerbläst und ihn wie einen Ballon wieder füllt. Nachdem Sie den Bauch gefüllt haben, ziehen Sie die Luft durch den Brustkorb nach oben, indem Sie den Brustkorb ausdehnen. Gehen Sie dabei vom unteren zum oberen Brustkorb und dann zu den Schultern und dem Schlüsselbein über, und saugen Sie die für die Ausdehnung der oberen Bereiche der Lungenflügel benötigte Luft ein.

Atmen Sie die Luft aus, indem Sie sie zunächst sanft und passiv aus dem Brustkorb strömen lassen. Ziehen Sie dann langsam Ihren Bauch ein, bis Sie die in den Lungen verbliebene Luft herausgepreßt haben. Beginnen Sie jetzt wieder mit dem Einatmen über den Bauch, den unteren Brustkorb, den oberen Brustkorb und das Schlüsselbein sowie mit dem Ausatmen über das Schlüsselbein, den oberen Brustkorb, den unteren Brustkorb und den Bauch.

Führen Sie vollständige Atemzüge durch, und zählen Sie dabei jeden Zyklus (Einatmen und Ausatmen). Machen Sie zehn Atemzüge. Wenn Sie sich verzählen, fangen Sie wieder bei eins an. Machen Sie 3mal 10 vollständige Atemzüge.

Wenn Sie damit fertig sind, beginnen Sie mit dem zweiten Bestandteil dieser Übung, der zeitlich eingeteilten Atmung. D. h., Sie verändern den Atemzyklus so, daß das Ausatmen doppelt so lange dauert wie das Einatmen. Wenn Sie also eine komplette Atmung durchführen, zählen Sie beim Einatmen von eins bis vier und beim Ausatmen von eins bis acht. Die Yogis schlagen vor, beim Einatmen an Frieden und Entspannung zu denken und beim Ausatmen zu erleben, wie sich der gesamte Körper entspannt. Sie werden feststellen, daß jeweils im Anschluß an das Einatmen und Ausatmen der Atem für einige Augenblicke stockt. Versuchen Sie, Ihren Atem nach der Ausatmungsphase ruhen zu lassen. Das ist der dritte Aspekt des Zyklus: Ruhe. Wenn Sie beschließen, mit Pausen zu arbeiten, dann zählen Sie in der Zeit von eins bis vier. Die Pausen sollten ohne Anstrengung erfolgen und nicht verlängert werden, wenn Sie sich unwohl oder benommen fühlen. Setzen Sie die zeitlich eingeteilte Atmung zehn Minuten lang fort. (10 Minuten Pause)

Verlangsamen Sie die Atmung jetzt noch mehr. Verringern Sie das Volumen und die Frequenz Ihrer Atmung, bis Sie so wenig atmen wie möglich. Nehmen Sie wahr, wie Sie Ihren Geist verlangsamen können, wenn Sie Ihre Atmung verlangsamen. (2 Minuten Pause)

Jetzt sind Sie bereit für die dritte Technik: Bewußtheit des äußeren und inneren Raumes. Die äußeren und inneren Räume der Atmung mögen für Sie etwas Neues sein. Sie möchten vielleicht später zu dieser Technik zurückkehren, um noch ein wenig zu üben. Konzentrieren Sie sich auf das Ausatmen, und achten Sie auf den Raum zwischen Ihrer Nasenspitze und dem äußersten Punkt, zu dem die ausgeatmete Luft gelangt. Dies nennt man den *äußeren Raum der Atmung*. Möglicherweise haben Sie ein Gefühl für die Größe dieses Raumes, oder Sie können sich ein Bild davon machen. Sie können ihn verändern, indem Sie die Luftmenge, die Sie ausatmen, vergrößern oder verkleinern oder die Kraft, mit der Sie ausatmen, verändern. Versuchen Sie, den Raum so klein wie möglich zu halten, indem Sie mit weniger Kraft ausatmen. Dies wird mit der Zeit die ausgeatmete Luftmenge verringern. Wenn der Körper zur Ruhe kommt, braucht er weniger Energie und einen geringeren Luftaustausch. Es ist eins der Ziele der kontrollierten Atmung, langsam die Intensität der Atmung zu verringern, bis sie ruhig, sanft und kaum wahrnehmbar erfolgt. Üben Sie 5 Minuten lang, den äußeren Raum zu »erfühlen«. (5 Minuten Pause)

Jetzt wenden wir uns dem *inneren Raum der Atmung* zu. Wenn die Luft in die Lungen strömt, stellen Sie sich vor, wie sie in die Herzgegend dringt. Spüren Sie, wie sich die Luft von diesem zentralen Punkt über den ganzen Körper, von

Kopf bis Fuß, ausbreitet, und spüren Sie den inneren Raum des Körpers. Stellen sie sich die einströmende Luft als weißes Licht oder sanft reinigende Brise vor. Fühlen Sie beim Ausatmen, wie sich die Luft aus dem Körper wieder sammelt und zum Herz, dem zentralen Punkt, zurückkehrt. Wiederholen Sie den Vorgang beim nächsten Einatmen. Üben Sie dies 5 Minuten lang. (5 Minuten Pause)

Machen Sie als nächstes 10 vollständige Atemzüge, und kehren Sie dann zu Ihrem normalen Atemrhythmus zurück. Machen Sie sich bewußt, wie ruhig Sie atmen. Nehmen Sie wahr, wie sanft und regelmäßig Ihre Atmung ist im Gegensatz zu der unregelmäßigen Atmung, die für die meisten von uns normal ist. Machen Sie sich bewußt, wie kontrolliertes Atmen Körper und Geist beruhigt. Es ist ein wirksames Instrument zur Selbstregulierung. Sie können es richtig als Übung einsetzen oder zur Unterbrechung Ihrer alltäglichen Betriebsamkeit.

Öffnen Sie die Augen, und kehren Sie zum Hier und Jetzt zurück. Bleiben Sie einige Augenblicke ruhig sitzen, und nehmen Sie wahr, wie achtsam und aufmerksam Sie sind, wie alles langsamer geworden ist und mit welch größerer Intensität und Klarheit Sie sehen und hören können.

Die meisten Menschen, die Atemübungen durchführen, sind überrascht darüber, daß man die Atmung so sehr verlangsamen kann, bis man sie kaum noch spürt. Körper und Geist folgen der Atmung und entspannen sich in gleichem Maße, wie sich der Atemvorgang verlangsamt. Atemübungen kann man einige Minuten lang oder über längere Zeiträume hinweg durchführen. Es kann ganz nützlich sein, mehrere Male am Tag die Aufmerksamkeit auf die Atmung zu lenken. Dies wird Körper und Geist beruhigen und Sie in einen Zustand der Achtsamkeit versetzen.

Achter Schritt: Geführte Imagination

Bilder können Körper und Geist stark beeinflussen. Ein beängstigendes Bild führt zu Streß, ein entspanntes Bild zu Entspannung. Die meisten von uns reagieren automatisch auf diese und andere Bilder, die uns zufällig in den Sinn kommen oder aufs Geratewohl in unser Blickfeld gelangen. Wenn wir den starken Einfluß unserer Vorstellungskraft anerkennen, können wir sie einsetzen, um Körper und Geist selbst zu steuern. In dieser Übung stelle ich eine Möglichkeit vor, dies umzusetzen.

Bei einer geführten Imagination wird eine äußere Quelle benutzt, normalerweise eine Stimme auf Kassette, die uns dabei hilft, eine Reihe entspannungsfördernder Bilder zu erzeugen. Wenn Sie den untenstehenden Text und sanfte Hintergrundmusik verwenden, können Sie Ihre eigene geführte Imagination aufnehmen. Nehmen Sie sich für die Übung 30 Minuten Zeit. Legen Sie sich auf den Boden, oder setzen Sie sich bequem auf einen Stuhl, und schalten Sie die Kassette ein.

> Schließen Sie die Augen, und machen Sie 12 vollständige Atemzüge. Bei jedem Einatmen bringen Sie Entspannung in Ihren Körper, bei jedem Ausatmen atmen Sie Streß aus. (1 Minute Pause)
>
> Sie befinden sich am Anfang einer Reise, einer Reise zu einem ganz besonderen Ort. Es ist Ihr Ort, ein besonderer Ort, den Sie von früher kennen. Vielleicht ist es ein Ort, den Sie aufgesucht haben, um sich etwas Gutes zu tun, sich auszuruhen oder Dinge für sich zu klären. Vielleicht ist es ein Ort, der Ihnen Frieden und Freude gebracht hat. Jeder von uns hat einen besonderen Ort. Für diejenigen, die ihn noch entdecken müssen, ist dies die Gelegenheit dazu. Wenn Sie sich an keinen derartigen Ort erinnern können, stellen Sie sich eine ideale Insel voller Frieden vor. (2 Minuten Pause)
>
> Gehen Sie an diesen Ort zurück. Schauen Sie sich genau um, nehmen Sie Gerüche, Geräusche und die Berührungen auf Ihrer Haut wahr, die Luft, die Sonne, die Ruhe und das Heilige dieses Ortes. Erforschen Sie Ihren besonderen Ort, und suchen Sie sich einen ruhigen Platz, an dem Sie sich einige Augenblicke hinsetzen können. (2 Minuten Pause)
>
> Es ist ein Ort der Heilung. Ein Ort, an dem Ihr Körper und Ihr Geist völlig entspannt sein können. Sie können die Heilung als weiches, weißes Licht spüren oder als sanfte Brise, die säubert und reinigt, den Streß entfernt und ungesunde Verhaltensweisen, die Sie sich über Monate und Jahre hinweg angewöhnt haben, aufhebt. Erleben Sie, wie Ihr Körper

leichter, weicher, wärmer und friedlicher wird. Lassen Sie in den nächsten Minuten Heilung zu. (5 Minuten Pause)

Jetzt ist es an der Zeit, mehr Energie aufzunehmen. Richten Sie Ihre ganze Aufmerksamkeit auf die Herzgegend. Erleben Sie sie voller Licht. Spüren Sie, wie sich das Licht über Ihren restlichen Körper ausbreitet. Mit ihm kommt Wärme und Lebenskraft, verbliebene Spannungen werden aus dem Körper gestrichen, und im Innern erleben Sie Ruhe und Frieden. Wenn Sie möchten, können Sie sich von dem Licht ganz einhüllen lassen und sich einige Augenblicke lang in dem Licht bewegen. Genießen Sie in den nächsten Minuten dieses Gefühl und diese Vorstellung. (5 Minuten Pause)

Es ist jetzt an der Zeit, an den besonderen Ort zurückzukehren. Schauen Sie sich um. Sie entdecken vielleicht einen Menschen, den Sie kennen, dem Sie vertrauen können und der Ihnen hilft, den nächsten Schritt im Leben zu machen. Wenn Ihnen ein solcher Mensch begegnet, setzen Sie sich zu ihm, und nutzen Sie die Gelegenheit, alle Fragen zu stellen, die Ihnen wichtig sind. Wenn Sie lieber alleine bleiben, nehmen Sie sich die Zeit, ein wenig zu meditieren. Es ist eine Gelegenheit, über wichtige Themen in Ihrem Leben nachzudenken. (5 Minuten Pause)

Dieser besondere Ort steht Ihnen immer zur Verfügung, ist immer da, wenn Sie ihn aufsuchen möchten. Erleben Sie ihn noch einmal für ein paar Minuten, bevor Sie ihn erneuert und erfrischt verlassen. (2 Minuten Pause)

Jetzt ist es langsam an der Zeit, zum Hier und Jetzt zurückzukehren.

Die Technik der Imagination wird bereits von Sportlern, Schauspielern, Musikern, Künstlern u. a. eingesetzt, um körperliche Funktionen zu regulieren, Kreativität zu fördern und Lernprozesse zu erleichtern. Aus der Wirkung von Bildern, sowohl äußeren als auch – wie in unserer Übung – innerlich erzeugten Bildern, folgt die Synthese von Neuropeptiden und die Stimulation anderer Geist-Körper-Botensysteme im Gehirn. Deshalb ist es möglich, mit Hilfe von Imaginationen bestimmte Geisteszustände und ihre körperlichen Entsprechungen hervorzurufen. Das dürfte uns kaum überraschen, denn wir tun dies automatisch, wenn wir uns furchterregende

Situationen, romantische Augenblicke und ähnliches ausmalen. Der Unterschied besteht darin, Imaginationen gezielt zur bewußten Selbstregulierung von Körper und Geist einzusetzen. Wegen des Schwerpunkts dieses Kapitels lag die Betonung dabei auf der Entspannung.

Imaginationen können auch eingesetzt werden, um Kreativität zu fördern. Hier finden sie ihre wirksamste Anwendung. Imagination ist immer gelenkte Aufmerksamkeit. Wenn Sie die Aufmerksamkeit auf ein Bild lenken, setzt Achtsamkeit ein und geht in die zweite Phase über, Konzentration. Wenn sie nicht durch die Neigung zu analytischem Denken beeinträchtigt wird, kann achtsame Konzentration, wie beschrieben, den Geist befreien und kreative Erkenntnisse zulassen. Mit etwas Übung ist Kreativität nicht länger ein zufälliges Ereignis. Wir können sie selbst herbeiführen.

Schließlich kann Imagination in Lernsituationen mit ansehnlichem Erfolg eingesetzt werden. Der Sportler, der eine Technik erlernen muß, der Schüler, der lernt, wie man ein neues Wort buchstabiert, und andere, die so oft wie möglich üben möchten, bevor sie etwas »machen«, können dies im Geiste tun. In dieser Hinsicht haben wir die Fähigkeit, den autonom funktionierenden Teil unseres Gehirns selbst zu programmieren und ihn dazu zu bringen, so zu funktionieren, wie wir es wollen.

Wenn Sie das Achtsamkeitstraining täglich durchführen, es zusätzlich durch kontrolliertes Atmen, Imaginationen, Bewegung, gesunde Ernährung (maßvolle Mahlzeiten mit wenig Fett, viel Kohlehydraten, viel vollwertigen Lebensmitteln, wie Gemüse und Körnern, und ohne Zucker, Koffein und Konservierungsmittel) ergänzen und mit weiteren Übungen begleiten, die Ihnen helfen, sich zu entspannen, werden Sie in der Lage sein, täglich Entspannung zu erleben. Sie werden langsam erkennen, daß Ihre Fähigkeit zur Entspannung nicht von äußeren Umständen abhängt, sondern von Ihrer Einstellung und selbstregulierenden Übungen kommt.

Es ist wichtig, daß Sie sich von der Wirkung der Übungen durch eigene Erfahrung überzeugen. Weil es eine Zeitlang gedauert hat, den Streß zu erzeugen, müssen Sie nun Geduld haben: Es dauert auch, den Geist umzuschulen. Unser Geist haben: Es dauert auch, den Geist umzuschulen. Unser Geist und unsere Kultur werden von sich aus darauf hinwirken, Ihre Bemühungen zu behindern; deshalb sollten Sie, wenn möglich, einen ausgebildeten Trainer bitten, Sie beim Erlernen dieser Techniken zu unterstützen, bis Sie sich allein in der Lage sehen, ohne Widerstand weiterzumachen.

Sie werden bemerken, daß Sie mehr Klarheit in ihrem Leben erreichen, weniger Sorgen haben und weniger verwirrt sind, Ihre Überaktivität abnimmt und Sie bei sich selbst, bei Ihrer Arbeit und im Zusammensein mit anderen viel gegenwärtiger sind. Ihr Körper, der jetzt neue Botschaften vom Gehirn empfängt, wird reagieren, indem er physiologisch wieder normal funktioniert und zu einem gesunden Gleichgewicht zurückkehrt.

Zu Anfang des Kapitels haben wir behauptet, daß die Beseitigung von unnötigem Streß letztendlich die Verringerung und Beseitigung von ungesundem inneren Monolog erfordert. Das Wissen, das Sie durch das Achtsamkeitstraining und die allgemeine Entspannung erlangt haben, erlaubt Ihnen – zunächst intellektuell und dann auch auf der Gefühlsebene –, den Unterschied zwischen falschen Informationen, die wir von anderen übernommen und als richtig anerkannt haben, und der wahren Wirklichkeit unseres tieferen Selbst, die vor den »erworbenen« Informationen da war, zu erkennen. Viel mehr läßt sich dazu nicht sagen. Ein weitergehendes Verständnis für diese Behauptung ist nur möglich, wenn Sie Achtsamkeit erleben und anwenden.

In Kapitel 6 werden wir zunächst einen Blick auf die Regulierung des Körpers werfen, um dann in Kapitel 7 zum ungesunden inneren Monolog zurückzukehren, wo wir die erworbenen, falschen Vorstellungen von Machtlosigkeit, Einsamkeit und Entbehrung erforschen werden.

Kapitel 6

Regulierung des Körpers

Im letzten Kapitel haben wir etwas über den ersten Bestandteil der Selbstregulierung, die allgemeine Entspannung, erfahren. In diesem Kapitel wollen wir uns dem Körper zuwenden und uns auf seine vier Hauptsysteme konzentrieren: die *Atmung*, den *Blutkreislauf*, das *Verdauungssystem* und das *Immunsystem*. Jeder einzelne Bereich hat beachtlichen Einfluß auf unsere Gesundheit und reagiert auf bewußte Regulierungsbemühungen.

Wir alle bewundern die Leichtfüßigkeit einer Ballerina, die Körperkontrolle eines Yogi, die Fingerfertigkeit eines ausgebildeten Pianisten, die Beweglichkeit eines Turners und die Ausdauer eines Langstreckenläufers. Diese Menschen haben mit Geduld, diszipliniertem Training und viel Sorgfalt eine außergewöhnliche Körperbeherrschung erreicht. Diese Leistungen sind Beispiele dafür, wie man durch Selbstregulierung aus dem Körper das Beste herausholen kann.

Im Gegensatz dazu verfällt unser Körper, wenn er schlecht gepflegt wird oder ungesunde Nahrungsmittel (wie unreines Essen, unreine Luft oder unreines Wasser) erhält. Da er sich fortwährend an einen ungesunden Lebensstil anpassen muß, verbraucht er zunehmend größere Mengen an Energie, um sein natürliches Gleichgewicht aufrechtzuerhalten. Sobald die Energie erschöpft ist, klagen wir über Müdigkeit und körperliche Störungen und begeben uns wegen starker Schmerzen oder ernsthafter Erkrankungen mit der Zeit in Behandlung.

Allmählich verändert sich jedoch unsere Auffassung von den Ursachen einer Krankheit und den Bemühungen, die für Heilung notwendig sind. Dies wird sehr deutlich bei der Suche nach wirkungsvollen Maßnahmen zur Vorbeugung und Behandlung von z. B. Arterienverkalkung (hervorgerufen durch cholesterinhaltige Ablagerungen, die in großen und mittleren

Arterien gefunden wurden) und anderen Krankheiten. 1987 starben in den USA 976 000 Menschen an koronaren Herzerkrankungen. Das sind 45,9 Prozent aller Sterbefälle. Zur Bekämpfung dieses Problems hat die Forschung eine Flut an teuren und hochentwickelten technologischen Behandlungsansätzen hervorgebracht.

Diagnosegeräte und Medikamente, die Blutgerinnsel lösen, und Operationen (aorto-koronarer Bypass, Ballondilatation oder Angioplastik), die Kalkablagerungen zu umgehen versuchen und den Durchmesser der Arterien wieder vergrößern, gehören zu diesen Maßnahmen. Die Kosten sind immens. Doch das könnte sich ändern: Dr. Dean Ornish veröffentlichte bereits 1983 in *JAMA* und 1990 in *Lancet*, dem angesehenen britischen Ärzteblatt, die Ergebnisse seiner Forschung über Veränderungen in der Lebensführung und ihre Auswirkungen auf den Verlauf von Herzerkrankungen. Er konnte nachweisen, daß der Mensch in der Lage ist, durch Selbstregulierung, d. h. Meditation, Entspannungstechniken, Ernährung und körperliche Bewegung, die Veränderungen einer Arterienverkalkung rückgängig zu machen.

Anhand einer Versuchsgruppe, die keine Medikamente einnahm und auch nicht medizinisch behandelt wurde, konnte er den Rückgang der Arterienverkalkung im Vergleich zu einer Kontrollgruppe nachweisen. Die Verbesserungen, die im Verlauf eines einzigen Jahres auftraten, wurden vor allem bei den schlimmsten Fällen beobachtet.

Dr. Alexander Leaf, der berühmte Chefarzt des *Massachusetts General Hospital*, nahm zu diesen Ergebnissen in einer Ausgabe des *New England Journal of Medicine* Stellung. Er schreibt: »Es ist nicht nur bedauernswert, daß die Arterienverkalkung Leben fordert und für vielerlei Erkrankungen verantwortlich zeichnet, sie läßt auch die modernen medizinischen Methoden bemitleidenswert erscheinen.

Tatsache ist, daß keine dieser Maßnahmen das Auftreten der Krankheit in der nächsten Generation der 20-, 30- und 40jährigen verringert. Wenn nicht mehr für die Vorbeugung getan wird, sind sie dazu verurteilt, die gleichen gesundheitlichen Folgen zu ertragen.« Er fährt fort: »Ärzte sollten der Allgemeinheit klarmachen, daß die Gesundheit des Herz-Kreislauf-Systems großenteils in der Verantwortung des einzelnen liegt und daß es keine Wundermittel für koronare Herzerkrankungen gibt.«[18]

Die Erkenntnis, daß der menschliche Geist jedem von uns die Möglichkeit bietet, seinen Körper selbst zu regulieren, findet langsam aus dem Bereich volkstümlichen Gedankenguts sowie der jahrhundertealten Praktiken und Spekulationen Aufnahme in die moderne wissenschaftliche Medizin. Es wird immer offensichtlicher, daß das Ungleichgewicht, das aufgrund jahrelanger geistiger und körperlicher Vernachlässigung entstanden ist, durch die Bemühungen einzelner, sich selbst zu heilen, zu einem großen Teil verhindert und aufgehoben werden kann. Diese Bemühungen dürfen nicht halbherzig oder zögerlich sein, sondern durchdacht, bewußt und dauerhaft. Achtsamkeit, Selbstregulierung und andere selbstheilende Praktiken können die Entwicklung akuter oder chronischer Krankheiten verhindern, bei Heilungsprozessen helfen, Körper und Geist dazu bringen, optimal zu funktionieren, und unsere Energie vermehren. In diesem Kapitel wollen wir die vier genannten Körpersysteme untersuchen. Zuerst werden wir Aufbau und Funktion dieser Systeme erörtern und uns dann Ansätze zur Selbstregulierung anschauen.

Die Atmung

Die Atemwege stellen einen direkten Kontakt zwischen uns und der Umwelt her. Auch wenn wir geradezu in Luft schwimmen (so wie Meerestiere in Wasser schwimmen), hat dieses System die Aufgabe, der Luft den lebenserhaltenden Sauerstoff zu entziehen und ihn an den Blutkreislauf weiterzuleiten, der die Körperzellen damit versorgt.

Die Luft nimmt zuerst den Weg durch die Nase. Die weichen Schleimhäute der Nase, durch große Blutmengen vorgewärmt, erwärmen die hereinströmende Luft ziemlich genau auf Körpertemperatur. Die gleichen Schleimhäute entziehen der Luft, die von der Lunge zurückkommt, die Wärme, um so die Wärme, die beim Eintritt abgegeben wurde, zurückzugewinnen. Dieses Wärmeaustauschsystem gleicht die Temperaturen innerhalb und außerhalb unseres Körpers aneinander an und hilft so, das Gleichgewicht zu erhalten.

Die Flimmerhärchen in der Nasenhöhle haben die Funktion, kleinste Teilchen aus der eingeatmeten Luft herauszufiltern. Dieser Schmutz wird durch den Schleimfluß abtransportiert, den Millionen von Flimmerhärchen mit ihren rhythmischen Bewegungen antreiben. Entgegen der Schwerkraft wird der Schleim in den hinteren Teil der Nase und dann durch die Kehle in den Magen bewegt, wo er entweder über den Darm ausgeschieden oder zuerst verdaut und dann dem Körper in Form seiner chemischen Bestandteile zugeführt wird.

Die erwärmte Luft passiert die oberen Atemwege, die Luftröhre und ihre Verästelungen, die Bronchien, und erreicht schließlich die dünnwandigen Lungenbläschen, die Alveolen. Diese Bläschen sind mit Blutgefäßen gefüllt, in denen Kohlendioxid und Sauerstoff ausgetauscht werden. Kohlendioxid, das wertlose Endprodukt des menschlichen Stoffwechsels, verläßt das Blut und gelangt beim Ausatmen durch die Atemwege in die Luft, wo es vom Pflanzenreich genutzt wird. Der eingeatmete Sauerstoff wird vom Hämoglobin der roten Blutkörperchen aufgenommen, wodurch der Körper den Sauerstoff für die Produktion der menschlichen Energie erhält. Beim Ausatmen geben wir die kohlendioxidhaltige Luft an die Umwelt ab, und beim Einatmen erhalten wir die sauerstoffhaltige Luft, die wir brauchen.

Luft gelangt durch Vergrößerung und Verkleinerung des Brustkorbes in die Lunge hinein und wieder hinaus. Wenn sich ein bestimmter Teil der Atemmuskulatur des Brustkorbs (*äußere* Zwischenrippenmuskulatur, tiefe Hals- sowie sonstige Atemhilfsmuskulatur) sowie das Zwerchfell anspannen, vergrößert sich der Brustkorb, und die Lunge dehnt sich aus. Es entsteht ein Sog, und Luft wird eingeatmet.

Wenn sich jedoch ein anderer Teil der Atemmuskulatur des Brustkorbs (*innere* Zwischenrippenmuskulatur) sowie die Bauchdeckenmuskulatur (Bauchpresse) anspannen, verkleinert sich der Brustkorb, die Lunge zieht sich zusammen, Luft wird ausgeatmet. Dieser rhythmische Zyklus läuft normalerweise zwischen 12- und 16mal pro Minute ab.

Wie schon erwähnt, gibt es jeweils zwei Phasen sowohl bei der Ein- als auch bei der Ausatmung. Bei der *Einatmung* bedient sich die erste Phase des Zwerchfells. Es spannt sich an (und flacht somit ab), der Brustkorb vergrößert sich, die Lunge dehnt sich aus. Es entsteht ein Sog, und Luft wird eingeatmet. In der zweiten Phase ziehen sich die obengenannten Atemmuskeln des Brustkorbs (äußere Zwischenrippenmuskeln, tiefe Hals- und sonstige Atemhilfsmuskeln) zusammen, Brustkorb und Lunge dehnen sich weiter aus, mehr Luft kann eingeatmet werden.

Umgekehrt verhält es sich bei der *Ausatmung*. Die erste Phase ist auf die andere Atemmuskulatur angewiesen (innere Zwischenrippenmuskulatur). Wenn sie sich zusammenzieht, preßt sie durch Verkleinerung von Brustkorb und Lunge die Luft hinaus. In der zweiten Phase wird die Bauchdeckenmuskulatur angespannt (Bauchpresse), Brustkorb und Lunge verkleinern sich weiter, mehr Luft wird ausgeatmet.

Bei einer *vollständigen Atmung* werden jeweils beide Phasen eingesetzt. Jedes Einatmen beginnt mit dem Zwerchfell und geht weiter zur Atemmuskulatur des Brustkorbs über. Das Ausatmen verläuft genau umgekehrt. Dadurch kommt es einerseits zur größtmöglichen Ausdehnung von Brustkorb und somit auch der Lunge sowie zur Einatmung sauerstoffhaltiger Luft und andererseits zur größtmöglichen Verkleinerung von Brustkorb und Lunge, um Luft auszuatmen, der vorher Sauerstoff entzogen wurde.

Atemnot

Wenn keine Störungen auftreten, kann der komplizierte und durchorganisierte Atemvorgang unsere inneren Bedürfnisse über viele Jahrzehnte hinweg befriedigen. Leider sind die Luft, die wir atmen, unsere Atemwege und unsere Art zu atmen selten frei von Störungen. Um es einmal deutlich zu sagen: Die Luft, die wir atmen, ist von schlechter Qualität; dies liegt an unserer Industriegesellschaft und unseren ungesunden Angewohnheiten, von denen Rauchen eine der schlimmsten ist. Ein kurzer Ausflug in die Berge erinnert uns wieder an den Geruch und den Geschmack reiner, unverschmutzter Luft.

Wir sind beim Rauchen nicht nur den krebserregenden Chemikalien im Zigarettenrauch ausgesetzt, zusätzlich wird auch noch die eingeatmete Luft mit Kohlenmonoxid versetzt. Hämoglobin hat die Aufgabe, Sauerstoff zu transportieren, doch Kohlenmonoxid bindet sich viel stärker an Hämoglobin als

Sauerstoff. Indem es den Sauerstoff vertreibt, reduziert Kohlenmonoxid die Sauerstoffmenge, die für die Energieproduktion des Körpers zur Verfügung steht.

Zigarettenrauch und andere Verschmutzungen erhöhen zudem die Produktion zähen Schleims und wirken sich dadurch negativ auf die normale Funktion der Flimmerhärchen aus. Dieser doppelte Effekt beeinträchtigt das Filtersystem der Nase und der Bronchien in seiner Aufgabe, unerwünschte Schadstoffe herauszufiltern.

Übermäßiger Schleim setzt sich im Magen und den Atemwegen ab. In der Lunge lagert sich dieser oft infizierte und verschmutzte Schleim auf der Bronchialschleimhaut ab und führt zu erhöhter Anfälligkeit für z. B. Bronchitis, Halsentzündungen, chronischem Husten und Asthma. Heruntergeschluckter Schleim kann zu unangenehmer Übelkeit am Morgen führen. Übermäßiger Schleim kann auch durch Milchprodukte und andere, noch wenig bekannte Nahrungsmittel hervorgerufen werden. Bis zu einem gewissen Grad können wir die Schleimproduktion regulieren, je nachdem für welche Umgebung und Ernährung wir uns entscheiden.

Falsches Atmen, eine zweite wichtige und korrigierbare Ursache für Atemnot, kommt daher, daß wir die richtigen Atemtechniken nicht kennen und zu flacher und unregelmäßiger Atmung neigen, wie sie beispielsweise bei Streß auftritt. Wie schon erwähnt, sehen überliefertes Wissen und die moderne Wissenschaft eine direkte Verbindung zwischen der Atmung und dem Bewußtseinsgrad. Wenn wir mit innerem Monolog beschäftigt sind, erfolgt die Atmung automatisch. Weil innerer Monolog zu unserem täglichen Leben gehört, bedeutet das für die meisten von uns flaches und unregelmäßiges Atmen, das nur die Atemmuskulatur des Brustkorbs einsetzt, obwohl die Zwerchfellmuskulatur sehr wichtig ist.

Wenn der Geist ausgeglichen und konzentriert ist, erfolgt die Atmung in vollen, regelmäßigen Atemzügen und nutzt in erster Linie die Zwerchfellmuskulatur. Wenn wir die Atemgeschwindigkeit herabsetzen, dem Atemvorgang gegenüber achtsam werden und uns auf unser Inneres konzentrieren, können wir den Geist verlangsamen, kontrollieren und ihn durch kontrollierte Atmung von innerem Monolog zu Achtsamkeit bringen, wobei wir Körper und Geist entspannen.

Voraussetzung dafür ist, daß wir uns unsere Atmung sowie unsere Art zu atmen bewußt machen und durch Selbstregulierung unsere Atmung kontrollieren. Unsere Atmung und unsere geistige Verfassung sind direkt miteinander verknüpft – wird das eine verändert, ändert sich automatisch auch das andere.

Neunter Schritt: Die Atemwege

Diese Übung, die mit Imaginationen arbeitet, wird Ihnen helfen, Ihrer Atmung gegenüber achtsamer zu werden. Wenn Sie Ihre Atmung ständig bewußt, aufmerksam und einfühlsam verfolgen und ihre Bedürfnisse respektieren, werden Sie angemessen und rechtzeitig mit der Selbstregulierung beginnen können, für die eine hochentwickelte Achtsamkeit unabdingbar ist.

Nehmen Sie sich für diese Übung, die Sie vorher auf Kassette aufgenommen haben sollten, 30 Minuten Zeit.

> Setzen Sie sich bequem auf einen Stuhl, oder legen Sie sich auf den Boden, und schließen Sie die Augen. Machen Sie sich Ihre geistige Betätigung bewußt. Achten Sie auf den inneren Monolog und sein Hin- und Herspringen zwischen Gedanken, Bildern, Eindrücken und Gefühlen. Richten Sie Ihre Aufmerksamkeit auf die Atmung. Atmen Sie mit dem Zwerchfell, den Zwischenrippenmuskeln oder mit beiden? Atmen Sie gleichmäßig? Ist Ihre Atmung flach oder tief? Wie fühlen sich die übrigen Muskeln an – angespannt oder entspannt? (2 Minuten Pause).
>
> Richten Sie Ihre Aufmerksamkeit auf die Nasenspitze. Spüren Sie, wie die Luft in die Nase strömt und wieder aus ihr austritt. Strömt sie gleichmäßig durch beide Nasenlöcher? Wahrscheinlich nicht. Überliefertes Wissen besagt, daß ungleiches Atmen durch das linke oder das rechte Nasenloch verschiedene Bereiche des Gehirns aktiviert und so Zugang zu unterschiedlichen Bewußtseinsebenen gewährt. Wenn dem so ist, haben wir eine weitere Möglichkeit zur Selbstregulierung. Konzentrieren Sie sich in dieser Übung auf Ihre Nasenspitze, und machen Sie sich die Wärme der ein- und ausströmenden Luft bewußt. (1 Minute Pause)
>
> Stellen Sie sich vor, Sie wären ein kleiner Teil der Luft, die

nun eine Reise in Ihr Inneres antritt. Sie bewegen sich durch die Nase und werden von der Feuchtigkeit und dem mit vielen Blutgefäßen versehenen Nasengewebe erwärmt. Sie werden Teil des Luftstroms, der durch die Form der Nasenmuschel, der Innenseite der Nase, geformt wird. Der Nasenschleim berührt Sie und haftet kurz an Ihnen, während er sanft alle unerwünschten Verschmutzungen entfernt. (2 Minuten Pause)

Sie bewegen sich weiter durch die obere Nase nach hinten, fallen schnell die Kehle hinunter, am Kehlkopf vorbei in die Luftröhre. Wenn Sie sich umschauen, können Sie durch den geöffneten Mund die Außenwelt sehen, des weiteren die Knorpelringe der Luftröhre, die Schilddrüse, die auf der Luftröhre liegt, und die feinen, kleinen Flimmerhärchen, die sich im Takt bewegen und Sie an die sanften, streichenden Bewegungen eines Getreidefeldes im Wind erinnern. (2 Minuten Pause)

Wenn Sie die erste Verzweigung der Luftröhre erreichen, müssen Sie sich entscheiden, ob Sie in die rechte oder linke Hauptbronchie wollen. Sie spüren den Sog, der Sie hinter den feuchtschimmernden Belag des Bronchialbaums in immer kleinere Verästelungen zieht. (1 Minute Pause) Bei jeder Abzweigung wird der Sog stärker. Schließlich werden Sie in die ballonähnlichen Öffnungen der Alveolen entlassen. Sie haben einen Augenblick Zeit, sich umzusehen (1 Minute Pause), dann müssen Sie Ihren Sauerstoff an die roten Blutkörperchen abtreten, die schon darauf warten, ihn gegen Kohlendioxid, den die Pflanzen brauchen, einzutauschen. Dieser Gasaustausch verbindet die innere und die äußere Welt. Spüren Sie diese Verbindung und den Austausch der Gase des Lebens. (2 Minuten Pause)

Bald ist es an der Zeit, diesen Ort zu verlassen, und Sie spüren den Druck, der Sie durch die Verzweigungen der Bronchien nach oben preßt. Mit zunehmender Kraft setzen Sie die Reise durch die Bronchien und die vibrierenden Muskeln des Kehlkopfs, die ohne Sie keinen Laut hervorbringen könnten, fort. (1 Minute Pause) Ein letzter Blick durch den offenen Mund aus dem hinteren Teil der Kehle, weiter durch die von Membranen erwärmte Nase, an der Nasenspitze vorbei und hinaus in die Außenwelt. (1 Minute Pause) Hier treffen Sie Ihre Artgenossen, weitere Luftteilchen, mit denen Sie sich vermischen, und erfüllen Ihre Aufgabe als Träger der Energien dieser Erde. Spüren Sie einen Moment lang die Heiligkeit des Atemvorgangs. (2 Minuten Pause)

Konzentrieren Sie sich wieder auf Ihren Geist. Ist er ruhig? Wie gut ist Ihre Atmung? Ist sie weich, gleichmäßig und sanft? Beobachten Sie Ihre Atmung. (2 Minuten Pause) Atmen Sie mit der Atemmuskulatur des Brustkorbs oder mit dem Zwerchfell? Wenn Ihr Geist ruhig ist, müssen Ihre Atmung und Ihr Körper es auch sein. Bleiben Sie ein paar Minuten lang ruhig und entspannt. (5 Minuten Pause)

Es ist jetzt an der Zeit, die Augen langsam wieder zu öffnen und sich in Zeit und Raum des Zimmers zurechtzufinden.

Zum Glück ist die Atmung in erster Linie ein automatischer Vorgang, der wenig bewußte Aufmerksamkeit erfordert. Wenn Sie sich Ihre Atmung bewußter machen, können Sie jedoch die Fähigkeit erlangen, die Qualität der Luft, die Sie einatmen, zu steuern, wie begrenzt Ihre Möglichkeiten auch sein mögen; Sie können Ihre Atmung als Meßgerät für den jeweiligen Grad der Anspannung und Entspannung einsetzen und um Ihren Geist zur Ruhe und Ihren Körper wieder ins Gleichgewicht zu bringen. Wenn Sie Ihrer Atmung gegenüber aufmerksamer werden, weil Sie die Atemübungen häufig durchführen (siehe nachfolgende Übung sowie die Atemübung in Kapitel 5) und sie im Verlauf des Tages gelegentlich überprüfen, werden Sie entdecken, daß Sie einen eingebauten Mechanismus haben, Ihren Körper und Ihren Geist selbst zu steuern. Bewußte, kontrollierte Atmung kann zu einem wichtigen Verbündeten auf der Suche nach Gesundheit werden.

ZEHNTER SCHRITT: Kontrollierte Atmung (2)

Übung 6 in Kapitel 5 hat vorgeführt, wie Sie kontrolliert atmen können. Diese Übungen verstärken die Selbstregulierung der Atmung durch den bewußten Einsatz aller Atemmuskeln, die zeitliche Abstimmung des Ein- und Ausatmens und die Kontrolle des inneren und äußeren Raums beim Atmen. Die folgende Übung zeigt Ihnen eine weitere Atemtechnik: die wechselseitige Nasenatmung. Diese Technik beruht auf der Überzeugung der Yogis, daß man zu verschiedenen Tageszeiten hauptsächlich durch das eine oder andere Nasenloch atmet und daß jedes Nasenloch einen bestimmten Teil des Gehirns bevorzugt mit Luft versorgt und so eine körperliche, für das jeweilige Nasenloch charakteristische Reaktion auslöst.

Wenn Sie diese Übung ausführen, sollten Sie auf folgende Punkte achten:

- Bleiben Sie mit Ihrem Bewußtsein weiterhin bei der Atmung.
- Versuchen Sie herauszufinden, ob Sie einen Unterschied beim Atmen durch das rechte oder linke Nasenloch bemerken.
- Registrieren Sie, wie die Arbeit mit der Atmung Ihnen hilft, Ihren Geist zu Achtsamkeit zu bringen.

Setzen Sie sich, wie in Übung 6 beschrieben, auf einen Stuhl, und fangen Sie dann mit der Übung an. Nehmen Sie sich 30 Minuten Zeit. Ich würde vorschlagen, daß Sie die Technik zuerst anhand des Textes lernen und üben. Wenn es Ihnen hilft, können Sie sie anschließend auf Kassette aufnehmen.

Setzen Sie sich ganz ruhig hin, schließen Sie die Augen, machen Sie zehn vollständige Atemzüge. Fahren Sie dann mit der Zwerchfellatmung fort. Krümmen Sie Zeigefinger und Mittelfinger der rechten Hand, und legen Sie den Daumen auf das rechte, den Zeigefinger auf das linke Nasenloch. Ihre Finger sollen zuerst das eine und dann das andere Nasenloch zuhalten.

Atmen Sie durch das linke Nasenloch ein, während Sie gleichzeitig das rechte mit Ihrem Daumen verschließen. Wenn die Einatmung abgeschlossen ist, wechseln Sie das Nasenloch, indem Sie rechts ausatmen und das linke Nasenloch mit dem Zeigefinger zuhalten. Lassen Sie die Luft durch das rechte Nasenloch austreten, und wenn Sie damit fertig sind, atmen Sie wieder durch das rechte Nasenloch ein, bevor Sie dann beim nächsten Ein- und Ausatmen die Seiten wechseln.

Üben Sie diesen Teil 5 Minuten lang. Zählen Sie anschließend beim Einatmen von eins bis vier und beim Ausatmen von eins bis acht, so daß Sie sich für die Ausatmung doppelt soviel Zeit nehmen wie für die Einatmung (üben Sie 10 Minuten lang).

Konzentrieren Sie sich nun darauf, den Zyklus zu verlangsamen. Behalten Sie das Verhältnis von eins zu zwei zwischen Ein- und Ausatmung bei, aber setzen Sie die Geschwindigkeit beim Atmen und Zählen herab. Spüren Sie, wie der Körper im Einklang mit der Atmung langsamer wird (üben Sie 5 Minuten lang). Halten Sie dann nach dem Einatmen die Luft an, und zählen Sie bis vier. Das sieht nun folgendermaßen aus: ausatmen, einatmen, halten, ausatmen, einatmen, halten – zählen Sie acht, vier, vier, acht, vier, vier (üben Sie 5 Minuten lang).

Führen Sie auf diese Art zehn Atemzüge durch. Machen Sie sich Ihre Eindrücke beim Atmen durch die verschiedenen Nasenlöcher bewußt. Spüren Sie das Gefühl im Körper und die Ruhe, die durch die Selbstregulierung der Atmung möglich wird.

Halten Sie mehrmals am Tag inne, machen Sie ein paar vollständige Atemzüge, und fahren Sie dann mit der Zwerchfellatmung fort. Mit etwas Übung werden Atemtechniken schnell das Gleichgewicht in Ihrer Atmung wiederherstellen, was wiederum Ihren Geist-Körper ins Gleichgewicht bringen wird.

Sobald Sie so weit sind, öffnen Sie die Augen, schauen sich Ihren Körper und Ihren Geist an, und nehmen Sie alle Veränderungen wahr. Machen Sie weiter mit Ihren alltäglichen Arbeiten.

Diese Übung ist eine Ergänzung zur Atemübung in Kapitel 5. Jede dieser Übungen sollte Ihr Bewußtsein für Ihren Atemzyklus und die Verbindung zu Körper und Geist steigern. Entscheiden Sie, welche der Übungen für Sie am wirksamsten ist, und wiederholen Sie sie, sooft Sie nur können. Sie kann schnell und wirkungsvoll Ihren Körper und Ihren Geist zur Ruhe bringen und Ihnen helfen, wieder zu sich zu finden, wenn Sie zerstreut und abgelenkt sind.

Es folgen ein paar zusätzliche Tips, die Ihnen helfen können, Ihre Atmung täglich zu regulieren.

- Milchprodukte erhöhen die Schleimproduktion. Wenn Sie bewußt weniger Milchprodukte zu sich nehmen, können Sie die Schleimproduktion verringern.
- Wenn Sie die Luft angemessen mit Feuchtigkeit anreichern, kann die schädliche Wirkung von trockener Luft auf die Atemwege verhindert werden.
- Konditionstraining kann bewirken, daß der Körper größere Mengen an Sauerstoff aus der eingeatmeten Luft filtert, und weniger Energie aufbringen muß, um den Sauerstoff aus der Luft in den Blutkreislauf zu bringen. Es ist wichtig, daß Sie begreifen, wie Sie Ihren Körper gut in Schwung bringen und daß es keine Gründe gibt, die gegen diese Art von Bewegung sprechen (sprechen Sie mit Ihrem Arzt darüber).
- Die Zwerchfellatmung wird den Energieverbrauch beim Atmen verringern.
- Wenn Sie weniger Schmutzpartikel aus der Luft aufnehmen, wird die Schleimproduktion zurückgehen, und es werden weniger Schäden an den Atemwegen auftreten.

Der Blutkreislauf

Der Blutkreislauf ist das Verteilersystem des Körpers. Bestehend aus Herz, Arterien und Venen verbindet dieses System jeweils Organe und Gliedmaßen untereinander und außerdem das Gehirn mit dem Körper. Es versorgt den übrigen Körper mit Sauerstoff aus den Lungen und Nährstoffen aus Magen und Dünndarm. Gleichzeitig nimmt es die unbrauchbaren Endprodukte des Stoffwechsels auf und bringt sie zu den Lungen, der Haut und den Nieren, wo sie ausgeschieden werden. Das System bringt Hormone und andere Neuropeptide aus den Drüsen und dem Gehirn zu den entsprechenden Stellen im Körper und transportiert die Bestandteile des Immunsystems, die jederzeit bereit sind, abnorme Zellen, Bakterien oder Viren zu bekämpfen und sich zu diesem Zweck dahin zu begeben, wo sie gebraucht werden.

Das Herz ist die zentrale Pumpe. Es erhält auf der rechten Seite sauerstoffarmes Blut aus den Venen, das sofort an die Lungen weitergeleitet wird. Sauerstoffhaltiges Blut, das von dort wiederkommt, fließt auf der linken Seite ins Herz, von wo aus es in die großen Blutgefäße gepumpt wird. Das Herz pumpt ununterbrochen mit einer Grundfrequenz von ungefähr 80 Schlägen pro Minute. Es ist in der Lage, sich den veränderlichen Bedürfnissen des Körpers anzupassen, indem es langsamer oder schneller schlägt und seine Kontraktionskraft mindert oder verstärkt. Diese Anpassung wird vom vegetativen Nervensystem und unter anderem dem Hormon Adrenalin gesteuert, das in Streßsituationen ausgeschüttet wird.

Vom Herzen fließt das Blut in die Arterien. Arterien sind weitverzweigte Schläuche, deren Wände von einer Schleimhaut und mehreren Muskelschichten umgeben sind; sie ziehen sich synchron und schlangenförmig zusammen, wodurch sie dem Herz helfen, Blut durch das System zu transportieren. Die größte Arterie ist die Aorta, und je weiter die Arterien vom Herz entfernt sind, desto geringer wird ihr Durchmesser, bis er den mikroskopischen Durchmesser der Kapillargefäße erreicht, durch die der eigentliche Austausch der Nährstoffe zwischen Blutkreislauf und Körperzellen stattfindet.

Normalerweise sind die Arterienwände weich und elastisch, und die sie umgebenden Muskeln sind entspannt und ziehen sich nur zusammen, um Blut zu transportieren. Nachdem das Blut die Kapillaren, die kleinsten Verzweigungen, erreicht hat, kehrt es zum Herzen zurück. Es fließt in die Venen, die das Blut vom Körper an das Herz zurückgeben. Venen haben zwar auch den Schlauchcharakter der Arterien, gleichen aber mehr elastischen Säcken. Anders als die Arterien haben sie keine Muskelzellen und sind so von der Schwerkraft, der Kontraktion angrenzender Muskeln und den sorgfältig plazierten Klappen, die das Blut daran hindern zurückzufließen, abhängig. Nachdem sie das Blut langsam durch den Körper bewegt haben, führen sie es der rechten Herzseite zu. Bleibt das natürliche Gleichgewicht erhalten, kann dieser wunderbare Kreislauf viele Jahrzehnte überdauern.

Herzleiden

Bluthochdruck und Arterienverkalkung stehen als Herzerkrankungen an vorderster Stelle. Bluthochdruck kann die Folge einer übermäßig hohen, streßbedingten Herzfrequenz und/oder einer verminderten Elastizität der Arterienwände oder einer übermäßig angespannten Arterienmuskulatur sein. Das kann zu Hirnblutungen, gemeinhin als Schlaganfall bekannt, und zu Schäden an zahlreichen Organen führen, unter ihnen auch das Herz. Arterienverkalkung, eine zerstörerische Verengung der Blutgefäße, wird durch die erhöhte Ablagerung von kalzium- und cholesterinhaltigen Substanzen hervorgerufen. Eine Arterienverkalkung kann die Blutversorgung der Organe beeinträchtigen und dadurch das Gewebe zerstören. Wenn das Herz davon betroffen ist, sprechen wir von einem Herzinfarkt. Sowohl Bluthochdruck als auch Arterienverkalkung und ihre Komplikationen lassen sich durch Achtsamkeit und Selbstregulierung zum Teil und manchmal auch vollständig verhindern.

In weniger als 5 Prozent der Fälle von Bluthochdruck liegen Ursachen vor, die operativ beseitigt werden können. In den meisten anderen Fällen, auch »primäre Hypertonie« genannt, sind die erhöhte Herzfrequenz und Muskelanspannung der Arterien verantwortlich. Die Herzfrequenz nimmt zu, wenn das vegetative Nervensystem sowie die Hormone, die die Muskeltätigkeit von Herz und Arterien kontrollieren, Streß ausgesetzt sind. Das vegetative Nervensystem besteht aus dem sympathischen und dem parasympathischen Nervensystem, zwei entgegengesetzt wirkenden Nervensystemen. Das erste steigert die Herztätigkeit, indem es die Schlagfrequenz und Intensität erhöht, das zweite verlangsamt den Kreislauf, indem es die Herztätigkeit verringert. Das sympathische Nervensystem wird durch Belastung und das parasympathische durch Entspannung in Gang gesetzt.

Obwohl Bluthochdruck genetisch bedingt sein kann und dann nicht unserer Kontrolle unterliegt, können wir durchaus das Ausmaß, in dem diese natürliche Veranlagung und die daraus folgenden Komplikationen wie Herzerkrankungen und Schlaganfälle zum Tragen kommen, mitbestimmen. Es ist allgemein bekannt, daß Patienten mit einer Veranlagung zu Bluthochdruck bei einem Arztbesuch ihren Blutdruck in ungeahnte Höhen treiben. Wenn wir im Alltag Streß haben, werden Körper, Geist und Blutdruck aktiviert. Wie bereits erwähnt, hat Dr. Peter L. Schnall vom *Cardiovascular and Hypertension Center, New York Hospital – Cornell Medical College* nachgewiesen, daß es eine Verbindung zwischen großer beruflicher Belastung, hohen Anforderungen und geringer Kontrolle im Beruf und der Entwicklung von akutem und chronisch hohem Blutdruck gibt. Für Menschen, die davon betroffen sind, gehört die ständige Beanspruchung von Körper und Geist zum Leben dazu. Achtsamkeit und Selbstregulierung können Bluthochdruck an der Wurzel angehen: an einer ungesunden Geisteshaltung und einer ungesunden Lebensführung.

Setzt man einen solchen Menschen in einen Stuhl, weckt seine Aufmerksamkeit für den Kreislauf durch Achtsamkeitsübungen, lehrt ihn Entspannungstechniken oder schult ihn in Biofeedback, kann man mitverfolgen, in welchem Umfang ein Mensch dem Zustand seines Körpers gegenüber achtsam werden kann und wie genau er den Kreislauf selbst zu steuern vermag. Wenn die Person willens ist, hart und lange genug daran zu arbeiten, kann es sein, daß sie ohne Medikamente einen normalen Blutdruck halten kann. Bei Menschen, für die das nicht zutrifft, wird der Bedarf an Medikamenten zumindest verringert.

Eine Arterienverkalkung beginnt in jungen Jahren und bedeutet, daß sich an den Arterienwänden dicke kalzium- und cholesterinhaltige Beläge bilden, die die Arterien langsam verstopfen und den Blutstrom blockieren. Geschieht dies in einer Herzarterie, wird das betroffene Herzgewebe geschädigt. Dies nennen wir »Herzanfall« (Angina pectoris oder sogar Herzinfarkt), ein merkwürdiger Begriff, der so tut, als würde unser Kreislauf von außen angegriffen, anstatt anzuerkennen, daß persönliche Entscheidungen oder Verhaltensweisen bei der Ernährung, beim Rauchen oder in Streßsituationen direkten Einfluß auf diese Störung haben.

Die drei wesentlichen Risikofaktoren für Arterienverkalkung sind Rauchen, Bluthochdruck und ein erhöhter Cholesterinspiegel. Umfangreiche Publikationen, die Programme zum Umgang mit Bluthochdruck, Cholesterin und Rauchen enthielten, haben in den letzten 25 Jahren versucht, das Auftreten dieser Krankheiten zu verringern. Diese Programme reichen jedoch nicht aus. Viele Menschen leiden noch immer an Arterienverkalkung und Bluthochdruck, suchen Ärzte auf und nehmen Medikamente, um das Endstadium dieser Krankheiten zu behandeln. Diesen Erkrankungen kann man durch Achtsamkeit und Selbstregulierung jedoch vorbeugen: Das

Rauchen kann man aufgeben, wenn man sich dafür entscheidet, Bluthochdruck läßt sich durch Selbstregulierung und Medikamente kontrollieren, und ein erhöhter Cholesterinspiegel läßt sich durch die Ernährung in den Griff bekommen, es sei denn, es liegt eine schwerwiegende genetische Störung vor. Obwohl uns diese einfachen Übungen zur Selbstregulierung durchaus bekannt sind, werden sie von nicht sehr vielen Menschen praktiziert.

Zusätzlich zur Regulierung des Blutdrucks und der Pflege eines gesunden Herzens und gesunder Blutgefäße können wir die Wirksamkeit des Kreislaufsystems selbst steuern und verbessern, wenn wir das Herz einem Konditionstraining aussetzen. Wie jeder andere Muskel kann auch das Herz durch ein vorgegebenes Konditionstraining gestärkt werden. Ein Ausdauertraining, das den Puls dreimal die Woche eine halbe Stunde lang in die Nähe seiner Höchstleistung bringt, stärkt die Kondition des Herzmuskels. Ein ausdauerndes Herz ist wirksamer und benötigt weniger Energie und Arbeit, um für den Körper die gleiche Menge an Sauerstoff bereitzustellen. Der Pulsschlag in Ruhe wird verringert, bestimmte Arbeiten erfordern eine geringere Herztätigkeit.

Gerald T. O'Connor und seine Kollegen am *Brigham and Woman's Hospital* haben die medizinische Literatur durchgesehen, um die Wirkung von Rehabilitationsübungen bei Patienten mit koronaren Herzerkrankungen zu beurteilen. Die Untersuchung, die sich über einen Zeitraum von drei Jahren erstreckte, ergab, daß Bewegung auch bei Patienten im Endstadium der jeweiligen Erkrankung die Sterberate um 20 Prozent zu senken vermochte. Das Ausdauertraining für den Kreislauf zeigt sehr schön, daß wir die Fähigkeit besitzen, den Körper selbst zu regulieren und unsere physiologische Verfassung durch unsere Entscheidungen und Verhaltensweisen zu bestimmen.

Bemerkenswert ist, daß der Kreislauf, der sich so einfach von uns steuern läßt, in unserer Gesellschaft die Hauptursache für Behinderungen und einen frühzeitigen Tod ist. Was für unsere Gesellschaft zutrifft, gilt nicht zwangsläufig für andere Kulturen, deren Ernährung gesünder ist und deren natürliche Lebensweise größere körperliche Anstrengungen erfordert. Die folgende Übung hilft Ihnen, sich Ihren Blutkreislauf bewußtzumachen. Wiederholen Sie sie so oft, bis Sie eine genaue Achtsamkeit für den Kreislauf entwickelt haben. Wenden Sie sie auch im Alltag an, wenn Sie feststellen, daß Ihr Herz rast oder laut klopft und wenn Ihr Körper ganz »aufgedreht« ist. Je feiner Ihre Achtsamkeit ist, desto wirksamer können Sie das System selbst steuern. Nehmen Sie sich für diese Übung 30 Minuten Zeit, und legen Sie regelmäßig nach einigen Sätzen Pausen von einer Minute ein.

Elfter Schritt: Das Herz-Kreislauf-System

Suchen Sie sich einen ruhigen Platz, machen Sie es sich bequem, und schließen Sie die Augen. Fangen Sie mit 10 vollständigen Atemzügen an. Stellen Sie sich jetzt vor, Sie seien ein rotes Blutkörperchen – klein, rund, rot und geschmeidig. Sie können Ihre Form den inneren Blutgefäßen anpassen und sind robust genug, um dem regelmäßigen Herzschlag zu widerstehen. Als rotes Blutkörperchen sind Sie mit der Fähigkeit zur »Herzlichkeit« ausgestattet worden. Ihre Lebensaufgabe besteht darin, Ihrer Gemeinde zu dienen, indem Sie die Körperzellen mit Sauerstoff versorgen.

Sie wurden im Knochenmark geboren. Diese dunkle Höhle befindet sich in der Mitte der langen Körperknochen und beschützt Sie in Ihrer Kindheit. Hier kommen auch die Blutplättchen und die weißen Blutkörperchen her. Erst wenn Sie erwachsen sind und keinen Moment früher, gelangen Sie in den Blutkreislauf. Plötzlich werden Sie vom Blutstrom mitgerissen und finden sich bald in der rechten großen Herzkammer wieder. Sie halten einen Moment inne und schauen sich den ersten Herzbeutel an, in den Sie kommen: den rechten Vorhof. Die Oberfläche ist weich und glänzend. Es ist ein Ort der Ruhe.

Zu Ihrer großen Überraschung fallen Sie plötzlich durch eine enge Öffnung, die Klappe, die den rechten Vorhof von der stärkeren rechten Herzkammer trennt. Die Kammer ist größer, zieht sich im Abstand von wenigen Sekunden zusammen und dehnt sich erneut aus. Manchmal schlägt sie schneller, manchmal langsamer. Mit einem dieser Schläge werden Sie in die große Lungenschlagader geschleudert und gelangen in einen immer enger werdenden Kanal, bis Sie schließlich die kleinen engen Alveolen – die lufthaltigen Lungenbläschen – erreichen. Sie passen nur durch die Kapillaren, wenn Sie Ihre Form verändern. Nur eine dünne Wand trennt Sie von der Außenwelt, die durch die eingeatmete Luft der Lungen zu Ihnen vordringt, aber Sie behalten Ihre Aufgabe bei und dienen der Innenwelt des Körpers.

Während Sie sich in den Alveolen befinden, erleben Sie eine chemische Reaktion im Körper. Eine Ihrer Substanzen, Hämoglobin, nimmt von der eingeatmeten Luft Sauerstoff entgegen und gibt Kohlendioxid, das Sie auf Ihrer Reise durch den Körper eingesammelt haben, ab. Sie werden in den linken Vorhof des Herzens zurückbefördert und durch eine Klappe in die linke Herzkammer, die Sie bei der nächsten Kontraktion schwungvoll in die größte Körperarterie befördert, die Aorta.

Beim Eintritt in die Aorta sehen Sie links und rechts kleine Öffnungen, die zu den koronaren Blutgefäßen führen; sie versorgen das Herz. Sie und die anderen Blutkörperchen wissen, daß Sie Ihre Aufgabe nicht erfüllen können, wenn das Herz nicht gesund ist, wenn Sie Ihre Kraftquelle nicht pflegen. Einigen Ihrer Kameraden wird die Ehre zuteil, das Herz versorgen zu dürfen, und sie fließen in die Herzkranzgefäße. Die anderen setzen ihre Reise durch den Kreislauf fort.

Es kommt auf Ihrer Reise durch die Venen und Arterien zu vielen Aufenthalten und Umleitungen. Sie sehen die Eingänge zu den Arterien, die Haut, Nerven, Nieren, Leber, Darm und all die anderen Organe und Gewebe des Körpers versorgen. Ein rotes Blutkörperchen muß anpassungsfähig sein und verschiedenste Aufgaben erledigen. Sie können spüren, wie die Arterien ihre Muskeln zusammenziehen, um Ihnen besonders viel Schwung zu geben, je weiter Sie sich vom Herz entfernen.

Auf Ihrer Reise durch die Blutgefäße stoßen Sie vielleicht auf eine Blockade, die Ihren glatten Fluß unterbricht. Das glatte, seidene Gefäß Ihres Lebens wird von einem rauhen Abschnitt harter, scharfkantiger und ungleichförmiger Cholesterinablagerungen unterbrochen, die Ihre Haut zerkratzen, Sie hin- und herschubsen und Sie zuweilen dazu zwingen, sich so klein wie möglich zu machen, damit Sie daran vorbeikommen. Sie können gezwungen werden, auf Ihre Runden zu verzichten, um einen Umweg um das verstopfte und zerstörte Blutgefäß zu machen. Das Gewebe, das Sie nicht mit Nährstoffen versorgen können, wird krank und zerfällt.

Bald darauf gelangen Sie über die Kapillaren in die sackähnlichen Venen. Hier können Sie sich einen Augenblick ausruhen, bevor Sie Ihre nächste Reise durch die Arterien antreten. Langsam suchen Sie sich zusammen mit vielen anderen Blutkörperchen, die einen anderen Weg genommen haben, Ihren Weg zurück zur rechten Herzseite. Sie haben mittlerweile eine bläulichere Farbe angenommen, denn es mangelt Ihnen an Sauerstoff, und Sie sind mit Kohlendioxid »beladen«. Es folgt der Transport zurück ins Herz, und Sie sind bereit, die nächste Reise durch den Körper anzutreten – ein bewegtes Leben, das Sie 120 Tage lang führen, die durchschnittliche Lebenserwartung eines roten Blutkörperchens.

Wenn Sie fertig sind, öffnen Sie langsam die Augen, und kommen Sie ins Hier und Jetzt zurück.

Arterienverengende Ablagerungen finden sich bereits an den Blutgefäßwänden vieler junger Erwachsener, wie bei Autopsien festgestellt wurde. Es wird immer offensichtlicher, daß schon viele junge Menschen in unserer Gesellschaft diese Ablagerungen haben. Da die Verschlechterung unserer Blutgefäße, die normalerweise intakt und unversehrt sind, in der westlichen Zivilisation mittlerweile fast schon »normal« ist, habe ich diese Veränderungen in die Imaginationsübung mit einbezogen, um unser Bewußtsein dafür zu stärken. Wie schon erwähnt, sind diese Veränderungen nicht normal und können durch Selbstregulierung rückgängig gemacht werden.

Die folgende Liste faßt zusammen, wie Sie Ihren Kreislauf selbst regulieren können.

- Nehmen Sie weniger Salz zu sich.
- Verzehren Sie weniger tierische Produkte (Fleisch, Milchprodukte, Eier), denn sie enthalten Cholesterin und gesättigte Fettsäuren.
- Machen Sie für Ihre Herzgefäße regelmäßig Konditionstraining, wie z. B. Aerobic.

- Rauchen Sie nicht.
- Machen Sie jeden Tag das Achtsamkeitstraining, um den überaktiven und »ruhelosen« Kreislauf zu regulieren.
- Ziehen Sie in Betracht, Biofeedback-Übungen zu machen, um erhöhten Blutdruck selbst regulieren zu können.
- Streben Sie ein Leben in Zufriedenheit an.

Achtsamkeit in Kombination mit der regelmäßigen Anwendung von Selbstregulierungstechniken kann Ihnen dazu verhelfen, viele Bereiche des Kreislaufs zu kontrollieren und günstig zu beeinflussen, von denen man früher angenommen hatte, daß sie nicht bewußt beeinflußt werden können. Eine übermäßige Zunahme an Herzerkrankungen läßt sich mit Hilfe dieser einfachen Techniken weitestgehend vermeiden.

Das Verdauungssystem

Wie die Atemwege steht das Verdauungssystem in direktem Kontakt zur Außenwelt. Durch die Mundöffnung, die Speiseröhre, den Magen, den Dünn- und Dickdarm fließt die äußere Welt durch unser Körperinneres. Die Grenze zwischen uns und unserer Umgebung besteht nur aus einer dünnen empfindlichen Schleimhaut, von der unser Magen-Darm-Trakt überzogen ist.

Die Umwandlung der Nahrungsmittel aus der Außenwelt in Energie und Stoffe für den Körper beginnt mit der Auswahl dieser Nahrungsmittel aus den vielen vorhandenen Möglichkeiten. Beim Essen werden Verdauungssäfte im Mund freigesetzt, und indem wir die Nahrung mit unseren Zähne verkleinern, wird das Essen schon vorverdaut und auf die weitere chemische Zersetzung im Magen vorbereitet. Angetrieben von der Mundmuskulatur und den synchronen, rhythmischen Bewegungen der Speiseröhre, bewegt sich die in Ansätzen verdaute Nahrung durch die Speiseröhre nach unten und durch eine Öffnung – eine Art Schließmuskel der Speiseröhre – hindurch in den Magen.

Die Magenwände enthalten spezielle Zellen, die zusätzlich verdauungsfördernde chemische Stoffe absondern. Dieser Mischung aus Enzymen, Säuren und Nahrungsmitteln entzieht unser Magen-Darm-Trakt langsam die Nährstoffe für unseren Körper. Die chemischen Bestandteile der aufgenommenen Nahrung – die mikrochemischen Bestandteile des Lebens – sind bald so weit, daß sie von den kleinen Kapillargefäßen, die unter der Schleimhaut liegen, aufgenommen werden können. Die Schleimhaut wählt sorgfältig aus, was sie von der Außenwelt entgegennehmen möchte, und schickt die verbliebene unverdaute Nahrung durch den Schließmuskel des Magenausgangs, den Pförtner, in den Dünndarm.

Der Dünndarm besteht aus drei Abschnitten: dem Zwölffingerdarm, dem Leerdarm und dem Krummdarm. Sie erhalten von der Bauchspeicheldrüse Verdauungssäfte und führen die Verdauung und Aufnahme fort, indem sie die entsprechenden Mikronährstoffe in den Blutstrom geben und die Überreste durch Muskelkontraktionen in den Dickdarm leiten. Der Verdauungsprozeß ist im Dünndarm abgeschlossen.

Die zurückgebliebene, unverdauliche Nahrung befindet sich im Dickdarm und wird durch den Anus ausgeschieden. Der Dickdarm ist umgeben von Muskeln, die sich serpentinenförmig zusammenziehen, um die Exkremente ordnungsgemäß und regelmäßig aus dem Körper zu befördern. So sieht ein Durchgang des sich ständig wiederholenden Verdauungsvorgangs aus. Wenn alles normal funktioniert, können wir zu uns nehmen, was wir brauchen, und abgeben, was unbrauchbar für uns ist. Wenn wir achtsam mit dem Magen-Darm-Trakt umgehen, sorgt die Homöosthase dafür, daß die Verdauung gesund und ausgewogen vonstatten geht. Nur allzuoft ist dies leider nicht der Fall.

Ein verdorbener Magen

Die Schleimhaut des Magen-Darm-Trakts reagiert sehr empfindlich auf die Inhaltsstoffe der aufgenommenen Nahrung wie auch auf Gefühlsveränderungen. Sie ist großzügig, aber ihre Großzügigkeit, die in unserer Kultur auf eine harte Probe gestellt wird, ist nicht grenzenlos. Die häufigsten Erkrankungen dieses Traktes – Magenschleimhautentzündung, Geschwür des Zwölffingerdarms und andere Darmerkrankungen wie Crohn-Krankheit, eitrige Dickdarmentzündung, Divertikulose (Darmwandschwäche) und Dickdarmkrebs –

hängen mit den Inhaltsstoffen unserer Nahrung und dem Streß in unserem Leben zusammen.

Unser Magen-Darm-Trakt, der früher einmal an natürliche und unverdorbene Nahrung gewöhnt war und sich auf das beschränkte, was man am Tag erbeuten und ernten konnte, muß sich jetzt schützen. Anstatt erfreut die Außenwelt zu begrüßen, muß er vielmehr mit ungesunden Chemikalien, Nahrungsmitteln, einer unzureichenden Menge reinen Wassers und der inneren Unordnung zurechtkommen, die durch Chemikalien und Hormone, die in Streßsituationen ausgeschüttet werden, verursacht wird. Es ist sehr schwierig, unter diesen Umständen das natürliche Gleichgewicht aufrechtzuerhalten.

Ausdrücke, die sich auf den Magen beziehen, wie »einen nervösen Magen haben« und »das schlägt mir auf den Magen« spiegeln die wohlbekannte Reaktion des Magens auf Streß und Kummer wider. Die Dickdarmschleimhaut ist mit vielen Neuropeptidrezeptoren versehen. Die Brücke zwischen den Rezeptoren und dem Gefühlszentrum im Gehirn bildet der Fluß der Neuropeptide, chemischer Stoffe des Gehirns, die als Boten dienen und psychischen Kummer in Störfaktoren des Magen-Darm-Traktes verwandeln. Streß und heftige Gefühle setzen diese chemischen Stoffe frei, die die normale, unversehrte Magenoberfläche zerstören und so die Anfälligkeit für die ätzende Wirkung der Verdauungssäfte des Magens erhöhen. Sie fangen dann an, statt der Nahrung den Magen zu »verdauen«. Die Symptome einer gestörten Verdauung reichen von kurzen Perioden der Übelkeit, Völlegefühlen, Gasen und Magenschmerzen bis hin zu blutenden Magengeschwüren, die von den hemmungslosen Verätzungen dieser inneren chemischen Stoffe hervorgerufen werden. Oft wird sie noch durch Alkohol, Aspirin und eine Anzahl anderer natürlicher und künstlicher Chemikalien unterstützt, die zusätzlich die Verdauung beeinträchtigen.

Die Auswirkungen von Streß und die Anfälligkeit des Verdauungssystems für seelische Leiden werden im unteren Bereich des Systems noch deutlicher. Die Crohn-Krankheit und Dickdarmentzündungen sind Beispiele für den engen Zusammenhang zwischen Darm und Streß und sind sowohl genetisch als auch durch die Persönlichkeit bedingt. Zwar haben wir keine Kontrolle über die genetischen Faktoren, ihre Neigung aber, sich als Krankheit zu manifestieren, wird ganz deutlich von unserer Geisteshaltung und Lebensweise beeinflußt. Menschen, die an diesen Krankheiten leiden, können häufig einen Zusammenhang zwischen der Krankheit und ihrem persönlichen Streß erkennen: Je mehr Streß sie ausgesetzt sind, um so schlimmer wird die Krankheit.

Dickdarmkrebs ist eine Krebsart, die sowohl bei Männern als auch bei Frauen weitverbreitet ist und gehäuft bei Mitgliedern derselben Familie auftritt. Sie kommt in westlichen Ländern zehnmal so häufig vor wie im Fernen Osten und den Entwicklungsländern. Viele Wissenschaftler sind der Meinung, daß sich die unterschiedlichen Befunde der Länder bis zu 90 Prozent vom jeweiligen Verzehr tierischer Fette erklären lassen. Wenn man zwei einfache Ernährungsregeln beachtet, nämlich ausreichend Ballaststoffe zu sich zu nehmen und weniger Fette zu verzehren, kann man das Risiko, an Dickdarmkrebs zu erkranken, deutlich senken. Wenn Sie natürliche Nahrungsmittel und Vollwertkost zu sich nehmen, können sie die noch unbekannte Auswirkung von chemischen Giften, Insektiziden, Zusatzstoffen und Konservierungsmitteln noch weiter senken.

Zwei weniger ernste Erkrankungsformen des Dickdarms sind das Reizkolon, auch »spastische Colitis« genannt, und Divertikulose (Darmwandschwäche). Der Reizdarm ist eine Störung der Muskelfunktion des Dickdarms. Dies führt zu Bauchschmerzen, die abwechselnd von Durchfall und Verstopfung begleitet werden. Diese Erkrankung steht in einem deutlichen Zusammenhang mit Streß, und wenn der Betroffene willens ist, wesentliche Veränderungen in seinem Leben vorzunehmen, spricht sie durchaus gut auf Selbstregulierung an.

Man nimmt an, daß die Divertikulose (Darmwandschwäche), kleine Ausbuchtungen der Dickdarmwände, auch durch Störungen der Muskelfunktion hervorgerufen wird. Diese läßt sich zum Teil auf die Menge der Ballaststoffe, die in unserer Nahrung enthalten sind, zurückführen. Diese Krankheit entwickelt sich im Laufe vieler Jahre und äußert sich oft erst in späteren Jahren mit schmerzhaften und quälenden Entzündungen, »Divertikulitis« genannt.

Patienten mit diesen Erkrankungen empfehle ich immer die Fortsetzung der wichtigen und oft hilfreichen medizinischen Behandlung und betone sogleich, wie wichtig es ist, größere, langfristige Veränderungen im Leben vorzunehmen; nur so kann man diese chronischen Krankheiten in den Griff kriegen. Die Frage, die man sich dabei stellen muß, lautet also: »Ziehe ich es vor, krank zu sein, oder bin ich bereit, mein Leben radikal zu verändern?«

Es ist selten möglich, die gleiche Lebensweise beizubehalten und gleichzeitig die Krankheit zu mildern oder gar zu heilen. Auch wenn viele dieser Störungen auf Selbstregulierungsmaßnahmen ansprechen, erfolgt die Heilung nicht sofort. Genauso wie es einen zeitlichen Abstand zwischen dem Streßbeginn und der Entwicklung der sichtbaren Krankheit gibt, gibt es auch einen zeitlichen Abstand zwischen Veränderungen in der Lebensführung und der Heilung der Erkrankung.

Diese Störungen und die Medikamente, die eine Besserung bewirken sollen, sind für einen großen Prozentsatz der Arztbesuche und ärztlichen Verschreibungen verantwortlich. Obwohl es zahlreiche Behandlungsmethoden gibt, die kurzfristig Besserung bewirken, wird die Möglichkeit einer dauerhaften Heilung durch Achtsamkeit und Selbstregulierungstechniken selten in Betracht gezogen. (Denken Sie an Johns Krankheitsgeschichte in Kapitel 1 und 2. Seine Heilung ist eine von vielen, die ich erlebt habe, wenn Menschen sich dazu bereiterklären, auf Medikamente zu verzichten oder sie zu reduzieren und andere Methoden zur Behebung der streßbedingten Störungen des Magen-Darm-Traktes zu suchen.) Da diese Erkrankungen nicht den »Reiz« und die Gefährlichkeit von koronaren Herzerkrankungen haben, muß noch viel wissenschaftliche Forschungsarbeit geleistet werden, die die Möglichkeiten des einzelnen, diese Erkrankungen selbst zu regulieren und zu heilen, belegt. Dabei bleibt die Rolle des Geistes bei der Entstehung, dem Verlauf und dem Fortschreiten der Krankheit weder dem Erkrankten noch seinen Betreuern verborgen. Wenn diese Tatsache nicht anerkannt wird und die zugrundeliegenden Ursachen der Magen-Darm-Erkrankungen nicht beseitigt werden, führt dies zu weiterer körperlicher Unausgeglichenheit und zum Fortbestehen der Krankheiten.

Der Magen-Darm-Trakt ist eine wunderbare Lebensquelle,

aber er wird allzuoft zu einer Quelle von Leid. Mit Hilfe von Achtsamkeit und Selbstregulierungstechniken können wir die ungesunde innere Einstellung erkennen, die sich nur zu häufig in diesem Trakt äußert, und wir erkennen die Selbstheilungsmaßnahmen, die einen gesunden Geist und einen gesunden Körper zur Folge haben. Wir können uns den Luxus, Erklärungen und Behandlungsmethoden für diese Krankheiten ausschließlich außerhalb von uns zu suchen, nicht länger leisten. Jeder von uns ist selbst in der Lage, das Gleichgewicht zwischen innerer und äußerer Welt, Körper und Geist aufrechtzuerhalten und so die Gesundheit zu fördern und unnötige Krankheiten zu vermeiden.

Halten Sie sich bei der folgenden Übung an die Anweisungen für Übung 9, Seite 124. Nehmen Sie sich 30 Minuten Zeit, und legen Sie jeweils nach einigen Sätzen Pausen von 1 Minute ein.

Zwölfter Schritt: Das Verdauungssystem

Setzen Sie sich bequem auf einen Stuhl, schließen Sie die Augen, machen Sie fünf vollständige Atemzüge, und fangen Sie mit der Übung an. Stellen Sie sich vor, daß vor Ihnen etwas zu essen liegt, Ihr Lieblingsgemüse z. B. Das Gemüse ist in der Erde gewachsen, unter der Sonne gereift und für den menschlichen Lebenszyklus geerntet worden. Es ist ein Stück Leben, das dem Leben gegeben wird. Wenn Sie Glück haben, ist es auf natürliche Weise entstanden und gewachsen, blieb von Chemikalien unberührt und wurde in reifem Zustand gepflückt. Seine Aufgabe besteht darin, andere zu ernähren, so, wie es von der Erde, der Sonne und dem Regen genährt wurde. Es wurde gewaschen, in gut verdauliche Stücke zerteilt und dafür gepriesen, daß es sein Leben gibt. Sein erster Kontakt mit dem menschlichen Körper ist der Mund. In diesem warmen Behälter wird es langsam durch die Verdauungssäfte und den Kauvorgang der Zähne auf die weitere Verdauung vorbereitet. Spüren Sie in den nächsten 2 Minuten, in denen Sie es im Mund haben, seine Wärme, und erleben Sie, wie es wieder in seine chemischen Grundbausteine zerlegt wird.

Erst wenn sie gründlich vorbereitet ist, wird die Nahrung

hinuntergeschluckt und beginnt ihre Reise durch die Speiseröhre, in der sie von den rhythmischen Kontraktionen behutsam in den wartenden Magen befördert wird. Jetzt gleicht sie mehr einem Brei. Nachdem sie weiter in ihre chemischen Bestandteile zerlegt wurde, wird ein Teil vom Blut aufgenommen und im Körper verteilt. Die übrigen Teile werden in den Dünndarm geschoben, wo sie weiter verdaut werden. Um sie herum herrscht die ganze Zeit über ein reges Treiben. Was übrig bleibt, kommt in den Dickdarm. Die Bewegung wird langsamer, wenn die unverdaulichen Teile zusammengepreßt und an die Erde zurückgegeben werden.

Die Nahrung wird von den Körperzellen und dem Gewebe des Körpers aufgenommen und erfüllt viele Aufgaben: sie liefert Eiweiß zum Aufbau der Zellen, Kohlehydrate als Energiequelle und Fett als Energievorrat und wird als Baustein für wichtige chemische Stoffe des Körpers verwendet. Sie kehrt zwangsläufig, wie alles andere auch, zur Erde zurück. Sie hat sich vom Samen zu einer Pflanze entwickelt und gelangte zum Menschen, und ebenso kehrt sie wieder vom Menschen zurück zu Erde, Pflanzen und Samen. Sie ist wie die Luft ein Stück Erde und Universum, das unseren Körper durchläuft.

Verharren Sie einige Minuten lang in stiller Ehrfurcht vor dieser immerwährenden Umwandlung des Universums und der wunderbaren Rolle, die das Verdauungssystem bei Ihrer Ernährung spielt.

Wenn Sie die Übung beendet haben, kommen Sie mit Ihrer Aufmerksamkeit langsam wieder in den Raum zurück.

Es ist wichtig, daß Sie im Alltag Ihre Aufmerksamkeit für dieses System erweitern. Achten Sie zunehmend auf die Wahl Ihrer Nahrungsmittel, auf Ihre Eßgewohnheiten und damit zusammenhängende Magen- und Darmprobleme. Achten Sie darauf, wie sehr dieses System von Ihrer Laune, der Menge an Nahrungsmitteln, der Eßgeschwindigkeit, der Umgebung, in der Sie essen, den Menschen, mit denen Sie eine Mahlzeit einnehmen, der Art, wie Ihr Essen zubereitet wird, der Verteilung von Eiweißen, Kohlehydraten und Fetten in Ihrem Essen sowie von Zusatzstoffen und anderen Chemikalien beeinflußt wird. Es ist sehr wichtig, die Beziehung zwischen Ihrem Leben und der Funktion Ihres Verdauungssystems noch genauer zu erforschen. Es gibt keinen Grund dafür, warum Ihnen Ihr Körper und vor allem dieses System fremd sein sollte, denn je mehr Sie darüber wissen, desto besser können Sie Ihre Entscheidungen treffen.

In der folgenden Liste stelle ich Ihnen Verhaltensregeln vor, die Ihnen helfen können, Ihren Darm zu regulieren.

- Legen Sie Wert auf Kohlehydrate, Ballaststoffe und unbehandelte Nahrung.
- Nehmen Sie wenig tierische Fette zu sich.
- Trinken Sie viel Wasser.
- Nehmen Sie kleinere Mahlzeiten zu sich, kauen und essen Sie langsam mit innerer Achtsamkeit.
- Führen Sie das tägliche Achtsamkeitstraining durch.
- Wenn es Ihnen angemessen scheint, ziehen Sie auch entspannungsfördernde Biofeedback-Übungen in Betracht.

Das Immunsystem

Das Immunsystem ist unser natürlicher Schutz gegen Bakterien, Viren und die Wucherungen abnormer Krebszellen. Es ist ein System, das ständig in Bewegung ist. Anders als die Systeme, die wir schon vorgestellt haben, hat es keinen festen Platz, sondern bewegt sich durch die Arterien und Venen im ganzen Körper. Es setzt sich zusammen aus vielen verschiedenen spezialisierten Zellen, deren Zusammenwirken wir erst allmählich verstehen lernen. Unsere Kenntnisse dieses Systems nehmen vor allem aufgrund der immer umfangreicher werdenden Krebs- und AIDS-Forschung zu.

Das Immunsystem ist etwas Phantastisches. Es ist in der Lage, körpereigene Zellen und Stoffe von fremden zu unterscheiden. Zusätzlich zu dieser empfindlichen Wahrnehmungsfähigkeit kann sich das eingebaute Gedächtnis des Systems nach einem einmaligen Kontakt mit einem fremden Eindringling die chemische Struktur der fremden Substanz einprägen. Dieses Erinnerungsvermögen bildet die Grundlage für die Immunität und Immunisierung.

Das System arbeitet auf dreierlei Weise (siehe Schaubild

6.1). Die erste Arbeitsweise leisten die T-Zellen. Bei dieser Form der Immunität identifizieren T-Zellen bestimmte Gruppen von fremden Zellen, greifen sie an und »informieren« andere Bestandteile des Immunsystems über die drohende Gefahr. Die zweite Strategie, auch »humorale Antikörper-Immunität« genannt, stützt sich auf Zellen, die B-Zellen heißen. Diese Methode, bedient sich chemischer Stoffe – Antikörper – die im Körper zirkulieren und eindringende Bakterien und Viren sofort angreifen. Die dritte Art erfolgt durch sogenannte natürliche Killerzellen, die keine vorherige Sensibilisierung oder früheren Kontakt mit Eindringlingen haben müssen, um sie anzugreifen und unschädlich zu machen.

T-Zellen-Immunität	Es gibt zwei Untergruppen von T-Zellen: die Helfer-Zellen und die Suppressor-Zellen. Die Helfer-Zellen greifen die Eindringlinge direkt an und regen die Antikörperbildung der B-Zellen an. Die Suppressor-Zellen hemmen die Immunreaktion.
B-Zellen-Immunität	Die B-Zellen produzieren bestimmte Antikörper, die fremde Eindringlinge vernichten. Diese Zellen haben ein Gedächtnis, das es ihnen ermöglicht, Eindringlinge, die erneut auftreten, sofort wiederzuerkennen und etwas gegen sie zu unternehmen.
Natürliche Killerzellen	Diese großen Zellen können eine Vielzahl von Bakterien, Viren und abnormen Zellen ohne vorherige Sensibilisierung angreifen und vernichten.

Schaubild 6.1 Das Immunsystem

Die zelluläre Immunität basiert auf einer bestimmten Art von weißen Blutkörperchen, den T-Zellen. Die T-Zellen wandern vom Knochenmark zum Thymus, einer kleinen Drüse unterhalb des Brustbeins, wo sie zu voll einsatzfähigen T-Zellen heranreifen. Es gibt verschiedene Arten von T-Zellen:

Die T-Helfer-Zellen erleichtern die Schutzfunktion anderer Immunzellen, T-Suppressor-Zellen hemmen die Reaktionen des Immunsystems, und T-Killerzellen vernichten, wenn sie vorher mit abnormen Viren und Krebszellen in Kontakt gekommen sind, Eindringlinge, die wieder auftauchen. T-Helfer- und T-Suppressor-Zellen entsenden chemische Botschafter, Lymphokine, die mit den anderen Teilen des Immunsystems »reden«.

Immunität durch Antikörper basiert auf einem anderen Typus weißer Blutkörperchen, den B-Zellen. B-Zellen greifen Eindringlinge nicht direkt an. Sobald sie einen Eindringling erkennen, produzieren sie chemische Stoffe, die Antikörper, die je nach Eindringling entsprechend unterschiedlich sind. Antikörper heften sich an den Fremdkörper und vernichten ihn. Dieses schnell handelnde System ergänzt die langsamer agierende zelluläre Immunität.

Die dritte Methode beruht auf einem Zelltypus, den man »natürliche Killerzellen« nennt. Diese Zellen, eigentlich eine Untergruppe der T-Zellen, werden als eigenes System betrachtet, denn sie benötigen keinen vorherigen Kontakt mit dem Eindringling, um sich auf einen Angriff einzustellen. Die natürlichen Killerzellen unterstützen die zelluläre und humorale Immunität und könnten mit ihrer Fähigkeit, direkt und sofort auf abnorme Zellen zu reagieren und diese zu zerstören, eine zentrale Rolle im Kampf gegen Krebs sein. Das gesamte Immunsystem mit diesen drei Untersystemen zirkuliert unablässig in unseren Blutgefäßen, um die Unversehrtheit unseres Körpers und Geistes zu schützen und zu verteidigen.

Als das System noch wenig erforscht war, ging man davon aus, daß das Immunsystem ein vorprogrammiertes, autonomes und unabhängiges Körpersystem sei und nicht willentlich kontrolliert oder selbst reguliert werden könnte. Je mehr wir über diese außerordentliche Erfindung der Natur erfahren, desto erkennbarer wird ihre Fähigkeit, mit allen Bereichen des Körpers und Geistes zusammenzuarbeiten und Selbstregulierungsmaßnahmen gegenüber empfänglich zu sein. Ist das System gesund und in homöostatischem Gleichgewicht, beschützt es uns vor einer Vielzahl von Bakterien, Viren und den ständig in geringer Zahl auftauchenden abnormen Krebszellen. Wenn das System gestört ist, sind die Folgen katastrophal.

Eine gestörte Immunität

1981 entdeckte man bei einem jungen Mann eine ungewöhnliche Krankheit. Diese Krankheit, das sogenannte »Kaposi-Sarkom«, kommt nicht sehr häufig vor und befällt selten junge Männer. Weniger als ein Jahrzehnt später haben wir diese Krankheit, bei der das Immunsystem gestört ist und an der Tausende leiden und sterben, als AIDS kennengelernt. Sie wird von der zerstörerischen Wirkung eines Virus (HTLV III) auf die T-Helfer-Zellen ausgelöst. Ohne diese Hauptkomponente ist das Immunsystem unfähig, sich gegen Eindringlinge und abnormes Zellwachstum zu wehren. Die Schädigung des Immunsystems läßt den Körper schutzlos zurück.

Eine zweite wichtige Störung des Immunsystems stellt der Verlust der Unterscheidungsfähigkeit zwischen normalen Zellen im Körper und abnormen Zellen dar. Als Teil der normalen Auflösung alternder Zellen und der Bildung neuer Zellen produziert unser Körper immer wieder abnorme (Krebs-)Zellen. Das Immunsystem zerstört sie sofort und entfernt sie aus dem Blutkreislauf. Unter bestimmten Umständen, die noch viel zu wenig erforscht sind, verliert das Immunsystem die Fähigkeit, diese abnormen Zellen zu erkennen, was ihnen ermöglicht, unkontrolliert zu wachsen und Krebs auszubilden.

Ein wichtiges Anliegen der Krebsforschung und der Krebsbehandlung besteht darin, immer bessere und verfeinerte Techniken zu entwickeln, um die abnormen Zellen durch Arzneimittel und Strahlenbehandlungen zu zerstören. Diese Bemühungen werden jetzt auch um die Verwendung von Selbstregulierungstechniken des Geist-Körpers erweitert, zu denen Meditation, geführte Imagination, Biofeedback und gesündere Verhaltensweisen gehören. Diese Techniken, die darauf abzielen, das Immunsystem zu stärken, bieten ein enormes Potential, die verhältnismäßig ungenutzten natürlichen Heilmöglichkeiten des Geist-Körpers einzusetzen.

Eine dritte Störung des Immunsystems tritt auf, wenn der Körper seine eigenen Zellen nicht mehr erkennt, sich selbst angreift und eigenes Gewebe zerstört. Diese Störungen nennt man »Autoimmunerkrankungen«. Dazu gehören unter zahlreichen anderen Erkrankungen Arthritis, Lupus erythematodes, Hashimoto-Thyreoiditis und Gefäßentzündungen. Bei all diesen Störungen ist das Ziel der medizinischen Behandlung, das Immunsystem zu schwächen. Leider läßt sich diese Schwächung nicht auf das betroffene Gewebe beschränken. Deswegen wird der ganze Mensch allein durch die Behandlung anfälliger für fremde Eindringlinge.

Wir wissen, daß das homöostatische Gleichgewicht für ein gesundes Immunsystem wichtig ist. Langsam fangen wir an, Techniken zu begreifen, zu erlernen und anzuwenden, die unsere Fähigkeit steigern, Bereiche selbst zu regulieren, von denen wir immer angenommen haben, daß sie autonom und nicht bewußt steuerbar seien. Wie bei den anderen Körpersystemen kommt es oft zu Störungen des Immunsystems, weil der Betroffene eine Veranlagung dafür aufweist, z. B. macht das genetische Erbgut manche Menschen anfälliger für bestimmte Krankheiten und Krebsarten. Die genetische Veranlagung allein reicht jedoch nicht aus, um die eigentliche Krankheit auszulösen. Hier gilt, wie für die anderen Körpersysteme auch, daß unsere Geisteshaltung und Lebensführung im wesentlichen dafür verantwortlich sind, ob aus den Veranlagungen tatsächlich Krankheiten werden.

Die Nahrung, die wir zu uns nehmen, Gedanken, die wir haben, Bilder, die wir sehen, und unser Streßniveau hängen direkt mit dem Immunsystem zusammen. Dies ist eine der aufregendsten Erkenntnisse; z. B. wissen Ärzte, die ihre Patienten regelmäßig besuchen, daß ein Grippevirus, der umgeht, nicht auf alle Menschen die gleiche Wirkung hat. Diejenigen, die am meisten gestreßt und erschöpft sind, erkranken zuerst und brauchen am längsten, um sich zu erholen. Auch wenn es noch nicht nachgewiesen ist, sind wir Ärzte uns darüber im klaren, daß Menschen, die unter anhaltenden Depressionsphasen leiden, eher Krebs entwickeln und Menschen, die den Ehepartner verloren haben, im Folgejahr deutlich anfälliger für Krankheiten sind oder sogar sterben. Diese und andere Beobachtungen veranlassen uns dazu, neue Ansätze zu entwickeln, die das gestörte Immunsystem z. B. durch Achtsamkeit und Selbstregulierung heilen wollen.

Die Forschung konzentriert sich darauf, den Einfluß bestimmter Lebenshaltungen und Lebensperspektiven auf das Immunsystem zu untersuchen. Streß, wie in Kapitel 6 ausgeführt, und Haltungen wie Ohnmacht, Einsamkeit sowie Gefühle des Mangels, wie in Kapitel 7 beschrieben, sind Beispiele dafür, wie die Lebensführung und die Geisteshaltung das Immunsystem unterdrücken und seine natürliche Schutzfunktion herabsetzen können. Aus dieser Forschung erwachsen Bemühungen, früh einzuschreiten und das Immunsystem selbst zu regulieren, z. B. mit Entspannungstechniken, gezieltem Achtsamkeitstraining, Imaginationen, verschiedenen Arten der Psychotherapie, Bewegung und Ernährung.

Die folgende Übung wird Ihr Verständnis und Ihr Bewußtsein für die Zusammenhänge des Immunsystems erhöhen. Da wir seine Arbeit nicht sehen, berühren oder spüren können, ist es schwierig, direkt dem System gegenüber achtsam zu werden. Wir können jedoch indirekt achtsam dafür werden, wenn wir uns anschauen, was es in unserem Alltag bewirkt, wie empfänglich wir für Infektionen sind. Wir können achtsam werden für Umstände, die unser Immunsystem unterdrücken, wie beispielsweise Streß. Nehmen Sie sich für die Übung 30 Minuten Zeit, und legen Sie jeweils regelmäßig nach einigen Sätzen Pausen von 1 Minute ein.

Dreizehnter Schritt: Das Immunsystem

Setzen Sie sich bequem auf einen Stuhl, schließen Sie die Augen, und beginnen Sie mit der Übung. Stellen Sie sich vor, Sie seien ein weißes Blutkörperchen. Für diese Übung werden Sie zu einer T-Helfer-Zelle, die im Thymus heranreift und die Hauptquelle für zelluläre Immunität ist. Sie zirkulieren mit dem Blutstrom und werden von verschiedenen Blutkörperchen begleitet.

Anders als die B-Zelle, die sich eher in der Nähe von Lymphknoten und lymphartigem Gewebe aufhält, besteht Ihre Aufgabe darin, sich durch den ganzen Körper zu bewegen, um abnorme Zellen, Bakterien oder Viren aufzuspüren und zu zerstören und die B-Zellen über die Anwesenheit von Eindringlingen zu informieren. Es können Stunden vergehen, in denen Sie nichts anderes tun, als Wache zu halten. Plötzlich bewegt sich ein bakterieller Eindringling auf Sie zu, oder Sie werden von einer speziellen Warnzelle, den Makrophagen, auf die Anwesenheit von Eindringlingen hingewiesen. Sie identifizieren den Fremdkörper anhand seiner chemischen Struktur und senden chemische Signale an die T-Killerzellen, die die Bakterie dann umzingeln und vernichten.

Gleichzeitig fordern Sie die B-Zellen auf, Antikörper zu produzieren, die die Eindringlinge ebenfalls aufspüren und vernichten. Kurze Zeit später erscheinen Freßzellen auf der Bildfläche und umringen und bekämpfen zusammen mit den T-Killerzellen die Bakterien.

Wenn wir davon ausgehen, daß das Immunsystem gesund ist, werden Sie den Kampf gewinnen. Als Folge davon entstehen neue T- und B-Zellen, die die chemische Struktur des Eindringlings speichern und bei seinem erneuten Auftreten bereit sind, schnell zu reagieren.

Im Anschluß an diese Aufregung widmen Sie sich wieder Ihrer Überwachungsarbeit. Manchmal sieht es über längere Zeiträume hinweg so aus, als sei Ihre Aufmerksamkeit nicht gefragt, doch Sie sind sich darüber im klaren, daß die weitere Gesundheit des Körpers von Ihrer Anwesenheit abhängt. Vielleicht sind Sie überrascht darüber, daß hin und wieder ein Anstieg des Blutdrucks zur Entladung streßbedingter chemischer Stoffe in den Blutstrom führt. Diese schwächen Ihre Kräfte und Ihre Bereitschaft und stören Sie bei der Arbeit. Dann gibt es wieder Zeiten, in denen Sie spüren, daß der Körper entspannt und ausgeglichen wirkt, was Ihnen das Gefühl gibt, ganz lebendig zu sein und jede erdenkliche Krise angehen und meistern zu können.

Während Sie unterwegs sind und Wache halten, treffen Sie vielleicht einen Ihrer Cousins, eine B-Zelle, der sich »zu Hause« in einem Lymphknoten oder lymphartigen Gewebe wie der Milz ausruht. B-Zellen schützen das Blut, indem sie sich durch das Lymphsystem bewegen und Eindringlinge, soweit vorhanden, angreifen und vernichten. Während dieser Kämpfe schwillt der Lymphknoten an und reagiert empfindlich auf äußeren Druck, man spricht dann von »geschwollenen Drüsen«.

Als eine Zelle des Immunsystems stehen Sie in direktem beiderseitigen Austausch mit dem Gehirn, bei dem spezielle chemische Botschafter eingesetzt werden, die man Neuropeptide nennt. Neuropeptide werden von der Immunzelle abgeschickt, erreichen das Gehirn und informieren es über die Anwesenheit fremder Eindringlinge. Das Gehirn mobilisiert seinerseits durch Aussenden von Neuropeptiden die Hilfe anderer Körpersysteme, um die Unversehrtheit des Körpers zu verteidigen. Wenn diese Neuropeptide Sie, die T-Helfer-Zelle, erreichen, fördern sie Ihre gesundheitserhaltenden Maßnahmen. Dieses Kommunikationssystem ermöglicht Ihnen, auf Gefühle, die im Gehirn durch seelischen Streß hervorgerufen werden, zu reagieren, und erlaubt dem Gehirn und den Gefühlen wiederum auf Veränderungen im Körper zu reagieren, die Sie und andere Mitglieder des Immunsystems entdeckt haben. So bleibt das Immunsystem in ständigem Kontakt mit Körper und Geist.

Es ist jetzt an der Zeit, das System zu verlassen. Öffnen Sie langsam die Augen, und kehren Sie mit Ihrer Aufmerksamkeit zu Ihrer direkten Umgebung im Zimmer zurück.

Unsere Atmung können wir direkt beobachten, unser Verdauungssystem bei seiner Arbeit untersuchen und unseren Puls und Blutdruck messen. Das Immunsystem jedoch entzieht sich viel stärker unseren Blicken, weswegen wir von dieser zentralen Seite unseres Wesens getrennt und »entfremdet« sind. Die oben beschriebene Übung soll Sie mit diesem System vertraut machen, damit Sie seine Vitalität, seine Leistungen und seine Verbundenheit mit allen anderen Teilen des Körpers und Geistes spüren können. Je näher Sie ihm sind, und je mehr Sie über seine Arbeitsweise wissen, um so mehr können Sie es »anerkennen« und mit ihm arbeiten.

Das Immunsystem selbst regulieren

Wenn wir die Fähigkeit besitzen, das Immunsystem – die allerwichtigste natürliche Schutzfunktion des Körpers – selbst zu regulieren, bedeutet dies, daß wir die Macht haben, Krankheiten vorzubeugen und sie zu heilen. Während PNI uns noch langsam in die richtige Richtung führt, erforschen weiterführende Heilprogramme bereits die erfolgreichsten Bereiche einer Heilung durch Selbstregulierung. Die folgenden Methoden, von denen einige schon erwähnt wurden, sind Methoden, die die PNI-Forschung und neue medizinische Ansätze hervorgebracht haben, um das Immunsystem zu stärken:

Entspannung
Jedes Heilprogramm, besonders eines, das auf eine Selbstregulierung des Immunsystems abzielt, muß Entspannung als eine der wichtigsten Maßnahmen mit einbeziehen. Geistige und körperliche Entspannung wirken der Unterdrückung des Immunsystems durch Streß und Streßhormone, wie Korticosteroide, Adrenalin und Noradrenalin, entgegen. Regelmäßig durchgeführt, kann Entspannung die individuelle Anfälligkeit für Streß senken und die Wirkung schon bestehenden Stresses gleichzeitig verringern.

Die folgenden Methoden, die alle schon in den vorhergehenden Kapiteln beschrieben wurden, können eingesetzt werden, um das Immunsystem zu regulieren, indem sie entweder eine Entspannung herbeiführen oder die Wurzel des Stresses ausrotten: Achtsamkeitstraining, Biofeedback, Entspannungsübungen, kontrollierte Atmung, geführte Imagination und Hatha-Yoga.

Bewegung
Sportliche Bewegung kann das Immunsystem regulieren, da sie Streß reduziert, Depressionen verhindert oder schwächt, die Neigung zur Überaktivität des sympathischen Nervensystems stabilisiert und verschiedene Gehirnzentren anregt, Neuropeptide zu produzieren und freizusetzen. Endorphine sind die bekanntesten davon.

Einiges spricht auch dafür, daß sich intensives Konditionsbzw. Bewegungstraining günstig auf die Leistungsfähigkeit des Immunsystems auswirkt, was seine Überwachungsfähigkeit und die Fähigkeit, abnorme Zellen, Bakterien und Viren zu vernichten, verbessert. Seit langem ist bekannt, daß Bewegung unser allgemeines Wohlbefinden steigert. Neu ist die Entdeckung der Art und Weise, wie Bewegung die Widerstandsfähigkeit unseres Immunsystems erhöht und daß Bewegung auch eingesetzt werden kann, um die Immunität zu regulieren.

Geführte Imaginationen
Geführte Imaginationen gehören mittlerweile zum Standardrepertoire neuerer Krebsbehandlungsmethoden. Sie sollen die Reaktion des Immunsystems auf Krebszellen fördern und erhöhen. Der Krebspatient begibt sich in einen Entspannungszu-

stand und stellt sich mit Hilfe geistiger Imaginationen und anderer Gedanken vor, wie die Krebszellen vernichtet werden und der Körper geheilt wird.

Auch wenn die wissenschaftliche Grundlage nicht ausreicht, um die Steigerung der Immunfunktion durch Imaginationen eindeutig nachzuweisen, kann es kaum einen Zweifel daran geben, daß Imaginationen sich auf die Körperfunktionen auswirken. Stellen Sie sich z. B. einen herrlichen französischen Kuchen oder eine erotische Szene vor, und achten Sie darauf, welche Auswirkung diese Bilder auf Ihren Körper haben. Man kann sich gut vorstellen, daß wir die Kraft der Imaginationen nutzen können, um das Immunsystem bewußt zu regulieren.

Imaginationen verhelfen zu einer tiefen Entspannung, bremsen das sympathische Nervensystem, vermitteln ein neues Gefühl von Kontrolle und Macht und beeinflussen das Immunsystem. Diese Aspekte können bei der Heilung und Vorbeugung von Krankheiten von großem Wert sein.

Gesündere geistige Einstellungen

In Kapitel 7 werden wir uns anschauen, welche Wirkungen Gefühle wie Ohnmacht, Einsamkeit und Gefühle des Mangels auf den Körper und besonders auf das Immunsystem haben. Die bisherige PNI-Forschung geht davon aus, daß eine Veränderung dieser geistigen Einstellungen die Funktion des Immunsystems verstärkt, indem sie Streß und Depressionen reduziert und die Tätigkeit des Immunsystems möglicherweise direkt verbessert.

Zu den vielen kognitiven und experimentellen Ansätzen, die gesündere geistige Einstellungen zum Ziel haben, gehören die Psychotherapie, Selbstbehauptungstraining und Kommunikationstraining. Zusätzlich wird in diesem Buch der zweiteilige Ansatz von Achtsamkeit und Selbstregulierung beschrieben und empfohlen.

Ernährung

Obwohl man viel zur Rolle der Ernährung bei der Regulierung des Immunsystems sagen könnte, ist sie noch zu wenig erforscht, als daß wir uns ausführlich dazu äußern wollten. Wir haben einige chemische Substanzen entdeckt – natürliche und synthetisch hergestellte –, die auf das Immunsystem wirken.

Viele chemische Substanzen in unserer Nahrung besitzen möglicherweise die natürliche Fähigkeit, die Funktion des Immunsystems zu hemmen oder zu steigern. Es bedarf noch weiterer Forschung, um die Ernährung bei der Selbstregulierung gezielt einzusetzen.

Die wenigen vorhandenen Informationen lassen vermuten, daß eine erhöhte Fettzufuhr und Fettsucht (beide auch getrennt) das Immunsystem unterdrücken und gelbe und orangefarbene Gemüse das Immunsystem stärken. Ersteres vermag ansatzweise das erhöhte Krebsrisiko zu erklären, das mit übermäßigem Verzehr von Speisefetten zusammenhängt.

Schlafentzug und das soziale Umfeld

Wir finden wahrscheinlich immer mehr Wege, das Immunsystem noch mehr zu regulieren. Z. B. weist vieles daraufhin, daß ausreichend Schlaf und ein guter Freundeskreis sowie geliebte Menschen das Immunsystem unterstützen. Obwohl noch unklar ist, auf welchem Weg das Immunsystem gefördert wird, verdanken wir seine Verbesserung wahrscheinlich der erhöhten Widerstandsfähigkeit gegenüber Streß und Depressionen.

Zusammenfassung

In diesem Kapitel wurden die wichtigsten Organsysteme des Körpers behandelt, damit Sie verstehen lernen, wie Achtsamkeit und Selbstregulierungsmaßnahmen die Gesundheit unterstützen und Krankheiten vorbeugen können. Sich die Zeit für die Achtsamkeitsübungen zu nehmen und gegenüber der täglichen Arbeit Ihres Körpers achtsam zu werden ist die einzige Möglichkeit, Ihr Bewußtsein zu erweitern und angemessen und rechtzeitig Selbstregulierungsmaßnahmen anzuwenden. Die in diesem Kapitel beschriebenen Übungen sollen Ihnen helfen, dieses Ziel zu erreichen. Es ist jedoch wichtig, Ihren Körper und seine ganz eigenen Bedürfnisse sorgfältig einzuschätzen. Dies ist nur möglich, wenn Sie genau verstehen, wie Ihr Körper arbeitet.

Kapitel 7

Regulierung des Geistes

In den letzten zwei Kapiteln haben wir etwas über die ersten zwei Kategorien der Selbstregulierung gelernt: allgemeine Entspannung und Regulierung des Körpers. In diesem Kapitel werden wir erfahren, wie man den Geist reguliert. Drei weitverbreitete ungesunde und krankheitsfördernde Einstellungen wollen wir uns genau anschauen: Ohnmacht, Einsamkeit und Gefühle des Mangels. Anhand dieser drei Beispiele wollen wir untersuchen, wie die zwei Bestandteile von Selbstregulierung – bewußtes Leben und tägliches Üben – uns helfen können, Lebenskraft, Vertrauen, Glauben und ein Gefühl der Verbundenheit wiederzuerlangen und zu erleben. Diese haben wir alle einmal gekannt und erlebt, bevor unser Geist von der ungesunden Einstellung unreifer Erwachsener und ihrem Verhalten verwirrt wurde.

Der Geist ist ein außergewöhnliches, zeitweilig merkwürdig wirkendes Gebilde. Wenn man ihn sich selbst überläßt, wiederholt er immer wieder, was er gelernt hat, egal wie falsch oder zerstörerisch dies auch sein mag, anstatt sich an seine natürlichen und ungetrübten Gaben zu erinnern. Mit viel Mut und Entschlossenheit ist es möglich, Barrieren und Fesseln zu sprengen, die unserem Leben von unserem Gehirn und der Unkenntnis unserer frühen Lehrer auferlegt wurden. Wir können unsere falschen Auffassungen durch wahres, persönliches und bereicherndes Wissen ersetzen. Wir können unseren automatischen Geist einsetzen, damit er ungesunde Programmierungen durch gesunde ersetzt (diesen Vorgang nennen wir »bewußt leben«), und wir können achtsam sein, um direkt die Wahrheit in unserem Leben zu erkennen. Die Wahrheit führt zwangsläufig zu einem tiefgehenden Verständnis, das den falschen Auffassungen, die uns zu ungesunden Verhaltensweisen zwingen, die Kraft nimmt. Auf diese Weise können wir von unseren Eltern, Lehrern, Erziehern und der Gesellschaft unsere Verantwortung zurückverlangen sowie das Recht, die Art und den Inhalt unseres geistigen Lebens selbst zu bestimmen und zu steuern. Erst dann gelangen wir wieder in den Besitz unseres Geburtsrechts: der Fähigkeit zu vollkommener Gesundheit.

Bewusst leben

Bewußt leben heißt, sich darauf verlassen, daß unser Geist neue Gewohnheiten hervorbringt, wenn er wiederholt neuen Verhaltensweisen ausgesetzt ist, und diese Fähigkeit auch einzusetzen. Es gestattet uns, unseren Geist gemäß unserer Sicht der Dinge neu zu programmieren. Bewußt zu leben ist ein erster entscheidender Schritt auf dem Weg zur Regulierung des Geistes und zu einem gesunden Leben. Wenn wir grundlegenden und wichtigen lebensfördernden Verhaltensweisen Einlaß in unseren Alltag gewähren, schaffen wir einen Rahmen, in dem wir erfolgreicher und leichter unsere unnachgiebigen und ungesunden Seiten des inneren Monologs regulieren und verändern können. Auch wenn wir noch nicht wirklich so weit sind, können wir schon anfangen, indem wir so tun, als hätten wir diese neuen Verhaltensweisen bereits übernommen. Es folgen einige Beispiele für gesundes bewußtes Leben:

Gleichgewicht

Ein Gleichgewicht stellt sich ein, wenn wir extreme Verhaltensweisen vermeiden und ein Leben führen, das in Harmonie und Einklang mit unserer Umgebung ist. Häufig erfordert es ein gewisses Maß an Selbstbeherrschung. Aufmerksamkeit gegenüber geistigem und körperlichem Streß ermöglicht angemessene und rechtzeitige Handlungen, die ein Gefühl von Ausgeglichenheit bewirken. Schauen Sie sich z. B. einmal an, wieviel Zeit Sie auf gesellschaftliche Aktivitäten verwenden im Verhältnis zur Zeit, die Sie allein verbringen. Scheint Ihnen das Verhältnis angemessen? Hilft es Ihnen, sich rundum wohl zu fühlen?

Zufriedenheit

Zufriedenheit ist eine geistige Haltung, die sich mit dem begnügt, was es im Leben gibt. Zufriedenheit heißt nicht, daß wir aufhören, uns für unsere Visionen und Ziele einzusetzen, die wir in bezug auf die Zukunft haben, sondern daß wir Geduld für unsere Entwicklung haben, jeden Tag genießen und nicht von unseren ständigen Erfolgen und Mißerfolgen aufgesogen werden. Die Yogis sagen: »... Freude kann nur von Zufriedenheit kommen, nicht von dem Glauben, wir wären glücklich, wenn alle unsere Wünsche erfüllt würden.«

Einfachheit

Einfachheit heißt, den Unterschied kennen zwischen dem, was wir wollen, und dem, was wir brauchen. Alles, was wir besitzen, besitzt auch uns in gewisser Weise. Die Yogis äußern sich dazu wie folgt: »Es kostet Mühe, sich Gegenstände anzueignen, die uns Vergnügen und Freude bereiten, es kostet nochmals Mühe, sie zu bewahren, und macht unglücklich, wenn man sie verliert.« Je einfacher wir unser Leben gestalten, um so weniger geistige Verwirrung richten wir in uns an. Wir sind schon genug mit innerem Monolog beschäftigt – wir brauchen nicht noch welchen hinzuzufügen.

Ehrlichkeit

Ehrlichkeit heißt, daß wir die Wahrheit sagen. Die Yogis sagen, es sei »die Übereinstimmung von Worten und Geist mit Tatsachen.« Sie schlagen außerdem vor, daß man anfangs »so wenig wie möglich sprechen oder sogar schweigen sollte«, um in Wahrheit zu leben. Ehrlichkeit bedeutet nicht, daß man alles sagen muß. Es bedeutet, daß wir es lassen sollen, Dinge in Worte zu fassen, die anderen eher schaden als guttun.

Harmlosigkeit

Es ist wichtig, von Handlungen und Worten Abstand zu nehmen, die anderen Schaden zufügen könnten. Wir schaden anderen jedoch nicht nur durch Dinge, die wir tun, sondern auch wenn wir notwendige Handlungen unterlassen. Harmlosigkeit beinhaltet ebenfalls, daß wir anderen gegenüber wohlwollend sind und auf schädliche Haltungen und Verhaltensweisen wie Habgier, Neid und leichtfertige Handlungen verzichten.

Alleinsein

Wie wichtig Alleinsein ist, haben wir in Kapitel 3 schon erörtert. Ich möchte noch einmal betonen, daß wir Alleinsein keineswegs mit Isolation und Einsamkeit gleichsetzen können. Alleinsein heißt nicht, daß wir äußerliche Dinge im Leben vermeiden oder von uns fernhalten. Ähnlich wie wir an den Strand gehen, um zu schwimmen, oder andere Menschen aufsuchen, um in Gesellschaft zu sein bzw. Freundschaften zu pflegen, müssen wir in uns selbst gehen, um die Wahrheit in unserem Leben zu erkennen, unseren Körper und Geist zu heilen, im Leben zu »wachsen« und unsere Kreativität zu fördern und auszuleben.

Die Liste erhebt nicht den Anspruch auf Vollständigkeit. Diese Einstellungen und die damit einhergehende Lebensweise beruhigen mit anderen Dingen zusammen den Geist und verringern seelischen und körperlichen Streß. Auch wenn unser Geist noch nicht so weit ist, daß diese Einstellungen und ihre Umsetzung natürlich und spontan erfolgen, können wir sie als Richtlinien verwenden. Wir können uns bewußt dafür entscheiden, uns selbst zu heilen und an der Entwicklung eines gesünderen Geistes mitzuarbeiten. Versuchen Sie nicht, alles gleichzeitig in Ihr Leben einzubauen. Überlegen Sie, was Sie erreichen können, und fangen Sie mit kleinen Veränderungen an: Konzentrieren Sie sich vielleicht auf *eine* neue Einstellung pro Monat. Üben Sie täglich, untersuchen Sie Widerstände, die auftauchen, beobachten Sie alle Veränderungen, die mit der Übung zusammenhängen, und achten Sie darauf, daß diese Einstellung ständig in Ihrem Leben präsent ist.

In diesem Kapitel sollen drei bestimmte und weitverbreitete Formen von ungesundem inneren Monolog untersucht werden: *Ohnmacht*, die als Hilflosigkeit und Unzulänglichkeit empfunden wird, *Einsamkeit*, die als Isolation erlebt wird, und *Gefühle des Mangels*, wenn man ständig das Gefühl hat, zu kurz gekommen zu sein. In all diesen Situationen ist ausschließlich ungesunder psychischer innerer Monolog für seelisches Leid, Furcht, Sorgen und Ängste verantwortlich. Wie unmöglich es Ihnen auch vorkommen mag (wir werden noch erkennen, daß das Gefühl »festzustecken« eine Ausdrucksweise für Ohnmacht ist), Sie können diese Haltungen jederzeit hinter sich lassen und zu einem Gefühl von Selbstvertrauen, Kompetenz, Verbundenheit und Fülle gelangen. Auf intellektuellem oder analytischem Weg läßt es sich jedoch nicht erreichen, wir können nur durch eine gut trainierte innere Achtsamkeit dahin gelangen.

Im Gegensatz zur intuitiven Vorgehensweise der Achtsamkeit sammelt der analytische Intellekt viele Informationsstückchen und formt aus ihnen Ideen und Vorstellungen. Diese Ideen und Vorstellungen – in unserem Gedächtnis abgelegt und als Gedanken abrufbar – dienen als Richtlinien und Führer, mit deren Hilfe wir unsere Erfahrungen deuten und begreifen. Wie die Schatten der Menschen in Platons »Höhlengleichnis« in *Politeia* vermitteln uns unsere Ideen und Vorstellungen ein indirektes, oberflächliches und häufig ungenaues Verständnis. Dieses Verständnis – vom Intellekt und seinen Denkvorgängen geprägt – ist häufig Auslöser für unsere Schwierigkeiten und eine starke, fast undurchdringliche Barriere zu einem verständnisvolleren, unveränderlichen und wahrhaftigen Verständnis, das uns unweigerlich vor Mißverständnissen oder einem lückenhaften Verständnis bewahrt.

Die Konzentration bei innerer Achtsamkeit ermöglicht uns ein anderes Verständnis. Sie erlaubt uns, die Barrieren einer intellektuellen Denkweise zu durchbrechen und direkt zu unseren Erfahrungen vorzudringen, so daß wir ein grundsätzliches Verständnis erlangen, das sich häufig schwer in Worte fassen läßt. Die Intelligenz der Achtsamkeit nennt man »kreative Intelligenz«. Wenn wir auf diese Weise Verständnis erlangen, »wissen wir, daß wir wissen« und haben das Gefühl, in ein maßgeschneidertes Kleidungsstück geschlüpft zu sein.

Ein solches Verständnis läßt sich nicht aufspalten. Es ist grundlegend und beständig. Es hat keine Schattierungen oder Farben und eignet sich nicht für weitere Deutungen, Verurteilungen oder Bewertungen. Es ist so, wie es ist. Es löst die angstgeprägte Energie, die an falschen Auffassungen haftet, und macht uns frei zu handeln.

Um diese Art von Verständnis zu erreichen, müssen wir zuerst den intellektuellen Geist durchdringen und achtsam werden. Das kann man erreichen, indem man inneren Monolog durch Aufmerksamkeit zur Ruhe bringt. Der ruhige Geist kann sich dann auf ein Thema oder Problem konzentrieren, das er durchdringen möchte, um zu einem tieferen Verständnis zu gelangen. Dieser Vorgang ist sehr subtil. Wir müssen das Thema in unserem Geist verankern, es dort festhalten, ohne es intellektuell anzugehen. Als nächstes müssen wir unserem ganzen Wesen zugestehen, daran zu arbeiten, ohne daß wir uns einmischen. Wir widmen uns ihm nicht nur während der Konzentrationsphase des Achtsamkeitstrainings, sondern tragen es jederzeit in uns: wenn wir gehen, essen und schlafen. Wenn die Zeit reif ist und wir so lange geduldig durchhalten, ohne es zu analysieren, werden wir plötzlich Erkenntnisse erhalten, die uns das nötige Verständnis ermöglichen. Unser vorheriges Verständnis wird sich auflösen, wenn wir die Erkenntnis und Weisheit, die wir für ein gesundes Leben brauchen, erleben.

Konzentrieren wir uns z. B. auf das Thema Wut. Wenn wir wiederholt Schwierigkeiten haben, in unseren Beziehungen Konflikte zu lösen, nehmen wir automatisch eine Abwehrhaltung ein und werden wütend (es ist viel einfacher und angenehmer, andere verantwortlich zu machen, als unsere eigene Wahrnehmung und Reaktion zu beobachten, uns auf sie zu konzentrieren und sie zu verstehen). Sollte der Konflikt lange genug anhalten und immer stärker werden, führt er möglicherweise dazu, daß man sich verraten und hilflos fühlt. Daraufhin schieben wir dem anderen weiterhin die Schuld in die Schuhe und werden immer wütender, was in einem zerstörerischen Teufelskreis enden kann. Ich kann mir vorstellen, daß Ihnen dieser Ablauf genauso vertraut ist wie mir.

Wenn wir versuchen, diese Themen mit Hilfe unseres Intellekts zu bewältigen, kommen wir selten voran. In der Regel laufen ständig die gleichen Muster ab, die uns nie Erkenntnisse vermitteln, sondern darauf hinauslaufen, unsere Wut vor uns selbst zu rechtfertigen. Wenn wir

- geduldig unsere Aufmerksamkeit auf unsere eigenen Gefühle richten, sie beobachten und uns auf sie konzentrieren (es mag Stunden oder auch ein zwei Tage kosten, bis wir anderen nicht mehr genüßlich Dinge in die Schuhe schieben, für die wir selbst verantwortlich sind);
- vermeiden, die Aufmerksamkeit wieder auf den anderen zu richten;
- dem Hang unseres Intellekts widerstehen, die Situation zu analysieren;
- unserem Geist die Absicht vermitteln, die Situation und unsere Wut verstehen zu wollen, und
- uns in Konzentration üben, werden wir unweigerlich unsere oberflächlichen Reaktionen und Auffassungen durchdringen und zu einem befreienderen tieferen Verständnis gelangen. Dieser Prozeß kostet Zeit, haben Sie also Geduld.

Wir werden wahrscheinlich feststellen, daß unsere Wut aus einem Gefühl der Verletztheit entsteht. Der Verletztheit liegt häufig ein Gefühl von Traurigkeit zugrunde. Die Traurigkeit entsteht aus dem Gefühl, nicht verstanden zu werden, zuwenig Anteilnahme oder Aufmerksamkeit zu erfahren. Der Zustand andauernder Konzentration wird zeigen, wie vertraut uns diese Gefühle sind, wie oft wir im Leben dieses Muster wiederholt und an Wut gelitten haben. Vielleicht können wir uns an frühe Erlebnisse erinnern, die den Grundstein für die Intensität unserer Reaktion auf die aktuelle Situation gelegt haben. Wir erinnern uns vielleicht an die Wurzeln unserer Wut: das Verhalten eines unsensiblen oder beleidigenden, unreifen Elternteils, Lehrers oder Partners. Ganz allmählich werden wir erkennen, daß wir uns nicht unbeachtet oder abgelehnt fühlen müssen, nur weil andere uns gegenüber unsensibel sind und unsere Bedürfnissse nicht wahrnehmen. Kein Mensch verlangt, daß wir seine Probleme übernehmen. Wie einmal jemand sagte: »Was andere von mir halten, geht mich nichts an.«

Im Verlauf dieser Arbeit kommen vielleicht auch intensive Gefühle hoch, die auf die Wunden unserer frühen Kindheit zurückgehen. In diesem Fall können Sie eine Haltung der Achtsamkeit einnehmen und diese Gefühle beobachten, anstatt sich in sie hinein zu verstricken. Beobachten Sie sie genau, um mehr über ihre eigentlichen Ursachen herauszufinden.

Ergänzend zur Achtsamkeit können Sie sich auch zugestehen, die Wut, Verletztheit und Traurigkeit dieses Augenblicks stärker auszuleben, als sie tatsächlich ist, um bessere Trauerarbeit leisten zu können. Dieser Vorgang ist äußerst kompliziert, denn Sie erleben und beobachten Ihre Gefühle gleichzeitig, anstatt sie entweder distanziert zu betrachten oder hoffnungslos in sie verwickelt zu werden. Wir Menschen haben diese Fähigkeit mitbekommen, um intensive Gefühle abschwächen und loslassen zu können, indem wir die Gefühle erleben und unsere Verluste betrauern, ein Vorgang, der sich über einen gewissen Zeitraum erstreckt, wie wenn man um einen verstorbenen Freund trauert. Er kann Minuten, Stunden oder Tage dauern. An dieser Stelle ist es wichtig, achtsam zu beobachten, wie und worum Sie trauern, und Ihre frühen Verluste zu erkennen. Wenn diese Erfahrung Sie sehr mitnimmt, sollten Sie lieber die Hilfe eines Therapeuten in Anspruch nehmen, als allein weiterzumachen.

Wenn wir an diesem Thema arbeiten – sei es allein, wenn es angemessen erscheint, sei es mit einem Therapeuten – und weiterhin beobachten, wie unser Geist funktioniert, werden wir im gleichen Maße, wie unsere Erkenntnisse wachsen, von unserer Wut befreit und werden feststellen, daß unser Frieden und unser Gleichgewicht, jetzt, wo wir erwachsen sind, nie wieder von anderen gestört werden muß. Witzigerweise werden wir dann feststellen, daß es niemanden mehr gibt, auf den wir wütend sein können. Das ungesunde und unangebrachte Verhalten anderer ist ihre Sache. Von uns verlangt es nicht mehr als Mitgefühl und eine wohlwollende Gleichgültigkeit. Vor dem Hintergrund dieser Informationen wollen wir uns nun auf drei schwierige und wichtige Themenbereiche in unserem Leben konzentrieren.

Wenn unser innerer Monolog von Ohnmacht handelt, füllt er uns mit Gefühlen, Gedanken und Bildern von Hilflosigkeit, Hoffnungslosigkeit und Schikane. Als Folge davon fühlen wir uns unfähig und unzulänglich. Unfähig, unser Leben zu verändern, fühlen wir uns festgefahren, in der Falle, und verdonnern uns zu geistigem und körperlichem Leiden. Halten Sie sich stets vor Augen, daß Ohnmacht nicht durch unsere Gene vorgegeben wird. Sie wird vielmehr durch unsere Kindheitserfahrungen mit Autoritäten, gewöhnlich den Eltern, erworben und oft durch unsere Erfahrungen als Erwachsene bestätigt.

Wie geschieht so etwas? Als Steve zum ersten Mal in meine Praxis kam, klagte er über ständige leichte Depressionen. Seine Arbeit gefiel ihm nicht, und er war unzufrieden in seiner Ehe. Ich habe ihn in den nächsten zwölf Monaten mehrmals gesehen. Trotz seiner Bemühungen – er nahm Veränderungen am Arbeitsplatz vor, sprach mit seiner Frau und las wichtige Bücher – blieb er weiterhin depressiv, und sein Leben veränderte sich kaum. Im Laufe weiterer Gespräche wurde klar, daß dieser intelligente, kreative und scheinbar kompetente Mensch in seinen Bemühungen, sein Leben zu verändern, hilfos, ohnmächtig und völlig gelähmt war. Er erkannte sein Problem und führte es weiter aus, indem er seine Verwirrung, seinen Frust und seine Verzweiflung in Worte faßte.

Steve hatte zu Hause Ohnmacht kennengelernt. Es gab damals nur eine Art, etwas zu machen – die Art, wie sein Vater es machte. Als Kind war er dem unsensiblen Umgang eines autoritären Vaters ausgesetzt, und es war ihm nicht erlaubt, seine Meinung zu äußern, sich für seine Bedürfnisse einzusetzen oder auch nur das geringste Gefühl persönlicher Eigenständigkeit zu empfinden. Seine Mutter, die gelernt hatte, in stiller Verzweiflung mit ihrem Mann zusammenzuleben, fügte sich in ihre passive Rolle und diente Steve als Vorbild. Ohne Vergleichsmöglichkeiten lernte Steve, sich vor dem Mißbrauch der väterlichen Autorität zu schützen, indem er sich zurückzog, seine Bedürfnisse leugnete und sich mit seiner eigenen Ohnmacht und Hilflosigkeit auf die einzige Art abfand, die er kannte – die seiner Mutter.

Erlernte Ohnmacht und Hilflosigkeit führen nicht nur zu geistigem Leiden, sondern werden – wie wir schon angesprochen haben – in körperlichen Streß verwandelt. In dem Bestreben, das zu beweisen, haben Steven Maier und Mark Laudenslager – bekannte PNI-Forscher – eine Reihe von Experimenten durchgeführt, in denen sie die Auswirkungen erlernter Hilflosigkeit und Ohnmacht auf das Immunsystem nachgewiesen haben.[19] In einem Experiment haben sie eine Gruppe von Ratten einer Serie von unvermeidlichen Elektroschocks und eine andere Gruppe vermeidbaren Stöße ausgesetzt, d. h., der einen Gruppe wurde es ermöglicht auszuweichen, der anderen nicht. Das überraschende, aber bislang unbestätigte Ergebnis sah so aus, daß bei den Ratten, die man davon abhielt auszuweichen, das Immunsystem unterdrückt wurde. Die Forscher schlossen daraus, daß die Unterdrückung des Immunsystems direkt mit der Hilflosigkeit zusammenhing, die die Ratten erlebt hatten.

Diese und ähnliche Forschungen sind eine erste wissenschaftliche Bestätigung dafür, daß sich Hilflosigkeit und Ohnmacht, wenn man sie früh im Leben erlernt, in einer hohen Empfänglichkeit für geistigen Kummer, körperlichen Streß und ihre Langzeitfolgen – akute und chronische Krankheiten – niederschlagen.

Auch dem erwachsenen Steve erzählt sein Geist ständig etwas von Ohnmacht. Obwohl er jetzt frei wählen kann, spiegelt sein Verhalten weiterhin die Haltung der Kindheit. Leider ist es häufig so, daß, was das Kind rettet, dem Erwachsenen zum Verhängnis wird. Steve hat jetzt nur drei Möglichkeiten: Entweder findet er sich mit seinen Gefühlen von Ohnmacht und Hilflosigkeit ab und beschränkt somit seine Möglichkeiten im Leben oder er ahmt die Machtspielchen seines Vaters nach, d. h. eine Macht, die sich aus der gesellschaftlichen Stellung und Autorität ableitet, die Macht zu kontrollieren und zu herrschen – oder er kommt von seinen frühen Kindheitserfahrungen weg zu einer neuen und anderen Machtquelle.

Stellen wir uns ein anderes Szenario vor. Von Kindheit an erfahren wir Respekt und Anerkennung. Unsere Meinung ist gefragt und wird zu allen wichtigen Belangen gehört. In der Schule werden wir im Verhältnis zu dem, was wir können, bewertet und nicht so sehr im Vergleich zu anderen. Unsere Lehrer versuchen, unsere persönlichen Fähigkeiten zu erkennen und anzuerkennen, und fördern ihre Entwicklung. Wenn es an der Zeit ist, einen Beruf zu ergreifen, suchen wir im Bewußtsein unserer speziellen Talente einen Weg, der die Entfaltung unserer Persönlichkeit fördert.

Wir lernen eine völlig andere Lektion als Menschen, denen man dies vorenthält. Wir entwickeln ein Gefühl von Kompetenz, Selbstvertrauen und persönlicher Eignung und lernen eine andere Form von Macht kennen: innere Macht. Diese Art von Macht ist natürlich, unerschütterlich, empfindsam, ruhig und beständig und lädt uns energetisch auf. Sie erwächst aus einem Geist, der die Ruhelosigkeit und den alles übertönenden, negativen, inneren Monolog der Menschen, die in Ohnmacht und Angst aufwachsen, nicht kennt. Für diese Menschen ist Autorität kein Mittel gegen Ohnmacht, sondern die natürliche Form einer mitfühlenden und weisen Führungspersönlichkeit.

Innere Macht ist ein Gefühl, von dem wir jedesmal einen flüchtigen Eindruck erhaschen, wenn wir eine schwierige Aufgabe bewältigt haben: Wenn wir z. B. eine sportliche, berufliche oder künstlerische Anstrengung gemeistert haben oder durch die Augen eines geliebten Menschen unsere eigentliche Kraft und Stärke erkennen. Der Eindruck dieser Macht verflüchtigt sich, wenn wir fälschlicherweise davon ausgehen, daß die Bewältigung, der Erfolg oder der Geliebte dafür verantwortlich seien. Wenn der Glanz der Leistung nachläßt oder unser Geliebter nicht mehr da ist, scheint auch unsere Macht weg zu sein. Wir haben das Wesen der inneren Macht nicht begriffen, genauso wenig wie den inneren Monolog, der uns erzählt, daß Machtgefühle von außen kommen. Mehr Achtsamkeit ist vonnöten.

Als ich Mary zum ersten Mal sah, erschien sie in Tränen

aufgelöst und völlig außer sich in meiner Praxis und klagte über ständig wiederkehrende Kopfschmerzen und körperliche Erschöpfung. Nach zehn Jahren Ehe erklärte sie, daß sie es nicht länger ertragen könnte, wie Dreck behandelt, d. h. beschimpft und emotional mißhandelt zu werden. Obwohl sie sehr intelligent und kreativ war, konnte sie sich nicht vorstellen, unverheiratet zu sein und für sich selbst zu sorgen. Sie war regelrecht gelähmt bei dem Gedanken, sich aus einer Beziehung zu lösen, die sie zugrunderichtete. Im Laufe des Gesprächs erkannte Mary Gefühle von Ohnmacht und Hilflosigkeit, die aus ihrer Kindheit stammten. Ich bat sie am Ende des Gesprächs, über ihre Möglichkeiten nachzudenken: entweder Neinsagen zu lernen (der erste Schritt, um Ohnmacht zu überwinden) oder das Absterben ihres Gefühlslebens zu wählen.

Bei ihrem zweiten Besuch kam Mary »munter hüpfend« in meine Praxis. »Es geht mir besser«, sagte sie. »Ich habe ihm gesagt, daß ich eine Therapie mache und seine Mißhandlungen nicht länger hinnehmen würde, und wenn er nicht damit aufhörte, würde ich ausziehen.«

Mary spürte ihre Macht. Ich bat sie, die Augen zu schließen, ihre Macht zu erleben und in ihrer Vorstellung ein Bild von ihr zu erzeugen.

»Sie fühlt sich an wie eine Stahlplatte in meiner Brust. Sie fühlt sich stark, aber sehr hart und unbequem an.« Ich bat sie dann, sich auf die Stahlplatte zu konzentrieren und sie zu fokussieren. Ihre Aufmerksamkeit gegenüber der Stahlplatte würde ihr erlauben, dieses Gefühl von innerer Macht zu spüren. (Jeder Gegenstand oder jedes innere Gefühl kann als Fokus benutzt werden, um zu Achtsamkeit zu gelangen.) Wenn sie den Fokus halten könnte, würde sie in tiefere Ebenen der Achtsamkeit vordringen: Betrachtung und Meditation. Auf dieser Ebene könnte sie allmählich den Unterschied zwischen einer einerseits »erzwungenen« defensiven Macht, die aus Furcht und Wut entsteht und ein verzweifelter Überlebensversuch ist, und andererseits einer natürlicheren inneren Macht begreifen. Nach ein paar Minuten fragte ich sie: »Was passiert jetzt?« »Die Platte wird kleiner, und ich fühle mehr Ruhe und Frieden.«

In den nächsten fünf Minuten beobachtete ich genauestens ihre Atmung, ihre Hautfarbe und die Anspannung ihrer Muskeln, alles Anzeichen für ihre geistige Tätigkeit. Als ich feststellte, daß sie von einem Zustand der Aufmerksamkeit zu Betrachtung und Meditation gelangte, bat ich sie darum, die Platte verschwinden zu lassen.

Einige Augenblicke später verkündete sie: »Jetzt ist sie weg.«

»Wie fühlen Sie sich?«

»Ruhiger, entspannter und in Frieden.«

»Was geschah mit der Macht, die Sie gespürt haben, der Macht der Stahlplatte? Ist sie weg?«

»Nein! Sie ist stärker, weicher. Ich habe nicht mehr dieses Gefühl von Unwohlsein in meinem Bauch. Es fühlt sich angenehmer und natürlicher an. Ich habe das Gefühl, daß ich das, was ich tun muß, jetzt ruhiger angehen kann.«

Ich bat sie dann, stärker in das Gefühl, den meditativen Zustand, einzudringen und die Ausdehnung und Kraft der inneren Macht zu erleben. Ich warnte sie davor, daß es anfänglich schwieriger sein würde, diese Macht zu halten, weil innerer Monolog immer noch ihre vorherrschende geistige Betätigung sei und sie wieder in Ohnmacht, Zorn und weitere Versuche erzwungener Macht zurückziehen würde. Dieser kurze Eindruck von Frieden und Kraft ihrer inneren Macht würde ihr jedoch als Richtlinie für die Zukunft dienen.

Während sie weiterhin die Augen geschlossen hielt, erklärte ich ihr, daß Menschen, die ihre Macht noch nicht gekannt haben, sie erst erleben müssen, indem sie sich dazu zwingen, »nein« zu sagen, Grenzen zu setzen und sich gegen Menschen und Situationen zu wehren, die schädlich und ungesund für sie sind. Wenn wir diese Form der Macht erlangt haben, müssen wir in uns gehen und die innere Macht kennenlernen, die stärker, mitfühlend, empfindsam und beständig ist und uns keine Energie entzieht. Diese Macht leitet sich nicht von Verletztheit und Zorn ab, läßt sich nicht von der Meinung und den Taten anderer Menschen verletzen und ist stets da, wenn wir uns im Gleichgewicht befinden. Sie öffnete die Augen, und wir beendeten die einstündige Sitzung.

Mary erlebte ihre Macht zuerst als die Folge ihrer Verzweiflung, ihrer Angst und ihrer Wut. Es war ein Anfang. Wenn sie es vermeiden kann, von ihrer neu entdeckten Macht berauscht zu werden (diese Art von Macht kann man daran erkennen, daß sie strafend, kontrollierend und manipulierend wirkt, und man sollte sich am besten auf sie konzentrieren und sie beobachten) – ein Stadium, in dem viele ihr Leben lang steckenbleiben –, wird sie in der Lage sein, zu einer tieferen und ausdauernden inneren Macht vorzudringen. Sie wird ebenfalls erkennen, daß wahre beständige Macht nicht von der gesellschaftlichen Stellung, dem Prestige oder Geschlecht abhängig ist. Sie kommt von innen. Niemand kann sie uns wegnehmen. Wir können sie nur selbst weggeben, wenn wir sie leugnen, fürchten oder uns ihretwegen schuldig fühlen. Innere Macht benutzt man nicht, um andere zu kontrollieren, sondern um sie zu verstehen. Sie wird nicht eingesetzt, um zu manipulieren, sondern um zu dienen. Sie trennt die Menschen nicht, sondern verbindet sie. Sie wird nicht zur Schau gestellt, so daß alle sie sehen können. Sie verrichtet ihre Arbeit umsichtig und ruhig.

Vierzehnter Schritt: Die innere Macht entdecken

Tägliches Anwenden des Achtsamkeitstrainings ist wichtig, um den Geist in Selbstbeobachtung zu üben und die meditative Erfahrung zu fördern, die den inneren Monolog zur Ruhe bringt und Gefühle wie Selbstvertrauen und Kompetenz stärkt, die in unserem ruhigen Geist einfach da sind.

Die folgende Übung, die nicht zur täglichen Anwendung gedacht ist, soll Ihnen helfen, die Informationen zu Ohnmacht, die im vorhergehenden Abschnitt vorgestellt wurden, zu verstehen und umzusetzen. Zeichnen Sie die Übung auf Kassette auf, und nehmen Sie sich 45 Minuten Zeit dafür.

> Setzen Sie sich bequem hin, schließen Sie die Augen, und machen Sie 10 vollständige Atemzüge. (2 Minuten Pause) Widmen Sie Ihrer Atmung anschließend 10 Minuten Aufmerksamkeit, indem Sie Ihre Aufmerksamkeit auf das An- und Abschwellen des Brustkorbs oder Bauchraums beim Ein- und Ausatmen oder auf das Eindringen und Austreten der Luft durch die Nase lenken. (10 Minuten Pause)
>
> Rufen Sie sich ein vergangenes oder aktuelles Erlebnis ins Bewußtsein, in dem Sie Gefühle von Macht, Kontrolle und Selbstvertrauen gespürt haben. Manchen Menschen mag es schwerfallen, sich an ein solches Erlebnis zu erinnern. Wenn

es Ihnen schwerfällt, denken Sie sich ein solches Erlebnis aus, und rufen Sie es sich ins Bewußtsein. Erleben Sie die Erfahrung in beiden Fällen so realistisch wie möglich: Erleben Sie die Gefühle, Anblicke, Gerüche und Gedanken so lebhaft wie möglich nach. Begeben Sie sich in die Erfahrung hinein, so gut Sie können. (5 Minuten Pause)

Richten Sie Ihre Aufmerksamkeit auf die Gefühle Macht, Kontrolle, Selbstvertrauen, Wohlbefinden und Entspannung, die zu diesem Augenblick gehört haben. Beobachten Sie, wo Sie in Ihrem Körper die Stärke und Macht spüren. (1 Minute Pause) Was spüren Sie: Wärme, ein Kribbeln, Schwingungen? Egal, was sie fühlen, erleben Sie das Gefühl ganz intensiv, und spüren Sie es in Ihrem Solarplexus. Gestatten Sie ihm, sich auszudehnen wie ein Luftballon, der gerade gefüllt wird, oder an Kraft zuzunehmen wie ein kräftiges Licht oder Feuer. Versuchen Sie, in den nächsten 5 Minuten das Gefühl zu intensivieren und zu übertreiben. (3 Minuten Pause)

Wenn Sie sie nicht länger an dieser Körperstelle festhalten können, lassen Sie die Energie zum Herz fließen. Spüren Sie, wie Ihr Herz sich anfühlt, wenn es mit Macht erfüllt wird. Intensivieren Sie die Macht weiterhin, und bewegen Sie sie langsam durch ihren Körper. (5 Minuten Pause)

Wenn es in Ihrem Körper eine Stelle gibt, die sich krank anfühlt, lenken Sie die Macht dorthin. Beobachten Sie, wie sie die kranke Stelle erfüllt, und achten Sie auf alle Veränderungen. (3 Minuten Pause)

Kehren Sie jetzt zu dem Gefühl innerer Macht zurück. Nehmen Sie wahr, wie zentriert Sie sind und wie wenig Sie von der Umwelt brauchen. Wenn das anfängliche Bild immer noch da ist, lassen Sie es los, während Sie die Gefühle von Selbstvertrauen, Kompetenz, Eigenständigkeit und Gesundheit beibehalten. Das Bild war notwendig, damit Sie zu dem inneren Gefühl von Macht zurückkehren konnten: ein Gefühl, das jederzeit verfügbar ist. Durch stetige Übung kann es zu einem Teil Ihres Alltags werden. Bleiben Sie weiterhin bei dem Gefühl. (3 Minuten Pause)

Rufen Sie sich ein Problem ins Bewußtsein, das Sie derzeit beschäftigt. (2 Minuten Pause) Passen Sie auf, daß Sie sich nicht in inneren Monolog verstricken, wenn Sie sich dem

Problem widmen; beobachten Sie es lediglich aus einer inneren Stärke heraus. Wer hat die Macht, Sie oder das Problem? (1 Minute Pause) Entwerfen Sie zwei Bilder: eins von sich und eins von dem Problem. Welches ist größer und stärker? (2 Minuten Pause)

Spüren Sie, wie die Anspannung wächst, wenn das Problem die Oberhand gewinnt. Sie spüren vielleicht, wie sich Ihre innere Macht auflöst. Möchten Sie Ihre Macht bei sich behalten oder sie an andere Leute oder ihre Probleme abgeben? (1 Minute Pause) Jedesmal, wenn Sie anfangen, sich ohnmächtig zu fühlen, geben Sie Ihre Macht weg. Bleiben Sie bei Ihrer inneren Macht, und verstärken Sie sie. Widmen Sie Ihre Bemühungen der Lösung des Problems. Beobachten Sie das Problem einfach nur, ohne es zu beurteilen, und bleiben Sie achtsam. Wenn innerer Monolog über das Problem oder andere Belange Sie ablenkt, richten Sie Ihre Aufmerksamkeit wieder auf die Atmung. (1 Minute Pause)

Stellen Sie fest, wie Dinge an Intensität und Macht verlieren und leichter gelöst werden können, wenn Sie achtsam sind. Machen Sie sich bewußt, wie zentriert und ganz Sie sich fühlen. Nehmen Sie die Abwesenheit von Angst wahr. (1 Minute Pause) Um Sie herum hat sich nichts verändert; weder Kontrolle noch Manipulation waren vonnöten, Sie mußten sich lediglich selbst verändern.

Richten Sie allmählich wieder Ihre Aufmerksamkeit auf das An- und Abschwellen beim Atmen. Machen Sie das 10 Minuten lang. (10 Minuten Pause) Öffnen Sie die Augen, kehren Sie in das Hier und Jetzt des Zimmers zurück, und gehen Sie im Geiste durch, was Sie in dieser Übung gelernt haben.

Nur wenigen Menschen blieb es erspart, von ihrer Familie und der Gesellschaft zu Hilflosigkeit und Ohnmacht erzogen zu werden. Manche leiden mehr darunter als andere. In den meisten Fällen wird es gut verborgen und in falsche äußere Macht gehüllt. Diese Übung soll uns zeigen, daß jeder von uns ein Reservoir an persönlicher Macht in sich trägt. Wir sind damit auf die Welt gekommen, und wer Ihnen etwas anderes erzählen möchte, tut Ihnen Gewalt an. Ohnmacht wird anerzogen und verschleiert die Wahrnehmung der wichtigsten Belange in unserem Leben. Wenn Sie sich ohnmächtig fühlen, bringen Sie mit Hilfe der erlernten Techniken Ihren Geist zur Ruhe, erinnern Sie sich an Ihr tieferes und wahres Selbst, und beobachten Sie, was passiert. Arbeiten Sie regelmäßig mit Atemübungen, Achtsamkeit, Alleinsein, Bewegung, Selbstbeobachtung und, was am wichtigsten ist, zeigen Sie Geduld und Ausdauer, und erinnern Sie sich mit Hilfe von Imaginationen an Ihre Macht, die Ihnen dabei helfen kann, das zu werden, was Sie sind.

FÜNFZEHNTER SCHRITT: Trauerarbeit

Im Laufe der vorhergehenden Übung sind Ihnen vielleicht Gefühle von Ohnmacht und Schikane bewußt geworden, die Ihnen vorher nicht bekannt waren oder die von größerer Intensität waren, als Ihnen vorher klar war. Wenn dies der Fall ist, sollten Sie sich die Zeit nehmen, diese Gefühle nochmals zu durchleben und sie zu betrauern. Auch wenn diese Übung auf das Kapitel über Ohnmacht folgt, kann sie bei der Arbeit mit allen möglichen intensiven Gefühlen eingesetzt werden (das betrifft besonders die Übungen 16, 17 und 18, Seite 183 ff.). Manche Menschen kann die Erfahrung von Hilflosigkeit und Ohnmacht sehr mitnehmen. **Wenn Sie glauben, daß das bei Ihnen der Fall ist, versuchen Sie nicht, diese Übungen ohne einen ausgebildeten Therapeuten zu machen.** Nehmen Sie sich mindestens 30 Minuten Zeit. Führen Sie in den ersten 10 Minuten eine Übung durch, die Sie zur Ruhe bringt (das Achtsamkeitstraining oder eine Atemübung).

Nachdem Sie Ihren Geist 10 Minuten lang zur Ruhe gebracht haben, rufen Sie sich eine bestimmte Situation ins Gedächtnis, die in Ihnen Gefühle von Ohnmacht und Schikane hervorruft. Damit dies besser gelingt, versetzen Sie sich voll und ganz in die Situation, erleben Sie den Ort und die anwesenden Menschen, alle Bilder, Gefühle, Gerüche und körperlichen Empfindungen noch einmal nach. Lassen Sie das Gefühl stärker werden und sich durch Ihren Körper und Geist bewegen, und achten Sie darauf, wie Sie sich fühlen, wenn das Gefühl da ist. (5 Minuten Pause)

Gehen Sie in Ihrem Leben noch weiter zurück, und rufen

Sie sich Situationen in Erinnerung, die Sie mit diesen Gefühlen verbinden. Schauen Sie sich die Situationen genau an: Was kennzeichnet sie, wer war beteiligt, wie haben Sie reagiert? Gehen Sie so weit wie möglich zurück, bis zum Beginn Ihres Lebens. (10 Minuten Pause) Wie fühlt sich Ihr Geist an? Wie fühlt sich Ihr Körper an? Machen Sie sich die Muster bewußt, die diesen vielen Erfahrungen gemeinsam sind. Versuchen Sie herauszufinden, welches die Wurzeln dieser *erlernten Gefühle* sind. Nehmen Sie wahr, wie diese Gefühle Ihr Leben geprägt haben und sich durch Ihre Beziehungen und Erfahrungen ziehen. (10 Minuten Pause)

Wenn Gefühle wie Wut, Traurigkeit oder Verletztheit hochkommen, lassen Sie sie ebenso zu wie die Trauer. Sie werden wahrscheinlich feststellen, daß die Gefühle folgende Reihenfolge einnehmen: Wut, der Wunsch, sich zurückzuziehen, Verletztheit, Schmerzen und schließlich Traurigkeit. Lassen Sie die Gefühle zu, und beobachten Sie, wie Sie sich ihnen gegenüber verhalten, wobei Sie den Gefühlen die ganze Zeit über ihren Lauf lassen (lassen Sie sich soviel Zeit, wie Sie brauchen). **Wenn dieses Erlebnis Sie sehr mitnimmt, machen Sie nicht ohne die Hilfe eines Therapeuten weiter.**

Wenn Sie diese Gefühle durchleben, werden Sie feststellen, daß Sie neue Erkenntnisse und ein neues Verständnis entwickeln. Können Sie diese inneren Gefühle zulassen, werden Körper und Geist im Anschluß an das Gefühl der Traurigkeit immer wieder zu innerem Frieden und Stille finden. Sie werden sich zentriert und befreit fühlen. Die Fähigkeit unseres Körpers und Geistes, durch intensive Gefühle zu innerem Frieden zu gelangen, steht in krassem Gegensatz zu dem, was passiert, wenn wir Gefühle blokkieren und ständig Anspannung und Ängste in unser Leben lassen. Wenn Sie inneren Frieden erreicht haben, achten Sie darauf, wie sich Ihr Körper anfühlt, und machen Sie sich klar, wie Sie erfolgreich Gefühle durchleben, sie betrauern und von Ihnen lernen, anstatt sie »wegzustecken« (nehmen Sie sich für Ihre Beobachtungen die Zeit, die Sie brauchen). Wenn Sie soweit sind, öffnen Sie die Augen, und orientieren Sie sich langsam im Zimmer. Wiederholen Sie diese Übung, wann immer es nötig ist, beobachten Sie Ihre Gefühle, und gehen Sie auf sie ein, wann immer möglich. Es ist ganz wichtig, von Ihren Gefühlen zu lernen, und sie nicht zuzudecken, auf andere zu übertragen oder hemmungslos auszuleben.

Es ist ausgesprochen wichtig, daß Sie lernen, Ihre Gefühle zu »beherrschen«. Wenn Sie Ihre Gefühle nicht zulassen können, werden Sie sie, ohne darüber nachzudenken, unweigerlich »zudecken« oder ausleben und dadurch bei sich oder anderen Krankheiten auslösen. Die Fähigkeit, Gefühle zu »beherrschen«, sie nicht zu unterdrücken, sondern zu beobachten und zu erfahren, wird Ihnen ermöglichen, von ihnen zu lernen, ihre Wurzeln zu erkennen und schließlich ihren Einfluß auf Ihr Leben zu verringern.

Einsamkeit

Bei der Untersuchung menschlicher Beziehungsstrukturen erkennen viele Forscher einen Zusammenhang zwischen dem Tod eines Ehepartners, einer schlechten Ehe, dem Ende einer Ehe (Trennung oder Scheidung) und dem Lebenswandel des einzelnen einerseits und Streß und Krankheit andererseits. Der Zusammenhang zwischen Einsamkeit, Verlust, Streß, Depression und Krankheit kommt langsam zum Vorschein. Wenn wir verstehen, wie sowohl Einsamkeit als auch Liebe und Partnerschaft uns helfen können, das normale Ausmaß an seelischem und körperlichem Leid hinter uns zu lassen, können wir eine gesündere und lebenserhaltende Haltung zu diesen wichtigen und schwierigen menschlichen Lebensbereichen einnehmen.

Menschen scheinen sich gegenseitig zu brauchen. Die Liebe zu sich und anderen ist kein Luxus, sondern die Voraussetzung für ein gesundes Leben. Das Zusammensein, der Austausch und die Auseinandersetzung mit anderen, ob mit einem oder hundert Menschen, fördern unser Wachstum und unsere Entwicklung. Liebe gibt uns Hoffnung und die Möglichkeit, uns ganz zu fühlen. Dennoch hat der Psychologe Erich Fromm sich in seinem Buch *Die Kunst des Liebens* zu Beziehungen wie folgt geäußert: »Es gibt kaum eine Tätigkeit, eine Unternehmung, die mit solch riesigen Hoffnungen und Erwartungen begonnen wird und doch so regelmäßig scheitert, wie die

Liebe.« In unserer Gesellschaft sind viele Menschen einsam. Diese Einsamkeit ist weder dadurch bedingt noch darauf beschränkt, daß man ohne intimen Partner lebt. Sie kommt in vielen Ehen und »stabilen« Beziehungen vor. Einsamkeit ist eine Einstellung, eine geistige Haltung, die Alleinsein mit Gefühlen von Traurigkeit und Leere in Zusammenhang bringt, begleitet von der Sehnsucht nach einem anderen Menschen. Erst wenn der entsprechende Mensch gefunden und unsere Sehnsucht erwidert wurde, scheint Einsamkeit aufzuhören. Drei grundsätzliche Fehlauffassungen bilden die Grundlage dieser Einstellung: Liebe ist etwas, das von außen zu uns kommt, d. h., wir müssen den richtigen Menschen finden, der uns liebt; Liebe findet sich in der Partnerschaft, und dort ist sie sicher, und Liebe und Partnerschaft sind ein und dasselbe. Jede einzelne dieser Fehlauffassungen, die wir früh im Leben angenommen haben und die durch unsere Erfahrungen als Erwachsene häufig bestätigt werden, ist für viel Kummer und Leid im Zusammenhang mit Beziehungen verantwortlich.

Wichtig ist, daß wir folgendes begreifen: Es ist nicht die Tatsache, daß wir allein sind, die zu seelischem und körperlichem Leid führt. Einsamkeit rührt daher, daß wir nicht bei uns selbst sind. Wir sind so damit beschäftigt, nach dem richtigen Menschen Ausschau zu halten und uns darüber zu beschweren, daß derjenige, den wir haben, unsere »Bedürfnisse« und unsere »Art« nicht versteht, daß wir selten in uns gehen und uns die Frage stellen, wonach wir eigentlich suchen und warum wir es nicht finden. Es gibt einen Unterschied zwischen dem gesunden Wunsch nach Intimität sowie der Gesellschaft eines anderen Menschen und der ungesunden Suche nach einer Partnerschaft als *Mittel* gegen die Angst und den Schmerz der Einsamkeit. Letzteres läßt sich nur lösen, wenn man eine gesunde Beziehung zu sich selbst aufgebaut hat.

Es hat mich viele Jahre, große Anstrengungen und viele Schmerzen gekostet, diese Wahrheit in meinem Leben zu erkennen. Nach mehreren Jahren mit schwierigen und problematischen Beziehungen wurde ich schließlich von meiner Verzweiflung und dem unbezähmbaren Verlangen, einfach zu begreifen, was da schiefgelaufen war – ein Bedürfnis, das motiviert war von dem Wunsch, so etwas nie wieder zu erleben –, gezwungen, über oberflächliche Erklärungen hinauszugehen und meine Rolle in diesen Beziehungen besser zu verstehen. Ich war davon überzeugt, daß ich nicht weiterkäme, bevor ich das nicht begriffen hätte. Was ich dann entdeckt habe, hat mir tiefe Einsichten über Einsamkeit vermittelt, mir die Auswirkungen meiner frühen Kindheitserfahrungen auf mein Leben als Erwachsener klargemacht und mir meine Fähigkeit gezeigt, diese Erlebnisse hinter mir zu lassen und dauerhaft Liebe zu erfahren.

Nachdem ich monatelang versucht hatte, das Problem zu bewältigen, bekam ich plötzlich zu meiner großen Überraschung und ohne daß ich damit gerechnet hatte im Flugzeug den ersten wichtigen Hinweis. Ein Bild aus grauer Vorzeit kam mir in den Sinn: die verdrängte Erinnerung an ein Ereignis, das sich 20 Jahre zuvor abgespielt hatte. Es handelte sich um ein Gesicht. Vor Jahren, bei einem Besuch der Uffizien in Florenz, wurde meine Aufmerksamkeit unerwartet von dem Gesicht der Venus in Botticellis berühmtem Gemälde *Geburt der Venus* gefesselt. Während ich mich auf das konzentrierte, was ich als Wärme, Sanftheit und Heiterkeit in diesem Gesicht wahrnahm, kamen zu meiner großen Überraschung Gefühle in mir hoch, die von einer mir unbekannten Intensität waren, und füllten mein Herz: Gefühle von Offenheit, Sanftmut, Frieden und Liebe. Ich verweilte eine Zeitlang erfreut, fasziniert und in diesen neuen Gefühlen gefangen.

Plötzlich – vergleichbar dem Gefühl, das sich einstellt, wenn sich die letzten verbleibenden Teile eines Puzzles schnell an ihre Stelle einfügen lassen – stellte ich fest, daß ich versucht hatte, das Gesicht der Venus und die Gefühle, die ich damit verband, auf das Gesicht einer wirklichen Frau zu übertragen. Ich hatte viele Jahre darauf verwendet, nach der »richtigen« Frau Ausschau zu halten, nach der Frau, die diese Gefühle wieder in mir hervorrufen könnte, die ich an diesem Morgen in den Uffizien zum erstenmal erlebt hatte. Ich suchte nach einem bestimmten Menschen, einer bestimmten Beziehung, in der ich Liebe empfinden konnte. Wenn ich schließlich das Gefühl hatte, sie »gefunden zu haben«, dauerte es nicht lange, bis ich anfing zu leiden. Ich litt, weil ich die Wahrheit falsch verstanden hatte, mich an einen anderen Menschen hängte und mich von ihm abhängig machte für etwas, das man sich nur selbst geben kann. Langsam und anfangs zögerlich fing ich an zu begreifen, daß die Liebe, die ich in mir spürte, mehr mit mir zu tun hatte als mit einem Gemälde oder einem anderen Menschen.

Wenn man das mit dem Kopf begreift, ist der erste Schritt getan. Will man sich jedoch von der starken Sogkraft falscher Wahrnehmungen befreien, muß man es auf einer tieferen Ebene verstehen. Das gelang mir erst Jahre später, als es mir durch die bedingungslose Liebe eines anderen Menschen möglich wurde, direkt, überzeugend und dauerhaft *meine* eigene Liebe zu erleben und über ihre Macht, ihre ständige Präsenz und Tiefe zu bestimmen. Aufgrund der tatkräftigen Unterstützung und Liebe dieser Frau und meiner Bereitschaft begriff ich schließlich, daß ich die Fähigkeit zu lieben schon immer in mir hatte. Obwohl sie früher von anderen ausgelöst wurde, entdeckte ich schließlich, daß sie zu mir gehörte. Ich konnte sie jederzeit erleben, wann immer ich wollte. Ich mußte bloß meine überflüssigen Schutzmechanismen ablegen, die schweren Schleier beiseite schieben, mein Herz öffnen, und die Liebe war da. In der »Eingebung« eines Augenblicks erreichte die Arbeit von Jahren ihren Höhepunkt: Ich akzeptierte die Macht, Fähigkeit und Fülle meiner Liebe.

Ich stellte fest, daß das, was ich in dem leeren Gesicht von Botticellis Venus gesehen hatte (ein Gesicht, in das man alles hineinlesen konnte), die Projektion meiner eigenen Liebe und meiner eigenen weiblichen Eigenschaften war, Eigenschaften, die ich lange vor mir verborgen hatte. Die dazwischenliegenden Jahre waren Jahre notwendiger Vorbereitung, die mir erlaubt hatten, endlich das einzufordern und »anzuerkennen«, was ich schon immer war.

Die kurze Beziehung, die mich verwandelt hat, war in wenigen Wochen vorüber. Die Erkenntnis hingegen, daß Liebe unabhängig von der Anwesenheit anderer für immer in mir sein würde, war ein wesentlicher Schritt von der Illusion zur Wahrheit. Obwohl sich die alten Fehlauffassungen von Zeit zu Zeit wieder einschleichen, werden sie schnell entlarvt und somit unschädlich gemacht. Ich glaube nicht mehr, daß es möglich ist, Liebe aus einer Beziehung oder von einem anderen Menschen zu *erhalten*, sondern vielmehr, daß andere die Gelegenheit bieten, die Liebe zu teilen, die schon da ist.

Auch wenn Liebesbeziehungen immer von der Vielschichtigkeit zweier unterschiedlicher Wesen geprägt sind, die die Unterschiede des anderen begreifen und akzeptieren lernen, habe ich festgestellt, daß sie frei von Kummer und Leid sein können. Sie sind nicht länger die Hauptantriebskraft in meinem Leben. Mit der freigesetzten Energie, die nun nicht mehr auf Jagd nach Liebe ist, kann ich jetzt Liebe und eine Partnerschaft genießen und meine Energie für andere wichtige Aufgaben im Leben verwenden. Der Weg von den ersten vorsichtigen Gefühlen innerer Liebe, ausgelöst von Botticellis Venus, bis zur Anerkennung und der vollen Erfahrung von Liebe erstreckt sich über einen Zeitraum von 20 Jahren.

Nicht jeder versucht, eine innere Leere mit Beziehungen zu füllen. Es gibt viele Möglichkeiten, ein Herz zu erfüllen, das der Fähigkeit der Liebe noch nicht begegnet ist und sie noch nicht anerkennt. Zu diesen verirrten Anstrengungen gehört der Wunsch nach materiellem Besitz, Macht, Ruhm und Drogen. In gewisser Weise sind sie alle Drogen.

Eine andere Art von Liebe

Ich habe festgestellt, daß sich Liebe nicht außerhalb, sondern in uns befindet. Geliebte Menschen zeigen uns die Liebe, die jeder von uns von Natur aus hat – sie sind nicht die Quelle unserer Liebe. Sie können sie uns nicht wegnehmen, genausowenig wie sie uns Liebe geben können. Sie sind lediglich Spiegel. Nur wir selbst können uns die Liebe aberkennen, wenn wir uns dem verschließen, was immer in uns war. Wenn wir Liebe auf einen anderen Menschen beschränken, tricksen wir uns selbst aus, nehmen uns Heilmöglichkeiten, die uns im Innern jederzeit zur Verfügung stehen.

In der Liebe gibt es keine Hierarchie, keine bessere oder schlechtere Liebe, nicht mehr oder weniger Liebe. Es gibt keine Bedingungen. Man braucht die Liebe nicht zu suchen, da sie schon in uns ist und nur darauf wartet, daß wir uns an sie »erinnern«. Wir können alle erkennen, daß es möglich ist, einen Menschen, einen Baum oder ein Auto auf die gleiche Art zu lieben, so erstaunlich uns diese Wahrheit anmutet. In der Meditation kann der ruhige Geist, von seiner engen kulturellen Sichtweise befreit, die Allgegenwart der Liebe direkt erleben. Es gibt genug Liebe für alle: Es besteht kein Grund zu

Einsamkeit. Liebe, Partnerschaft und Sex sind drei getrennte Erfahrungen, die in einer intimen Beziehung zusammenfließen können. Liebe kommt von innen, sie ist persönlich und spirituell. Sie kann in einer Beziehung geteilt werden oder auch nicht. Beziehung ist eine interaktive Erfahrung zwischen zwei Menschen, die sich gegenseitig anziehen, und in der beide ihre persönliche Liebe, Lebenserfahrungen und zukünftigen Ziele teilen. Sex ist die körperliche Verbindung zweier Menschen. Sie mag Bestandteil einer Beziehung oder einer Liebeserfahrung sein oder auch nicht.

Denjenigen, die ihre Liebe noch nicht erfahren oder erkannt haben, können weitere Worte nicht helfen, sie können ihnen lediglich versichern, daß es die Liebe gibt. Wenn Sie sich diesem Thema stärker widmen und das Achtsamkeitstraining regelmäßig durchführen, werden Sie zu gegebener Zeit eine fürsorgliche Beziehung zu sich selbst entwickeln und im Frieden und der Ruhe einer Meditation lernen, Ihre eigene Liebe zu erleben. Wenn Sie sich schließlich in einem Zustand von Liebe befinden, werden Sie nicht mehr länger Liebe suchen müssen: Sie wird dann überall sein.

Die Fertigkeiten für eine Beziehung

In Beziehungen lernen wir etwas über unsere eigene Liebe, der wir oft zum ersten Mal in den empfänglichen Augen unseres Partners begegnen. Beziehungen stärken und heilen auch. Auch wenn Liebe etwas Natürliches ist, reicht sie für eine Beziehung nicht aus. Wir müssen für eine Beziehung bestimmte Fertigkeiten erwerben, Fertigkeiten, mit denen wir nicht auf die Welt gekommen sind und die wir selten in der Schule oder von Freunden lernen. Wir erlernen die Fertigkeiten, indem wir ein hohes Niveau an Achtsamkeit aufrechterhalten, gesprächsbereit und offen sind, und wenn nötig, die Hilfe von Fachkräften aufsuchen.

Gesunde Beziehungen verringern unsere Empfänglichkeit für Streß und fördern unsere Fähigkeit, eine gesunde Geisteshaltung und Lebensführung anzunehmen. Das Ergebnis ist weniger Streß und mehr Entspannung. Diese Geisteshaltung oder Einstellung verschafft uns mehr Augenblicke der Zufriedenheit und Freude und wird außerdem von den chemischen

Boten des Gehirns in ein gesundes, körperliches Gleichgewicht umgesetzt.

Bestimmte Themen sorgen in vielen Beziehungen immer wieder für Kummer. Sie können überprüfen, ob sie Streßfaktoren für Sie darstellen, indem Sie sie beobachten, wenn Ihr Geist klar und ruhig ist. Wenn Sie feststellen, daß diese Themen Ihnen derzeit Kummer bereiten, bringen Sie Ihren inneren Monolog zum Schweigen, und widmen Sie sich ihnen ausführlich.

Niemand kann mich mehr lieben als ich selbst

So offensichtlich Ihnen diese Behauptung auch vorkommen mag, verhalten sich die wenigsten von uns so, als sei sie wahr. Manche verlangen von anderen die Liebe, die ihnen selbst fehlt. Wenn wir uns selbst lieben, sind wir voller Selbstvertrauen und Freude, lebendig und spontan. Dann ist unser Herz offen, ungeschützt und bereit, die Liebe anderer anzunehmen und zu erleben. Wenn wir uns verachten und uns nicht liebenswert finden, errichten wir Mauern, die uns von anderen trennen. Die anderen – entweder frustriert darüber, daß uns ihre Liebe durch die dicken Mauern nicht erreicht, oder müde davon, die Energie aufzubringen, die es kostet, einen Menschen zu lieben, der sich selbst nicht für liebenswert erachtet – geben auf und gehen weg, womit sie uns nur in der Annahme bestätigen, wir seien nicht liebenswert. Zur Förderung unserer Gesundheit sollten wir Liebe nicht in anderen suchen, sondern in uns selbst entdecken. Wenn wir letzteres erreichen, ist Liebe da, wo immer wir hinschauen.

Niemand kann mir geben, was ich mir selbst vorenthalte

Diese Auffassung ist eine Ergänzung zur vorhergehenden. Wenn wir andere Menschen für das Mittel gegen unsere Einsamkeit, Ohnmacht, Mangelgefühle, geringes Selbstwertgefühl, Versagensängste oder ständige Sorgen halten, machen wir uns von geliebten Menschen abhängig, die uns das geben sollen, was wir uns letztendlich selbst geben müssen. Abhängigkeit von anderen für Dinge, die wir uns selbst verschaffen können, ist verheerend. Wir werden früher oder später nicht bekommen, was wir zu brauchen glauben, und Wut und Haß dringen in die vorher makellose Beziehung ein. Gesunde Beziehungen zwingen uns häufig unter großen Schmerzen, nach innen zu schauen und an unseren eingebildeten Unzulänglichkeiten zu arbeiten, bis wir die Liebe in uns entdecken. Häufig besteht das große Geschenk einer Beziehung nicht darin, daß sie uns gibt, was wir wollen, sondern daß sie es uns verwehrt.

Geben heißt nicht nehmen

Geschenke dienen in Beziehungen häufig dazu, den anderen zu kontrollieren und zu manipulieren. Freizügig geben heißt geben, ohne eine Gegenleistung zu erwarten. Dies kann unausgesprochen erfolgen oder auch thematisiert werden. Geben hat nichts mit Gegenseitigkeit oder Fairneß zu tun. Gegenseitigkeit und Fairneß gehören zu Geschäfts-, nicht zu Liebesbeziehungen. Wenn Sie das, was Sie brauchen, nicht bekommen, fordern Sie es direkt ein – nicht indem Sie, durch Geschenke verschleiert, darum *bitten* und es *fordern*, sondern indem Sie Ihre legitimen Bedürfnisse äußern. Geben sollte eine reine und unverdorbene Handlung sein – sie ist letztendlich ihre eigene Belohnung. Achten Sie jedesmal, wenn Sie etwas verschenken, darauf, daß Sie keine Bedingungen daran knüpfen. Dann werden Sie auch keine gesundheitsbedrohlichen Haßgefühle oder Wut entwickeln, und der andere wird sich nicht wegen einer unausgesprochenen Verpflichtung, die er nicht erfüllen kann oder will, schuldig fühlen.

Unterschiedlich sein heißt nicht, sich gegenseitig ablehnen

Der schwierigste Teil einer Beziehung besteht darin, zu erkennen und zu akzeptieren, daß der andere anders ist als man selbst. Ich möchte diese Behauptung mit Nachdruck wiederholen: *Der schwierigste Teil einer Beziehung besteht darin, zu erkennen und zu akzeptieren, daß der andere anders ist als man selbst.* Ein in sich gekehrter Mensch, der ruhig und nachdenklich wird, wenn er Sorgen hat, lehnt einen nach außen gerichteten Menschen, der reden möchte, nicht ab – er denkt nur über sich nach. So geht der introvertierte Mensch mit Sorgen um. Der extrovertierte, der ohne Unterbrechung redet, wenn er besorgt ist, greift den introvertierten nicht an, der Ruhe braucht und über sich selbst nachdenkt – er geht mit Sorgen so um, wie er es kennt, er spricht über sie. Wenn der eine in der Beziehung mehr Zeit und Raum für sich allein braucht als der andere, ist das nicht gleichzusetzen mit Ablehnung, sondern Ausdruck unterschiedlicher Bedürfnisse.

Den Unterschied respektieren bedeutet manchmal, daß es zwei Menschen nicht möglich ist, ihre Liebe in einer intimen Beziehung aufrechtzuerhalten, es kann aber auch heißen, daß jeder seine Art ausbaut und von dem anderen lernt. Liebe reicht für eine intime Beziehung nicht aus: Gemeinsame Interessen und ein sich weitestgehend ergänzender oder entsprechender Lebensstil sind absolute Voraussetzung für eine gute Partnerschaft. Um mit dem Konflikt umzugehen, der bei dem Versuch entsteht, einen anderen Menschen zu ändern, müssen wir in uns gehen und ehrlich unsere Bedürfnisse, persönlichen Ansichten und die Art, mit der Andersartigkeit des anderen umzugehen, untersuchen. Möglicherweise lernen wir aus einer neuen Perspektive heraus die Unterschiede der einzelnen schätzen, die wir ständig in unserem Alltag erleben.

Getrenntsein ist nicht Rückzug

Wie beim Tanzen ist die Fähigkeit, von der Einheit zur Trennung und von der Trennung zur Einheit zu gelangen, ein subtiler, intuitiver und rhythmischer Akt. Neben der Toleranz der menschlichen Unterschiede ist dies vielleicht der wichtigste Bestandteil einer Partnerschaft. Wir müssen lernen, voneinander getrennt zu sein und uns zu vereinen, und müssen beides gleichzeitig können. Nur zu häufig verlieren wir in der Beziehung unsere Einzigartigkeit und mit ihr Teile unserer Persönlichkeit, Interessen und Begabungen, die überdeckt und vergessen werden, je mehr der andere uns vereinnahmt. Die Alternative ist, getrennt zu bleiben, aus Angst, uns zu verlieren, und zu unserem eigenen Schutz. In keinem der Fälle ist eine gesunde Partnerschaft möglich, und die Anstrengung, die vonnöten ist, um eine der beiden Alternativen aufrechtzuerhalten, kann zu Streßsituationen führen und die Gesundheit beeinträchtigen. Eine Partnerschaft erfordert paradoxerweise sowohl Einheit als auch Trennung.

Nur ich muß mich ändern

Ihre Verantwortung in einer Beziehung besteht stets darin, in sich zu gehen und sich zu fragen: »Wie habe ich dieses Problem erzeugt?«, »Warum reagiere ich so?« und »Was kann ich an mir ändern?« Um zu verstehen, wie Sie etwas ändern können, fangen Sie bei sich an. Wenn Sie lernen, freizügiger zu geben, Unterschiede in der Lebensweise zu respektieren und zu akzeptieren, für sich zu sorgen, Ihre Bedürfnisse durchzusetzen und Ihre Gefühle und diese Bedürfnisse *direkt* zu äußern, wird das Ergebnis eine gesündere Beziehung sein, egal mit welchem Partner. Der andere, sofern er sich selbst dafür entscheidet, kann sich die gleichen Fragen stellen oder es lassen.

Ich bin nie einsam

Verwechseln Sie nicht Einsamkeit mit Alleinsein. Alleinsein kann sehr stärkend sein, ein Zustand, nach dem man sich sehnt und der Voraussetzung für Wachstum und Spiritualität ist. Einsamkeit wird eher gefürchtet. Eine Beziehung kann kein Mittel gegen Einsamkeit sein. Wenn Sie das annehmen, werden Sie sich letztendlich einsam fühlen, selbst wenn der andere anwesend ist. Das Mittel gegen Einsamkeitsgefühle heißt Achtsamkeit sowie eine zunehmend häufigere Erfahrung des tieferen Selbst, das immer da und zugänglich ist. Die Erfahrung der Verbundenheit mit uns selbst kann zu einer angstfreien, dauerhaften und unangreifbaren Verbundenheit mit anderen Menschen und der Natur führen. Die Fähigkeit, das tiefere Selbst zu erfahren, ist der Grundstein, auf dem sich die Beziehung zu einem anderen Menschen am erfolgreichsten entwickeln kann.

Ich möchte nochmals betonen, daß Einsamkeit ein Zustand inneren Leidens sein kann, der aus einer falschen Auffassung von Liebe und Partnerschaft entsteht. Liebe und Partnerschaft sind unterschiedliche Erfahrungen. Wenn man sich darüber nicht im klaren ist, führt es leicht zu einer Verwechslung, und es wird schwieriger, beides zu erreichen. *Liebe* hat keine Form, ist eine dauerhafte, bedingungslose Erfahrung, ein Gefühl, das von Herzen kommt und keinerlei Gegenstände, Menschen oder Dinge benötigt. Bedingungslose Liebe ist eine Fähigkeit des tieferen Selbst, des Selbst der Achtsamkeit. Eine *Partnerschaft* ist eine Form schlechthin. Sie beschreibt häufig eine zeitlich begrenzte, an Bedingungen geknüpfte Art zwischenmenschlicher Beziehungen. Sie bezieht unsere Persönlichkeit mit allen Wünschen, Bedürfnissen, Hoffnungen und Träumen sehr stark ein. Eine Partnerschaft kann Tage dauern oder Jahrzehnte. Sie verlieren vielleicht einen Partner, aber die Erfahrung von Liebe muß dabei nicht verlorengehen. Innere Achtsamkeit hilft uns, unsere falschen Auffassungen zu erkennen und die Wahrheit über Liebe und Partnerschaft zu entdecken.

Kurze Wiederholung

- Es besteht eine direkte Beziehung zwischen Einsamkeit und Krankheit. Untersuchungen haben gezeigt, daß Einsamkeit zu einer erhöhten Empfänglichkeit für Streß und Depressionen führen kann, die sich wiederum in körperlichen Veränderungen und einer größeren Anfälligkeit für Krankheiten niederschlagen kann.
- Einsamkeit kann eine Haltung sein, die auf drei Fehlauffassungen beruht: Liebe befindet sich außerhalb von uns, Liebe findet sich in Partnerschaften, und Liebe und Partnerschaft sind ein und dasselbe.

SECHZEHNTER SCHRITT: Achtsamkeit in der Partnerschaft

Zeichnen Sie die folgende Übung auf Kassette auf. Beachten Sie die Pausen, und nehmen Sie sich dafür 1 Stunde Zeit.

Setzen Sie sich bequem hin, schließen Sie die Augen, und rufen Sie sich das Bild eines Menschen ins Bewußtsein, mit dem Sie ungelöste Probleme haben oder hatten. Lassen Sie Ihren Geist von dieser Beziehung erzählen. Hören Sie auf seine Sorgen, seine Haßgefühle, seine Wut und die vielen Gespräche, die er aufgrund Ihrer Beziehung zu diesem Menschen geführt hat und noch führen wird.

Es ist gut möglich, daß Ihr Geist die Probleme in dieser Beziehung aus einer Schutz- oder Verteidigungshaltung heraus sieht. Innerer Monolog äußert sich häufig auf diese Weise. Er durchlebt ständig die gleichen Gedanken und läßt selten neue Erkenntnisse oder kreative Ansätze zu, die Ihnen helfen könnten, gestörte Beziehungen zu heilen. Achten Sie noch etwa 5 Minuten lang auf Ihren inneren Monolog. (5 Minuten Pause)

Lassen Sie anschließend dieses Bild aus Ihrem Bewußtsein verschwinden, und begeben Sie sich in einen Zustand der

Achtsamkeit, indem Sie Ihre Aufmerksamkeit auf die Atmung lenken, wie Sie es beim Achtsamkeitstraining gelernt haben. Achten Sie darauf, wie schwer es ist, zu einem Zustand von Achtsamkeit zu gelangen, wenn der innere Monolog auf negative Gedanken gerichtet ist. Nehmen Sie sich 10 Minuten Zeit, eventuell auch länger, um einen Zustand der Achtsamkeit zu erreichen. Sie wissen, daß Sie ihn erreicht haben, wenn Körper und Geist zur Ruhe gekommen sind und sich Gefühle von Frieden, Harmonie, Gleichgewicht, innerer Stärke und Bewegungsfreiheit eingestellt haben. Nehmen Sie wahr, daß Ihre Schutz- und Verteidigungshaltung verschwunden ist. Das achtsame Selbst fühlt sich sicher, unverletzbar und beschenkt. (10 Minuten Pause)

Während Sie die ganze Zeit über zentriert und achtsam bleiben, holen Sie das Bild des Menschen in Ihr Bewußtsein, mit dem Sie in der letzten Übung gearbeitet haben. Bleiben Sie bei ihm, aber behalten Sie einen inneren Abstand bei, als wäre derjenige ein neutraler Gegenstand. Lenken Sie Ihre Aufmerksamkeit auf das Bild oder Ihre Wahrnehmung dieses Menschen. Wenn der innere Monolog wieder anfängt, befreien Sie Ihren Geist, indem Sie wieder das Bild betrachten, als wäre es das »An- und Abschwellen« Ihrer Übung.

Wenn Sie Ihre Aufmerksamkeit weiterhin auf diesen Menschen gerichtet halten, ohne daß Ihr innerer Monolog eingreift, werden Sie andere Seiten an demjenigen entdecken. Hinter seinem Verhalten entdecken Sie vielleicht Angst, Verletztheit, Sorgen und Schmerz. Sie sind möglicherweise in der Lage, in sein früheres Leben zu schauen und den Kummer oder das Leid zu erkennen, das ihn zu diesem Punkt im Leben gebracht hat. Vielleicht erkennen Sie auch, was Sie beide zusammengebracht hat und was Sie aus dieser Beziehung lernen sollen.

Behalten Sie die Aufmerksamkeit bei, gehen Sie über diese Probleme hinaus, und lassen Sie sich von Ihrem achtsamen Selbst in die tieferen Bewußtseinsebenen dieses Menschen mitnehmen. Wenn Sie achtsam bleiben, werden Sie diesen Menschen allmählich auf einer tieferen Ebene erleben, die Ihre Beziehung von der gegenwärtigen Sichtweise und den augenblicklichen Fesseln befreien kann. Vielleicht mögen Sie die Art desjenigen, seine Ähnlichkeit mit Ihnen oder die

Unterschiede. Sie begreifen vielleicht, daß wir alle unterschiedliche Wege gehen, um zum gleichen Ziel zu gelangen, und daß das, was an dem Weg eines anderen seltsam und eigenartig erscheinen mag, einfach nur die Art ist, wie er seinen eigenen Weg zu Liebe und Freude findet. Wie ungewöhnlich Ihnen dieser Weg auch erscheinen mag, für den anderen ist er zur Zeit genau der richtige.

Sie erkennen vielleicht, daß Sie zwar möglicherweise keine Beziehung mit diesem Menschen eingehen können oder Ihre Beziehung sehr eingeschränkt ist, Sie aber doch in der Lage sind, Ihre Liebe mit ihm zu teilen. Sie bestimmen, ob Sie dieser Liebe mit Worten Ausdruck verleihen wollen oder nicht. Liebe verlangt nicht die Beteiligung des anderen. Wenn Sie Liebe empfinden und erleben, nehmen Sie wahr, daß Sie in Ihnen drin ist und den anderen Menschen nicht braucht. Nehmen Sie in Ihrem Körper ein Gefühl von Lebendigkeit, Wärme, Ganzheit und Harmonie wahr.

Sie wissen jetzt, daß Liebe sich *in* Ihnen befindet und nichts und niemanden braucht. Sie müssen nur Ihr Herz ganz öffnen, ohne eine Schutzhaltung einzunehmen. Halten Sie dieses Gefühl fest, während Sie langsam das Bild und das Bewußtsein des anderen Menschen loslassen. Behalten Sie dieses Gefühl weitere 10 Minuten bei. (10 Minuten Pause)

Öffnen Sie die Augen, und richten Sie Ihre Aufmerksamkeit auf einen Gegenstand im Raum. Nehmen Sie wahr, wie sich dieser Gegenstand für Sie anfühlt, wenn Sie offen und voller Liebe sind. Erleben Sie bewußt Ihre Verbundenheit mit diesem Gegenstand, seiner Wärme, Schönheit und Lebendigkeit sowie seines Ausdrucks von Einheit, Fluß, Energie und Liebe, die das Leben ausmachen.

Stehen Sie auf. Gehen Sie umher. Behalten Sie den achtsamen Zustand der Liebe bei, wenn Sie mit anderen Menschen und der Natur in Berührung kommen. Gehen Sie langsam im vollen Bewußtsein Ihres Körpers, Ihres Geistes und Ihrer Umgebung. Bleiben Sie einen Moment lang stehen, und betrachten Sie einen bestimmten Gegenstand. Nehmen Sie wahr, wieviel er Ihnen über das Leben sagen kann. Je länger Sie bei ihm verweilen, desto mehr können Sie lernen, desto lebendiger wird er für Sie werden und desto mehr können Sie die Einheit und Verbundenheit mit allen Dingen erleben.

Diese Übung muß nicht nach einer Stunde enden. Sie kann Ihr ganzes Leben andauern. Es ist jedoch wahrscheinlicher, daß die Sogwirkung des Alltags Sie aus Ihrer neuen Sichtweise in die Welt des inneren Monologs zurückholen wird. So ist es nun mal. Wir müssen lernen, uns zwischen beiden Welten – der inneren und der äußeren – zu bewegen. Mit etwas Übung und mehr Erfahrung werden Sie Ihren Geist jederzeit steuern können und Ihre Aufmerksamkeit dahin lenken, wohin Sie sie haben wollen.

Intime Beziehungen zwingen uns, all das an uns zu sehen, was wir nie sehen wollten. Das ist es, was sie uns geben und wodurch sie uns auch Schmerzen bereiten. Wenn Sie eine Beziehung »einsetzen« können, ist sie ein phantastisches Mittel, um zu entdecken, wer und was Sie sind. Wenn Sie vermeiden, aus Beziehungen zu lernen, indem Sie dem anderen die Schuld an Problemen zuschieben (andere haben offensichtlich auch ihre eigenen Probleme), nach dem »Richtigen« Ausschau halten, sich zurückziehen oder Ihren Schmerz mit Besitz, Drogen oder falscher Macht betäuben, werden Sie außer sich selbst auch die Schönheit und den Glanz einer gesunden intimen Beziehung verlieren.

Vergessen Sie nicht, daß gesunde, unterstützende Beziehungen nicht nur Freude und Frieden bringen, sondern sich auch deutlich auf die körperliche Gesundheit auswirken. In den Anfangskapiteln habe ich die Forschungsergebnisse vorgestellt, die diese These untermauern. Zur besseren Erinnerung, möchte ich die Ergebnisse der Untersuchungen noch einmal anführen: Der Verlust eines geliebten Menschen führt oft zu einem Anstieg körperlicher Schwäche und dem unerwarteten Tod des überlebenden Ehepartners; es besteht ein Zusammenhang zwischen Eheproblemen und einer angegriffenen Gesundheit; direkt nach einer Scheidung ist die Gesundheit der Betroffenen häufig angegriffen; Scheidungen gehören zu den Ereignissen im Leben, die am meisten Streß mit sich führen und Krankheiten auslösen, und Einsamkeit erhöht die Anfälligkeit für Streß und für Störungen, die damit zusammenhängen.

Wenn es uns gelingt, derartige Beziehungen zu führen, können wir aus der Heilkraft, die aus der seelisch und körperlich

»heilenden Berührung« eines anderen Menschen kommt, wie auch aus unserer eigenen Liebe schöpfen. Es gibt wenige Menschen, die an der Heilkraft der Liebe zweifeln würden, und sie hat keinerlei schädliche Nebenwirkungen. Eine gesunde Beziehung ist kein Luxus.

Gefühle des Mangels

Wir haben das Gefühl, zu kurz gekommen zu sein, wenn unsere Bedürfnisse nicht erfüllt werden – wenn wir das Gefühl haben, daß jemand oder etwas nicht für unsere Bedürfnisse sorgen kann. Wenn wir dieses Gefühl auf unsere Umgebung übertragen, empfinden wir die Welt als einen Ort voller Mangel. Für manche gehören Mangel und Entbehrung zum Leben, sie erhalten nie genug Sicherheit, Geld, Zeit oder Liebe. Das Leben wird zu einem endlosen Kampf mit unserer Umwelt: dem Kampf für die Erfüllung unserer Bedürfnisse und für weniger Angst vor Mangel. Wenn unser Geist schließlich zur Ruhe kommt und unsere Bedürfnisse befriedigt zu sein scheinen, übernimmt eine andere Angst die Kontrolle: die Angst, das, was wir haben, zu verlieren. Sie schürt die endlose Sorge und den endlosen Kampf, die für Menschen, die glauben an Mangel und Not zu leiden, kennzeichnend sind.

Mit dem Gefühl zu leben, man habe nie genug, bedeutet, daß man immer auf der Suche nach Geld, Macht, einer entsprechenden Stellung, Besitztümern und Liebhabern ist, die uns schließlich von der ängstlichen, verzweifelten Suche erlösen sollen. Wir sammeln immer mehr an und brauchen auch zu unserer Bestürzung immer mehr. Wenn wir einmal zur Ruhe gekommen sind, fangen wir an, wieder unruhig zu werden und uns zu bewegen. Es ist so, als hätten wir den Eindruck, im Wettrennen gegen die Kraft der Armut und Entbehrung zurückzufallen, wenn wir zur Ruhe kämen und stehenblieben. Doch es ist ein Wettrennen, das wir nie gewinnen können, wenn wir die Richtung nicht ändern. Wenn unser Geist von Armut und Mangel spricht, spult er alte Programmierungen ab. Er redet so, als würden wir in grauer Vorzeit leben, wo jeder Tag auf der Suche nach Essen ein Kampf war mit wilden Tieren, die frei herumliefen, und der menschlichen Brutalität, die unkontrolliert herrschte. Er ignoriert die heutige Situation: Supermärkte, Zoos und das Gesetz. Nur wenige Menschen leiden im Leben Mangel, wenn es um die Erfüllung ihrer materiellen Grundbedürfnisse geht. Was ihnen fehlt, ist Liebe und Respekt für sich selbst, das Vertrauen in ihren Reichtum und den der Erde, der Glaube, daß sie das Leben schon versorgt mit dem, was sie brauchen, und das Wissen und die Weisheit, die sie über ihren inneren Monolog, der von Armut und Mangel erzählt, zu einer tieferen, erreichbaren Wirklichkeit im Überfluß führt.

Wenn man ständig nur an Mangel denkt, ihn fühlt, empfindet und sich vorstellt, erlebt man unweigerlich Enttäuschung, Frust, Sorgen und Depression. Die PNI-Forschung sowie medizinische Untersuchungen an Menschen, die schwerkrank sind, lassen vermuten, daß Depressionen wie auch Streß, Ohnmacht und Einsamkeit das Immunsystem unterdrücken und den Körper für Krankheiten anfälliger machen. Wie das Mittel gegen Ohnmacht und Einsamkeit ist auch das Mittel gegen das ständige Gefühl des Mangels ein Perspektivenwechsel, eine innere Wende.

Fülle

In der Tiefe unseres Geistes hat jeder von uns eine Vorstellung, eine Erinnerung oder ein Bild davon, wie es sich anfühlt, gesund und quicklebendig zu sein. Diese Gefühle von innerem Reichtum und Fülle – auch wenn sie für jemanden, der unglücklich ist, Geldsorgen hat oder mit den endlosen Anforderungen des Alltags hadert, selten sind – sind sehr befriedigend. Sie können ein Gefühl von Frieden und Vollständigkeit hervorbringen. In diesen Augenblicken erleben wir uns vielleicht sogar als vollkommen gesund. Reichtum und Ganzheit, auch wenn wir sie nur zu oft vergessen, warten jederzeit auf unsere Rückkehr.

Es gab eine Zeit, als Wiese, Fluß und Wald
Der Erde und jede gewöhnlich Sicht
Mir vorkam bald
Wie eingetaucht in Göttlich Licht
Wie ein Traum, der ringsum widerhallt.

Es ist nicht mehr, wie es zu Zeiten war, die lange her –
Egal, wie schön die Pracht,
Die ich seh' bei Tag und Nacht,
Was ich gesehen habe, seh' ich längst nicht mehr.

William Wordsworth

Unsere Erinnerung an Zeiten der Ganzheit und Freude bietet uns viele Möglichkeiten und ist der Nährboden für Schmerzen. Diese Ganzheit empfinden wir häufig im Anfangstaumel einer Liebesbeziehung, der Stille einer Meditation, der Freude an einem Waldspaziergang oder, was für allzu viele Menschen gilt, in der kurzen lindernden Wirkung einer bewußtseinsverändernden Droge. Unsere Möglichkeiten liegen, um weiter mit Wordsworth zu sprechen, im Zurückgewinnen der »Stunde der Pracht im Grase, dem Ruhm der Blume ...«. Unser Schmerz besteht darin, daß wir nur kurze Eindrücke und Erinnerungen an diese Gefühle haben und nicht bewußt wissen, wie wir wieder zu ihnen zurückkehren können.

Diesen lange zurückliegenden Verlust haben wir vielmehr ersetzt durch einen von unserer Familie und Kultur vorgegebenen Weg, eine Richtung und einen Führer, die uns angeblich Gesundheit und Freude bringen sollen. Nachdem wir jahrelang die vorgeschriebenen Leitern erklommen haben, vielleicht sogar oben angelangt sind, ist es schmerzlich, feststellen zu müssen, wie wenig wir von dem versprochenen Frieden, der Freude und dem Glück bekommen haben. Wir fühlen uns in zweierlei Hinsicht betrogen: Wir haben erstens die Regeln befolgt und gingen leer aus, und wir haben zweitens nicht die Mittel, um zu bekommen, was wir brauchen.

Wie ich weiter vorne in diesem Kapitel schon gesagt habe, stehen jedem von uns die Mittel zur Verfügung, zu entdecken und in unser Leben zu holen, was wir brauchen. Wir können Fülle und Reichtum erleben, genauso wie wir persönliche Macht und wichtige Beziehungen haben können, je nachdem wie ruhig und achtsam unser Geist ist. Das achtsame Selbst weiß, daß es bei Reichtum nicht darum geht zu nehmen, sondern zu geben, nicht zu haben, sondern loszulassen, nicht in einer Welt voller Mangel zu leben, sondern daß wir unser inneres Ego ignorieren.

Wenn wir Menschen, Besitz und Macht sammeln, finden wir

nur einen Augenblick Frieden und Zufriedenheit in einem ansonsten verzweifelten Leben. Wenn wir allerdings von der Erwartung Abstand nehmen, daß Menschen und Dinge unsere einzige Quelle der Zufriedenheit sind, eröffnen sich uns neue Möglichkeiten. Wenn ich jeden Tag sehe, wie diese Möglichkeiten im Leben vieler Menschen auftauchen, bin ich davon überzeugt, daß es einfach ist, in einem Gefühl der Fülle zu leben.

Der erste Schritt zur Fülle ist das einfache und doch schwierige Eingeständnis: »Ich habe es nicht geschafft, meine gesunden Bedürfnisse vernünftig zu befriedigen und dadurch dauerhaft das Gefühl von Zufriedenheit und Fülle zu haben.« Solange Sie diesen ersten Schritt nicht machen, können Sie keine weiteren Fortschritte machen. Sie müssen die illusorische Vorstellung hinter sich lassen, daß Sie Frieden finden, wenn Sie Ihre Umgebung beeinflussen. Es ist nicht einfach, diesen Teil der Wirklichkeit zu akzeptieren. Sie bricht mit vielem, wenn nicht allem, was wir gelernt haben. Es ist nicht einfach, Dinge, die wir kennen, zugunsten von etwas Unbekanntem loszulassen. Jedem Durchbruch geht ein Zusammenbruch voraus.

Der zweite Schritt besteht darin anzuerkennen, daß Reichtum nicht in der äußeren Welt erreicht werden kann, wenn wir ihn nicht in uns erreicht haben. Das mag wie ein Rückschritt wirken. In Wahrheit ist es aber ein Schritt in die richtige Richtung und ein Schritt, den wir kontrollieren können. Er wird uns von allem Kummer und Leid aufgezwungen, die wir erleben, wenn wir wiederholt feststellen müssen, daß unsere Art zu leben nicht funktioniert. Wenn Ihnen dieser Schritt voreilig und unangemessen erscheint, werden Sie wahrscheinlich weiterhin in der ungesunden Annahme leben, zu kurz gekommen zu sein und Mangel zu leiden.

Der dritte Schritt besteht in der täglichen, disziplinierten Anwendung von Achtsamkeit. Durch geduldiges Üben und indem Sie Jahre nutzloser Anstrengung umstoßen, werden Sie zunehmend mehr inneren Reichtum erleben. Dieses Gefühl wird von einem Gefühl der Weite und Ruhe geprägt sein. Viele werden als Erwachsene zum ersten Mal völlige Zufriedenheit erleben und dabei geringe Bedürfnisse oder Wünsche haben, wenn überhaupt. Dieses Gefühl kann sich auch in Ihrem Alltag auswirken, obwohl es von Ihnen verlangt, daß Sie zentriert und achtsam Ihre Verantwortung übernehmen.

Wenn Sie zunehmend mehr Reichtum in Körper und Geist erleben, wird ein neues, merkwürdiges Gefühl hochkommen. Ihre Umgebung, die Ihnen früher als ein Ort der Armut und des Mangels erschien, wird im Verhältnis zu Ihren inneren Gefühlen der Fülle allmählich reich wirken. Nichts hat sich geändert, außer Ihrer inneren Einstellung. Menschen und Dinge, die Ihnen früher Kummer bereitet haben, können jetzt Gefühle der Fülle auslösen. Paradoxerweise hat sich genau die Welt, mit der Sie gekämpft haben und die Sie kontrollieren, beeinflussen und durch ein unendlich zwanghaftes Streben nach Vollkommenheit in der Arbeit und in Beziehungen verändern wollten, verändert. Je weniger Sie von ihr verlangen, um so mehr gibt sie Ihnen.

Kurze Wiederholung

- Wir haben das Gefühl, zu kurz gekommen zu sein, wenn unsere wahrgenommenen Bedürfnisse nicht befriedigt werden, wenn wir das Gefühl haben, daß jemand oder etwas nicht in der Lage ist, unsere Bedürfnisse zu befriedigen.
- Wenn wir dieses Gefühl auf unsere Umgebung übertragen, erleben wir diese als ein Ort des Mangels.
- Das Gefühl des Mangels geht wie das Gefühl von Ohnmacht und Einsamkeit auf eine erlernte Wahrnehmung in der Kindheit zurück.
- Die gängige PNI-Forschung zeigt, daß Einsamkeit, die häufig zu Streß und Depressionen führt, das Immunsystem und andere Körpersysteme beeinträchtigt und dadurch unsere Anfälligkeit für Krankheiten erhöht.
- Durch die ständige Anwendung von Achtsamkeit erkennen Menschen, daß man Reichtum im Inneren suchen muß und finden kann.

Siebzehnter Schritt: Gefühle der Fülle und des Mangels beobachten

Zeichnen Sie die Übung auf Kassette auf, und nehmen Sie sich 30 Minuten Zeit dafür.

Setzen Sie sich bequem auf einen Stuhl, oder legen Sie sich

auf den Rücken, und schließen Sie die Augen. Gehen Sie im Geiste die Ereignisse der Woche noch einmal durch. Folgen Sie Ihrem inneren Monolog, und versehen Sie jeden Gedanken, jedes Bild und jedes Gefühl mit der Bezeichnung »Mangel« oder »Fülle«. Kritik, Zynismus, Wut, Rachegefühle, Streß und Verurteilungen sind nur wenige Beispiele für die Wahrnehmungsmöglichkeiten von Armut. (5 Minuten Pause)

Folgen Sie weiterhin ihrem inneren Monolog, und benennen Sie Gedanken, Gefühle und Bilder, die mit Fülle zu tun haben. Freude, Entzücken, Ruhe, Zufriedenheit und Erfüllung sind Beispiele dafür. Zählen Sie, wie häufig Mangel in Ihrem inneren Monolog vorkommt und wie häufig Fülle. (5 Minuten Pause)

In welcher Farbe würden Sie die Welt malen, wenn Sie Mangel empfinden. Hat Sie eine Grautönung? (1 Minute Pause) Ist Ihre Umgebung geprägt von Mangel, Feindseligkeit und der fehlenden Bereitschaft zur Zusammenarbeit? (1 Minute Pause) Machen Sie sich bewußt, wie sich Ihre innere Haltung und Ihre Umgebung gegenseitig beeinflussen. (1 Minute Pause)

Achten Sie darauf, wann Sie das Gefühl der Fülle haben. Welche Farbe hat die Welt dann? (1 Minute Pause) Erscheint sie Ihnen arm oder reich? Werden Ihre Umgebung und die Menschen um Sie herum ruhig, still und harmlos im Verhältnis zu Ihren Gefühlen von Reichtum? (1 Minute Pause) Achten Sie darauf, wie Ihr Geist versucht, Sie von Gefühlen der Fülle wieder zu Angst und Mangel zu ziehen. (1 Minute Pause)

Denken Sie sich einen kurzen Kinofilm aus. Sie sitzen in der zweiten Reihe. Sehen Sie auf der Leinwand einen Tag in Ihrem Leben. Nehmen Sie die Momente wahr, in denen Sie jeweils Mangel oder Fülle empfinden. Wer und was löst diese Gefühle aus? Welche Wirkung haben Schlaf, Essen, Bewegung und Freunde darauf? (5 Minuten Pause)

Haben Sie die Kontrolle über die Sichtweise Ihres Geistes, oder wird Ihr Geist von Ereignissen und Menschen Ihrer Umgebung kontrolliert? Achten Sie darauf, wie Ihr innerer Monolog ständig seine Sichtweise ändert, häufig mit dem Schwerpunkt auf Mangelgefühlen. (2 Minuten Pause)

Verlassen Sie den kleinen Kinosaal, öffnen Sie die Augen, und kommen Sie langsam wieder in Ihr Zimmer zurück. Wenn Sie Ihre täglichen Aufgaben wieder aufnehmen, beobachten Sie bewußt Ihre Einstellung: Fülle gegenüber Mangel. Was löst Gefühle von Fülle oder Mangel aus? Inwiefern beeinflußt die Umgebung Ihre Einstellung und Ihre Gefühle? Sie werden allmählich die Wahrheit erkennen: Obwohl es Armut wirklich gibt und sie viel Leid verursachen kann, ist sie für die meisten von uns, denen das Glück beschieden ist, in reichen Gesellschaften zu leben, etwas, das im Geist existiert und *nicht* in unserer Umgebung.

Achtzehnter Schritt: Sich Erinnern

Jedes Kind, das auf die Welt kommt, ist reich und ganz. Wenn Sie das nächste Mal ein kleines Kind sehen, schauen Sie es sich genau an. Kinder sind noch unbeeinflußt von ihren bald in Erscheinung tretenden Lehrern, die meistens schon vor langer Zeit Ihr Gefühl von Ganzheit und Fülle verloren haben. Da wir alle mit diesem Gefühl geboren wurden, schlummert in uns irgendwo die Erinnerung daran. Die folgende Übung wird Ihnen helfen, sich an dieses Gefühl zu erinnern. Wie ich in meiner Praxis und in meinen Seminaren festgestellt habe, kann es jeder wiederentdecken, und erwartungsgemäß decken sich die verschiedenen Beschreibungen ziemlich genau.

Zeichnen Sie die Übung auf Kassette auf, und nehmen Sie sich 30 Minuten Zeit dafür.

Setzen Sie sich bequem hin, und schließen Sie die Augen. Bringen Sie in den nächsten 5 Minuten Körper und Geist zur Ruhe. (5 Minuten Pause) »Schalten Sie langsam auf einen anderen Kanal um«, und begeben Sie sich in einen Zustand der Achtsamkeit, indem Sie sich auf Ihre Atmung konzentrieren. (10 Minuten Pause)

Rufen Sie sich als nächstes eine Zeit in Ihrem Leben in Erinnerung, in der Sie das Gefühl der Fülle, des Reichtums hatten. Wenn Sie sich nicht an eine solche Zeit erinnern können, halten Sie im Geiste fest, daß es Ihnen nicht möglich ist, und denken Sie sich in Ihrer Vorstellung einen Moment der Freude, Spontaneität und des Wohlbefindens aus.

(2 Minuten Pause) Tauchen Sie ganz in diesen Augenblick ein, als würde er jetzt ablaufen. Sehen, fühlen und hören Sie alles, was dazu gehört. Spüren Sie die Sonne und den Wind auf Ihrer Haut, die Temperatur, das Gefühl, mit allem, was passiert, in Einklang zu sein. Machen Sie 5 Minuten lang damit weiter. (5 Minuten Pause)

Erleben Sie bewußt das Gefühl von Reichtum in Körper und Geist. Wo spüren Sie dieses Gefühl? Wie fühlt es sich an? (1 Minute Pause) Befindet es sich in Ihrem Magen, Ihrer Brust oder einem anderen Körperteil? Verstärken und übertreiben Sie das Gefühl in den nächsten Minuten, bis es Sie gänzlich erfüllt. (3 Minuten Pause) Wie fühlt sich Ihr Körper jetzt an? Wie fühlen sich das Zimmer und Ihre Umgebung an? (2 Minuten Pause) Es ist wichtig, in Ihrem Körper und Ihrem Geist das Gefühl von Fülle zu kennen. Es kann als Erkennungszeichen für Gesundheit dienen.

Wie sehen Ihre Gedanken und Bilder aus? (2 Minuten Pause) Achten Sie wie bei den Gefühlen auf Ihre innere Erfahrung der Fülle. Beobachten Sie, wie sich Ihre Gedanken und Gefühle unterscheiden. Nehmen Sie wahr, wie erfüllt Sie sich fühlen und wie wenig Sie brauchen oder wollen. (2 Minuten Pause) Es gibt für alle genug Liebe, Sicherheit und Freude, da wir alle unser eigenes Potential in uns tragen. Beobachten Sie diese Erfahrung in Körper und Geist noch 10 Minuten lang. (10 Minuten Pause)

Öffnen Sie langsam die Augen, und orientieren Sie sich wieder im Zimmer. Stehen Sie auf, gehen Sie ein wenig umher, und freuen Sie sich über alle Wunder, die Sie umgeben. Erleben Sie in den nächsten 10 Minuten, wie anders alles erscheint, wenn man von der Perspektive inneren Reichtums ausgeht.

Schlussfolgerung

Jeder dieser drei wichtigen Zustände des Geist-Körpers – Ohnmacht, Einsamkeit und Mangel – scheinen in direktem Zusammenhang mit Leiden und Krankheit zu stehen. Sie alle sind die Folge »falscher« Wahrnehmungen in der Kindheit (kleine Kinder verfügen nicht über die Lebenserfahrung und die

Fähigkeit, falsche Auffassungen, die ihnen von Eltern allzu häufig vermittelt werden, als solche zu erkennen). Wenn Sie versuchen, bewußt zu leben und bei der Erforschung Ihres ungesunden psychischen inneren Monologs Achtsamkeit anzuwenden, werden Sie unweigerlich von diesen Fehlauffassungen befreit werden und die Möglichkeit zu innerer Macht, Verbundenheit und Fülle erhalten.

Ich möchte Ihnen sehr ans Herz legen, in regelmäßigen Abständen zu diesem Kapitel und seinen Übungen zurückzukehren, bis Sie die Fähigkeit entwickelt haben, Ihren Geist sorgfältig und genau zu beobachten und seinen inneren Monolog als Teil Ihres Alltags zu erforschen. Fest eingefahrene Muster brauchen lange, bis sie sich ändern. Gerade wenn Sie glauben, daß Sie sie hinter sich gelassen haben, neigen sie dazu, in neuer, maskierter Form wieder aufzutauchen.

Bei der Anwendung dieser Übungen sollten wir uns unbedingt darüber im klaren sein, daß wir keineswegs Buddha oder Jesus sind. Wenn dem so wäre, würden sich alle Menschen in unserer Umgebung auf unseren Grad der Erleuchtung begeben. Da es eher unwahrscheinlich ist, daß die meisten von uns in den nächsten Jahren zu vollständiger Erleuchtung gelangen, ist es wichtig, sich auf dem Weg zu Achtsamkeit mit Menschen und Erfahrungen zu umgeben, die Ihre Ziele unterstützen. Seien Sie weise genug, sich von Menschen und Dingen fernzuhalten, die Sie im Anfangsstadium Ihrer Übungen aus Ihrer Zentriertheit reißen.

Wenn wir uns in Achtsamkeit und Selbstregulierung üben, übernehmen wir die Kontrolle über unser Leben und entwickeln alle Fähigkeiten, die die menschliche Existenz ausmachen. Achtsamkeit und Selbstregulierung geben uns die Möglichkeit, Erfahrungen aus der Vergangenheit und Gegenwart zu benutzen (eher als von ihnen benutzt zu werden), um unsere Zukunft selbst zu bestimmen. Wir nehmen unsere eigene Entwicklung in die Hand: eine großartige Gelegenheit, die ebenso große Anstrengungen erfordert.

Kapitel 8

Den Kurs durcharbeiten

In den letzten Kapiteln haben wir einen neuen Ansatz zur Erlangung von Gesundheit vorgestellt – Selbstheilung –, der sich auf unsere inneren Mittel und Fähigkeiten stützt und uns hilft, unsere Möglichkeiten einzufordern und ein friedvolles und glückliches Leben in vollkommener Gesundheit zu erreichen. Wir haben gelernt, daß Achtsamkeit den Heilprozeß einleitet, indem sie uns hilft, unser Leben bewußter zu erleben und die Wahrheit in unserem Leben zu erkennen, und uns dann von ungesundem inneren Monolog zu einer gesunden Einstellung und gesunder Selbstregulierung führt. Wenn wir mit unseren Bemühungen geduldig fortfahren, werden Achtsamkeit und Selbstregulierung nach und nach körperliche und seelische Leiden verbessern, unsere Anfälligkeit für Krankheiten verringern und eine neue Lebenshaltung fördern. Unsere Selbsterfahrung wird bereichert, und wir sind auf dem besten Weg zu vollkommener Gesundheit.

In diesem Kapitel möchten wir alles miteinander verbinden und uns anschauen, wie es funktioniert. Vergessen Sie dabei nicht, daß ein Modell nicht mit dem wirklichen Leben gleichzusetzen ist. Es ist eine Schablone, ein Leitfaden, mit dem man arbeiten kann, und der sich, von der eigenen Erfahrung ausgehend, weiter ausbauen läßt. In Schaubild 8.1 wird der Ablauf der Geist-Körper-Heilung, die wir in den Kapiteln weiter vorne besprochen haben, schematisch dargestellt. In diesem Kapitel zeige ich Ihnen, wie Sie Schritt für Schritt durch den Kurs in Selbstheilung gehen können und wie Heilung zu einer Lebenshaltung werden kann.

Wir fangen bei dem Schaubild oben an: Heilung beginnt im Geist, wenn wir uns endlich dazu entschließen, die Verantwortung für unser Leben zu übernehmen und es zu beobachten. Bei der Geburt sind wir voller Optimismus, Vertrauen, Spann-

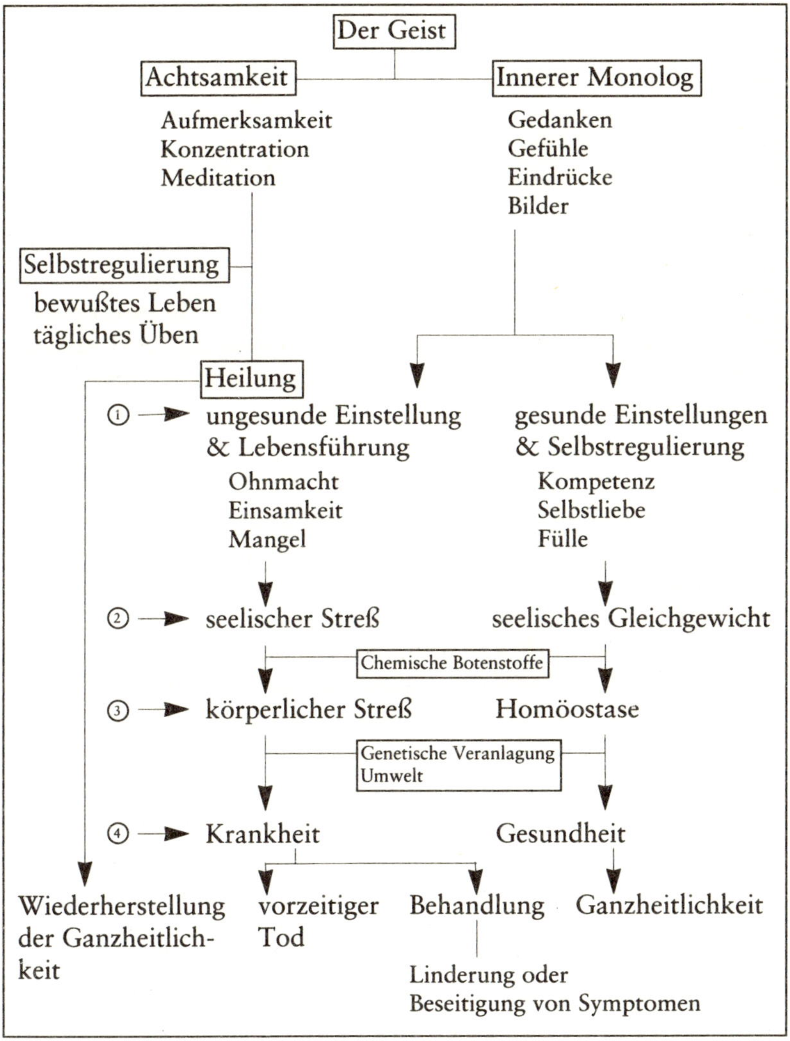

Schaubild 8.1 Der Prozeß der Geist-Körper-Heilung. ①–④ sind mögliche Ansatzpunkte für einen Kurs in Selbstheilung für Geist und Körper.

kraft und Ganzheit, doch wenn wir heranwachsen und uns im Zusammensein mit anderen entwickeln, speichert unser Geist eine ansehnliche Menge an Erinnerungen und Informationen, die die vorherrschende Tätigkeit des Geistes – den inneren Monolog – anregen. Obschon wir sie selten erleben, verfügt unser Geist auch über die natürliche und häufig unterentwickelte Fähigkeit zur Achtsamkeit, Aufmerksamkeit, Konzentration und Meditation.

Innerer Monolog, der sich in Gedanken, Bildern, Empfindungen und Gefühlen äußert, führt zu unserer grundsätzlichen Lebenshaltung, die unsere Handlungen und unsere Lebensweise bestimmt. Wenn uns die Erfahrungen aus der Vergangenheit mit einer gesunden Einstellung versehen haben (z. B. mit Kompetenz, Selbstliebe und Fülle) erzeugen unsere Handlungen automatisch Gesundheit. Wenn unsere Einstellung ungesund ist (z. B. Ohnmacht, Einsamkeit und Gefühle des Mangels), wird unsere Lebensweise unweigerlich ungesund.

Wir tragen alle eine Mischung von gesunden und ungesunden Einstellungen und Handlungen in uns. Ersteres führt uns auf der rechten Seite des Schaubildes weiter nach unten zu seelischer Ausgeglichenheit, körperlichem Gleichgewicht und Gesundheit; letzteres wird uns zu seelischem Streß, körperlichem Streß und Krankheit führen. Auch wenn es Zeiten gibt, in denen wir unsere gesunde Seite stärker spüren, es uns mit anderen Worten gesundheitlich gutgeht, werden wir zwangsläufig wieder von unseren Sorgen und Ängsten, die aus ungesunden Einstellungen und Handlungen herrühren, eingeholt.

Vollkommene Gesundheit und Heilung kann sich nicht nur teilweise einstellen, sie erfordert vielmehr, daß *alle* unsere Einstellungen und Handlungen gesund sind. Sollte sich der Leser von diesem Gedanken erdrückt fühlen, möchten wir ihn daran erinnern, daß es sich dabei um einen Prozeß, eine Richtung, eine Lebensaufgabe handelt, und nicht um ein Ziel, das es ohne Höhen und Tiefen, Vor und Zurück und zwischenzeitliche Durststrecken in 30 Tagen zu erreichen gilt.

Wie ich in früheren Kapiteln schon erwähnt habe und in Schaubild 8.1 veranschauliche, führen ungesunde Verhaltensweisen sowohl zu seelischem wie körperlichem Streß. Weil wir so daran gewöhnt sind, täglich mit Streß zu leben, ist uns seine vermehrte Anwesenheit in unserem Leben vielleicht nicht bewußt. Trotzdem, ein gestreßter Geist setzt das Botensystem des Körpers in Gang (Neuropeptide sowie das autonome und Zentralnervensystem), das Streß vom Geist auf den Körper überträgt. Viele Menschen sind überrascht, wenn »plötzlich« eine »körperliche« Krankheit auftaucht. Dann kommen sie in meine Praxis und klagen nicht über Streß, sondern über körperliche Beschwerden.

Krankheit geht in der Regel auf das Zusammenwirken verschiedenster, anfällig machender Faktoren zurück. Schaubild 8.1 zeigt die wichtigsten dieser Faktoren: Streß, eine genetische Vorbelastung und eine schädliche Umgebung. Zusammen bilden sie ein Krankheitsmuster, das bei jedem Menschen anders ausfällt. Die meisten Menschen suchen dann spontan eine Behandlung nach der traditionellen, schulmedizinischen Methode. Dieser Wunsch mag angemessen und notwendig sein. Bei vielen wird eine solche Behandlung die Krankheit eine Zeitlang vertreiben, indem sie die Symptome lindert oder beseitigt, was dann die Möglichkeit bietet, mit einem Kurs in Selbstheilung anzufangen. Selten jedoch führt eine Behandlung zu Heilung und hilft kaum dabei, die Wurzel der Krankheit, einen ungesunden Geist, zu heilen oder zu verändern. Das bedeutet für den einzelnen ein erhöhtes Risiko, rückfällig zu werden, oder kann schließlich zu verfrühter Behinderung bzw. dem vorzeitigen Tod führen. Bei den meisten Menschen sind diesen Spätfolgen oft Jahre voller Streß und ein unglückliches, unzufriedenes Leben vorausgegangen.

Heilung beginnt, wenn wir unsere Aufmerksamkeit statt auf Behandlung auf Heilung richten. Wie das Schaubild 8.1 zeigt, beginnt diese Verlagerung, wenn wir anfangen, unseren Geist in Aufmerksamkeit, Konzentration und Meditation zu üben, den drei Aspekten von Achtsamkeit, die uns helfen, unseren Geist zu »reinigen«. Durch die tägliche Anwendung der Achtsamkeitsübung können wir lernen, die Fertigkeiten der Achtsamkeit zu beherrschen und anzuwenden, um Streß zu verringern, ungesunde Verhaltensweisen und eine ungesunde Lebensführung zu verändern und Selbstheilung zu fördern.

Das Schaubild 8.1 zeigt, daß wir Heilung durch den Einsatz von Achtsamkeit und Selbstregulierung an vier möglichen Ansatzpunkten einleiten können: bei schädlichen Verhaltensweisen und einem schädlichen Lebenswandel; bei seelischem

Streß; bei körperlichem Streß und bei sichtbarer Krankheit. Je länger wir mit dem Eingreifen warten, z. B. bis Anzeichen und Symptome von Krankheiten vorliegen, um so größer ist die erforderliche Anstrengung und um so schwieriger ist es, die späteren Folgen eines ungesunden Lebenswandels und ungesunder Verhaltensweisen rückgängig zu machen. Wenn die Krankheit erst einmal sichtbar wird, läßt es sich selten umgehen, die Selbstheilung mit den Mitteln herkömmlicher Behandlungsmodelle zu ergänzen.

Auch die Auswirkungen einer genetischen Veranlagung und der Umgebung auf unser Wohlbefinden sind in dem Schaubild berücksichtigt. Eine gesunde genetische Veranlagung und eine gesunde Umgebung fördern den Heilprozeß. Auch wenn es uns nicht möglich ist, unsere genetische Veranlagung auszusuchen, können wir sehr wohl mitbestimmen, ob sich diese Veranlagung letztendlich als Krankheit manifestiert. Ob sich z. B. eine Veranlagung zu Herzerkrankungen tatsächlich in einer Herzerkrankung äußert, hängt sehr davon ab, wie wir mit unserem Körper umgehen. Anders als bei den Genen können wir uns unsere emotionale und physische Umgebung sehr wohl aussuchen. Auch wenn wir wenig direkten Einfluß auf die Luft haben, die wir atmen (wir können uns natürlich aussuchen, wo wir leben), können wir kleinere Schritte unternehmen, z. B. mehr Alleinsein in unserem Leben zulassen und, so gut es geht, für eine harmonische und ausgegliche Umgebung sorgen.

Mit etwas Übung und Geduld können wir durch Achtsamkeit über die herkömmliche Vorstellung von Gesundheit, der Abwesenheit von Krankheitsanzeichen und -symptomen, hinaus zu Ganzheit, Weisheit, Frieden, Harmonie und Gleichgewicht gelangen – zu etwas, das wir vielleicht »höhere Gesundheit« nennen könnten. Unser Geist ist ruhig, unser Herz offen, und wir sind in der Lage, das, was hier und jetzt geschieht, zu sehen und zu erleben. Auch wenn wir alle dieses Gefühl hin und wieder erleben, erfordert es die Erfüllung aller Schritte des Kurses, um es ein Leben lang aufrechtzuerhalten.

Es wird häufiger vorkommen, daß Sie Zeiten der Ruhe voller Wohlbehagen und Einsichten erleben, nur um anschließend wieder über ein alltägliches Ereignis in Wut, Leid und Ärger zu geraten. Nehmen Sie dann dem Vorgefallenen gegenüber eine achtsame Haltung ein, und kehren Sie zu Ihrer Übung zurück. Der innere Monolog mit seinen Wünschen und der ruhelose Geist geben nicht so schnell auf. Am Anfang wird es Ihnen oft wie ein Kampf zwischen Ihren guten Absichten und den alten Denkweisen und Verhaltensmustern vorkommen. Wenn Sie frustriert und entmutigt sind, sich alles in Ihnen sträubt und Sie bereit sind aufzugeben, beobachten Sie diese Gefühle (es handelt sich ebenfalls um inneren Monolog), und kehren Sie zu Ihren Übungen zurück, in der Gewißheit, daß der Weg zu Gesundheit und Ganzheit nur über gelenkte Aufmerksamkeit und Anstrengungen zu erreichen ist. Wenn Sie im Laufe der Zeit die Freude und den Frieden entdecken, die Gesundheit und Ganzheit bewirken, werden Ihr Glaube und Ihre Ausdauer zunehmen, und Sie werden feststellen, daß Sie ganz automatisch zunehmend häufiger vorgegebene (Achtsamkeitstraining) und nicht vorgegebene (Achtsamkeit im Alltag) Übungen anwenden.

Sie fragen sich vielleicht, wie dieses Gesundheits- und Heilungsmodell mit Menschen in Verbindung gebracht werden kann, die hauptsächlich an körperlichen Krankheiten, z. B. an Sichelzellenanämie oder zerebraler Lähmung, leiden. Obwohl es Menschen gibt, die bezweifeln, daß es überhaupt eine Krankheit gibt, die vornehmlich körperlich bedingt ist, finde ich es wichtig, davon auszugehen, daß sich einige Krankheiten vorwiegend körperlich niederschlagen, solange wir nicht das Gegenteil beweisen können. Sofern der Geist gesund ist, kann man einen Selbstheilungskurs ansetzen. In diesen Fällen bedeutet Heilung, an ungesunden Verhaltensweisen zu arbeiten, so wie wir es vorher beschrieben haben. Ob man die Symptome und Behinderungen der Krankheit verändern kann, ist nicht gesagt, aber es ist immer möglich, sie aus seelischer und geistiger Gesundheit heraus anzugehen, was zumindest die Auswirkungen der Krankheit auf unser Wohlbefinden beeinflußt. Nach unserer Definition können alle Menschen Gesundheit und Ganzheit erlangen, ob sie nun körperlich gesund oder krank sind. Manche müssen vielleicht hart arbeiten, um körperliche Grenzen zu überwinden, während andere vielleicht hart arbeiten müssen, um Heilung innerhalb ihrer geistigen Möglichkeiten zu erreichen, was für viele nicht weniger beeinträchtigend sein kann.

Der Kurs

Unsere anfänglichen Versuche in Sachen Selbstheilung werden oft von unserem inneren Monolog unterlaufen. Voller Schwung probieren wir eins nach dem anderen aus, während unser innerer Dialog uns mit seinen Bemerkungen antreibt: »Du wirst älter; du solltest keine Zeit verlieren; je intensiver und schneller du übst, um so schneller wird es klappen; es ist genau das Richtige; jetzt oder nie.« Bald wechseln die Bemerkungen zu: »Ich kriege es heute nicht mehr unter; das wühlt mich nur noch mehr auf; es muß auch einfacher gehen; ich habe es versucht, und es hat schon wieder nicht geklappt; ich werde es nächstes Jahr nochmal versuchen, wenn ich mehr Zeit habe.«

Wenn wir einen Samen aussäen, sagen wir ihm nicht, wie schnell er wachsen soll oder wie er aussehen sollte, wenn er herangereift ist. Das erste, worauf es ankommt, ist, daß man ihn in die richtige Erde pflanzt, mit der richtigen Sonneneinstrahlung und dem richtigen Klima. Wenn wir ihn unsachgemäß aussetzen, kann er nicht wachsen. Wir gießen ihn mit der richtigen Menge Wasser, düngen ihn, beschneiden ihn an der richtigen Stelle und binden ihn an der richtigen Stelle hoch, wobei wir behutsam, geduldig und achtsam auf seine Bedürfnisse eingehen. Ähnlich verhält es sich mit dem Kurs in Selbstheilung. Wir müssen zuerst den Samen aussäen, das heißt uns für Selbstheilung entscheiden. Der Samen muß in einen Boden bewußt gelebter gesunder Gewohnheiten und Verhaltensweisen ausgesetzt und mit den entsprechenden täglichen Übungen versorgt werden. Unser Körper wird in seinem eigenen Tempo gesünder, unser Geist weiser und unsere Seele stärker. Unsere Aufgabe besteht darin, täglich die Mühe zum Üben aufzubringen, kleine Schritte zu unternehmen, eine Stufe nach der anderen, und den selbstzerstörerischen Hang zu Überstürzung zu vermeiden.

Die nächsten Stufen werden Ihnen dabei helfen, mit Ihrem eigenen Kurs in Selbstheilung zu beginnen. Auch wenn ich sie der Reihe nach darstelle, kann es sein, daß Sie sich zwischen ihnen hin und her bewegen und die Aufmerksamkeit auf die Stufe legen, die Ihnen zu einem bestimmten Zeitpunkt im

Leben am wichtigsten erscheint. Machen Sie sich mit den Stufen vertraut. Tragen Sie sie als neues Gedankengut in Ihrem Geist, und betrachten Sie, wenn möglich, ihre tiefere Bedeutung.

STUFE 1: Daran glauben, daß es einen besseren Weg geben muß

Wir suchen eine neue Richtung im Leben, wenn wir zu der Überzeugung gelangt sind, daß die alten Richtlinien nicht länger funktionieren. Manche wechseln häufig die Richtung, eine Lebensform, die sowohl Vorteile als auch Grenzen hat. Andere erleiden mehrere Fehlschläge und viel Frust, bevor sie endlich aufgeben und eine andere Richtung einschlagen. Zu welcher der beiden Gruppen Sie auch gehören, Sie werden nicht ernsthaft eine neue Richtung einschlagen, solange Sie nicht den Glauben an den bisherigen Weg verloren haben sowie das Vertrauen, daß er Sie zu Ihren langfristigen Zielen bringt, und solange Sie nicht den Wunsch haben, anders weiterzumachen. Wie mit allen anderen Veränderungen im Leben auch, werden Sie sie nur durchführen, wenn Sie davon überzeugt sind, daß sie in Ihrem Leben möglich und wichtig sind. Bis dahin werden Sie mit diesen neuen Übungen eher spielen, als sie ernst nehmen.

Stufe 1 vollzieht man häufig zu einem Zeitpunkt persönlicher Erkenntnisse, dem oft Jahre des Nachdenkens über sich vorausgehen, unterbrochen von erfolglosen Versuchen der Neuorientierung. Wahrscheinlicher ist jedoch, daß er nach und nach vollzogen wird, nach vielen Jahren voller Frust und Ablehnung, während das schulmedizinische Behandlungsmodell, das sich auf äußere Dinge gründet, langsam als ausschließliche Methode zur Erlangung von Gesundheit losgelassen wird.

STUFE 2: Den Unterschied zwischen Behandlung und Heilung erkennen

Bei einer Behandlung werden äußerliche Mittel eingesetzt (Medikamente, Operationen und körperliche Therapieformen), um den Körper von den Anzeichen einer Krankheit und den Symptomen zu erleichtern oder zu befreien. Bei einer Heilung kommen die natürlichen Fähigkeiten von Körper und Geist zum Einsatz, die Krankheiten verhindern und Gesundheit sowie Ganzheit fördern sollen. Eine Behandlung konzentriert sich auf die Krankheit, Heilung auf die Gesundheit. Für eine Behandlung sind Fachkräfte zuständig, während Heilung nur von dem Betroffenen selbst erreicht werden kann. Jedes zu seiner Zeit an seinem Ort.

Wenn Sie ein Feinkostprodukt haben wollen, werden Sie kaum ein chinesisches Schnellrestaurant aufsuchen, und wenn es Ihrem Wunsch nicht nachkommt, darauf dringen, daß es Ihnen etwas gibt, das es offensichtlich nicht hat. Das gleiche trifft in unserem Fall zu. Ihre Erwartungen an die jeweiligen Methoden sollten realistisch sein. Sie sollten jeweils die Methode anwenden, die Ihren Bedürfnissen am ehesten entspricht.

Stufe 3: Sorgen Sie für eine Umgebung, in der Heilung möglich ist

Wenn Sie gesund sein wollen, ist es wichtig, nach gesunden Menschen und einer gesunden Umgebung Ausschau zu halten. In der Anfangsphase haben wir vielleicht nicht die Kraft, unsere Aufmerksamkeit auf den neuen Weg gelenkt zu halten, sobald wir mit der erstickenden negativen Ausstrahlung ungesunder Menschen oder einer ungesunden Umgebung in Berührung kommen. Wenn wir spüren, daß uns bestimmte Menschen oder eine bestimmte Umgebung davon abhalten, den Kurs durchzuarbeiten, sollten wir lieber loslassen und weitergehen als unsere Möglichkeiten verspielen. Später, wenn der Kurs und seine Anwendung fester Bestandteil unseres Lebens geworden sind, werden ungesunde Menschen und eine ungesunde Umgebung einen geringeren Einfluß auf uns haben.

Woran können wir gesunde Menschen und eine gesunde Umgebung erkennen? Wir müssen dazu in uns gehen und spüren, wie Körper und Geist auf verschiedene Situationen reagieren. Wir wissen alle, wie sich positive Energie anfühlt. Ruhe, Stille und Frieden in Ihrem Körper und Geist sind Anzeichen einer heilenden Umgebung. Unruhe, »geistiges Geplapper« und Disharmonie sind Anzeichen einer unausgeglichenen Umgebung.

Stufe 4: Die grundlegenden Methoden verstehen: Achtsamkeit und Selbstregulierung

Wie bereits erwähnt, sind Achtsamkeit und Selbstregulierung die Hauptbestandteile des Kurses in Selbstheilung. Sie sind die Entsprechungen zur Diagnose und Therapie im herkömmlichen Behandlungsmodell. Die ersten zwei Seiten von Achtsamkeit – Aufmerksamkeit und Konzentration – ermöglichen uns, Körper und Geist umsichtig und genau zu beobachten und etwas über ihn zu lernen. Mit dieser Fähigkeit können wir uns jederzeit bewußtmachen, ob unser Körper und unser Geist Selbstregulierung angemessen und zur rechten Zeit einsetzen. Die dritte Seite, Meditation, hilft uns, Ganzheit zu erlangen.

Die Achtsamkeitstechnik kann man durch die tägliche Anwendung des 30minütigen Achtsamkeitstrainings erlernen. Manche Menschen erlernen diese Technik ohne zusätzliche Hilfe. Andere brauchen vielleicht die Hilfe eines Lehrers. Menschen, denen es sehr schwerfällt, ihren Geist zur Ruhe zu bringen, brauchen zu Beginn vielleicht sportliche Betätigung oder andere Entspannungstechniken, um zuerst den Körper zur Ruhe zu bringen, oder sollten sich eine Umgebung suchen, in der Sie sich ohne Probleme zurückziehen können.

Auch wenn Sie vielleicht sofort belohnt werden, sollten Sie nicht in dem neuen Genuß der Ruhe steckenbleiben. Vergessen Sie nicht, daß es bei Achtsamkeit nicht um das Vergnügen geht, sondern um Verständnis, Wissen, Weisheit und Dasein. Sie werden schon früh beim Achtsamkeitstraining feststellen, daß sich Ihr Leben verändert: Ihr Geist wird ruhiger, Ihre Gedanken klarer, Sie reagieren weniger stark auf Menschen und Ereignisse und erlangen ein tieferes Verständnis für die Funktionsweise Ihres Körpers und Ihres Geistes. Sobald Sie im Umgang mit Achtsamkeit geschickter werden, ist es wichtig, sie nicht mehr nur auf die täglich 30minütige Sitzung zu beschränken. Training heißt Anwendung im Alltag. Ob Sie nun essen, trinken, an etwas arbeiten oder sich mit einem Freund unterhalten, Sie können dabei Achtsamkeit üben, d. h. die Aufmerksamkeit auf den gegenwärtigen Moment richten.

Wie Achtsamkeit wird auch Selbstregulierung mit etwas Übung zu einem natürlichen Bestandteil Ihres Alltags. Beginnen Sie Ihr Selbstregulierungstraining damit, bewußt zu leben, d. h., sich entsprechende Verhaltensweisen und eine entsprechende Lebensweise anzueignen. Erlernen Sie außerdem eine Methode kontrollierter Atmung. Was kontrollierte Atmung so wertvoll macht, ist, daß Sie sie jederzeit anwenden können, um Körper und Geist zur Ruhe zu bringen und Achtsamkeit wiederherzustellen, ohne Aufmerksamkeit zu erregen. Sie sollten Ihre Atmung zwischendurch immer mal wieder überprüfen. Schnelle, kurze, rauhe Atemzüge im Brustbereich sind Anzeichen von Streß. Wenn Sie diese Art Atmung bei sich vorfinden, fangen Sie an, kontrolliert zu atmen. Auch wenn Sie die kontrollierte Atmung nur für wenige Minuten beibehalten können, wird der Streß von selbst abnehmen.

Da diese Techniken absolut grundlegend für *Ein Kurs in Selbstheilung* sind, kann man diesen Schritt nicht genug betonen. Ich empfehle Ihnen, die Lektüre weiterführender Bücher (siehe *Literaturverweise*) und, wie schon erwähnt, die Begleitung und Unterstützung durch Menschen, die diese Techniken beherrschen.

Stufe 5: Anfangen, bewußt zu leben

Auch wenn sich unser Geist anfangs sträuben mag, ist es zu Beginn des Kurses ausgesprochen wichtig, in unseren Alltag bewußt Verhaltensweisen aufzunehmen und eine Einstellung anzustreben, die unsere Übungen unterstützen, unser Wohlwollen anderen Menschen gegenüber stärken, ungesunde Neigungen verhindern und durch den ständigen Fokus auf diesen Einstellungen und Verhaltensweisen das Achtsamkeitstraining fördern.

In Kapitel 7 sind einige dieser Verhaltensweisen und Gewohnheiten aufgeführt, die für ein bewußtes Leben wichtig sind. Üben Sie anfänglich pro Monat eine neue Einstellung, und richten Sie Ihre Aufmerksamkeit ganz darauf. Wie wirkt sie sich auf Ihren Körper und Geist aus? Weshalb sträuben Sie sich dagegen? Wie äußert sich Ihr Widerstand? Wie wirkt sie sich auf Ihre Beziehung zu anderen Menschen aus? Wie wirkt sie sich auf die Ruhelosigkeit Ihres Geistes aus? Wird sie mit der Zeit natürlicher und Ihre bevorzugte Lebensweise? Wenn dem so ist, wird sie Ihnen bald zur Gewohnheit werden.

STUFE 6: Achtsamkeit beherrschen

Bei dieser Stufe geht es um die Anwendung und Feinabstimmung der ersten zwei Seiten von Achtsamkeit: Aufmerksamkeit und Konzentration. Diese Seiten der Achtsamkeit versetzen uns in die Lage, unseren Körper und unseren Geist behutsam und genau mit innerem Abstand zu beobachten. Durch Selbstbeobachtung können wir die grundlegenden Gesetze und Wahrheiten des Lebens erkennen. Es ist z. B. sinnvoll, diesen Ansatz anzuwenden, um unseren ungesunden, psychischen inneren Monolog zu begreifen. Die Veränderung des Verhaltens von ungesunden zu gesunden Strukturen umfaßt drei Schritte: Ungesunde Verhaltensweisen als solche erkennen und beobachten, anstatt automatisch auf sie zu reagieren; diese Verhaltensweisen mit Aufmerksamkeit und Konzentration verfolgen, die unangenehmen Gefühle dabei intensiv erleben und Zeit für Einsichten zulassen. Je besser Sie diese Verhaltensweisen verstehen, um so leichter wird es Ihnen mit der Zeit fallen, auf sie zu achten und nicht nur auf sie zu reagieren, und um so weniger Macht werden diese auf Sie ausüben. Im Laufe der Zeit werden sich ungesunde Verhaltensweisen auflösen und Raum für neue und gesündere Verhaltensweisen zurücklassen.

Durch das Achtsamkeitstraining haben Sie gelernt, die Aufmerksamkeit mit Hilfe der Atmung zu lenken. Nehmen wir z. B. an, Sie litten an dem Gefühl, zu kurz gekommen zu sein. Lenken Sie Ihren Geist auf diese Einstellung, sobald sie durchkommt, und versuchen Sie, den Fokus zu halten. »Laufen Sie ihr nicht davon«, indem Sie eine der vielen Vermeidungsstrategien anwenden, die Sie vielleicht beherrschen. Konzentrieren Sie sich darauf, wann immer Sie Zeit haben, und reservieren Sie, wenn nötig, jeden Tag eine bestimmte Zeit für tiefergehende Konzentration. Konzentration ist nicht Besessenheit. Sie sollten nicht versuchen, diese Dinge zu analysieren oder zu beurteilen. Ihr Ziel sollte vielmehr sein, Ihre Fragen und Sorgen an Ihren »achtsamen Geist« zu geben und sie geduldig zu beobachten. Suchen Sie nicht verkrampft nach Einsichten. Üben Sie dieses Verhalten, und die Einsichten werden sich von selbst einstellen.

Es mag schwierig sein zu erlernen, wie man ein Thema beobachtet und sich nicht von ihm aufsaugen läßt, doch Aufmerksamkeit und Konzentration werden Ihnen erlauben, tiefer in Ihre Sorgen vorzudringen und sie besser zu verstehen. Zu Anfang werden Sie ihre oberflächlichen Seiten beobachten, dann werden Sie ihre weniger greifbaren Seiten entdecken und schließlich die tieferen Wurzeln begreifen.

Wenn wir uns von unserem ungesunden inneren Monolog befreien, wird unser Geist zunehmend ruhiger, und wir sind eher in der Lage, in jedem Moment unseres Lebens achtsam zu sein, wodurch wir angemessener und gesünder auf Menschen und Situationen reagieren können. Wenn Sie diesen Prozeß abgeschlossen haben, was abhängig von Ihrem Geschick und der Situation mehrere Tage, Wochen oder länger dauern wird, werden Sie von der negativen Ausstrahlung und dem Streß schädlicher Verhaltensweisen frei sein. Manche Menschen brauchen vielleicht die Unterstützung eines Lehrers, der diese Techniken beherrscht. Es erfordert Zeit und Geduld, Verhaltensmuster zu ändern, aber mit viel Mühe und stetiger Anstrengung wird es Ihnen gelingen.

Stufe 7: Selbstregulierung beherrschen

Der erste Bestandteil von Selbstregulierung, bewußtes Leben, wurde in Stufe 5 besprochen. Für diese Stufe ist es wichtig herauszufinden, welches der drei Anwendungsgebiete – allgemeine Entspannung, Regulierung des Geistes und Regulierung des Körpers – wir in Betracht ziehen sollten. Dann müssen wir die entsprechenden Techniken erlernen und anwenden. Die Möglichkeiten von Selbstregulierung umfassen folgende Punkte, sind aber nicht darauf beschränkt, wie wir jetzt von den Untersuchungen in PNI wissen:

- die Funktion unseres Geistes durch Achtsamkeit kontrollieren;
- unser Herz und unsere Lungen dazu bringen, besser zu arbeiten;
- unsere Gesundheit durch die Wahl unserer Ernährung beeinflussen;
- unseren Körper auf Wunsch entspannen;

- unseren Blutdruck, Pulsschlag und unsere Atmung regulieren;
- unsere inneren Körperfunktionen und biochemischen Vorgänge ins Gleichgewicht bringen;
- unser Immunsystem stärken.

Jede dieser Selbstregulierungsmaßnahmen wurde in früheren Kapiteln besprochen und in mehreren wichtigen Übungen veranschaulicht. Die Beherrschung dieser Fertigkeiten erfordert, wie die Beherrschung anderer Fertigkeiten auch, Zeit, Mühe und leidenschaftliches Interesse.

Stufe 8: Das Gleichgewicht erhalten

Angesichts der Herausforderungen des Alltags und der natürlichen Veränderungen, die sich im Laufe eines Lebens ergeben, erfordert es die ständige Übung und Anwendung von Achtsamkeit und Selbstregulierung sowie die Wahl gesunder Freunde, Partner und einer gesunden Umgebung, um die Aufmerksamkeit auf unserem Leben und die Kontrolle über Körper und Geist aufrechtzuerhalten. Wir wissen alle, wie leicht wir aus einem zentrierten Zustand wieder in schädliche Verhaltensweisen und Handlungen zurückfallen. Ein bewußtes Verhältnis zu unserem Geist-Körper wird uns helfen, die notwendigen Schritte zu unternehmen, um wieder in unsere gesunde Mitte zu finden.

Die meisten Menschen suchen Ruhe und Stille, um sich wieder zentrieren zu können und eine Bestandsaufnahme der Dinge zu machen, die ihren Kummer verursacht haben. Andere brauchen dafür ein ruhiges Wochenende oder eine Zeit in Abgeschiedenheit mit vorgegebenem Zeitplan. Jede dieser drei Möglichkeiten wird unsere Fertigkeiten verbessern, unsere Gesundheit fördern und die Möglichkeit bieten, noch mehr »Ballast« loszulassen.

Es ist einfach, in einer einsamen Hütte am Strand oder in den Bergen achtsam und aufmerksam zu sein. Die große Herausforderung besteht darin, es mitten im Alltagsleben zu erreichen. Schließlich sollte Ihre Gesundheit nicht von Ihrer Umgebung oder Ihren Mitmenschen abhängen. Achtsamkeit und Selbstregulierung sollten Ihnen ermöglichen, in jeder Situation gesund zu bleiben. Während wir alle Gesundheit »erlernen« und »üben«, sollten wir uns mit Situationen und Menschen umgeben, die diesen Prozeß fördern.

STUFE 9: Der Durchbruch zur Ganzheit

Die ersten acht Stufen können uns im Leben von Krankheit zu ausgezeichneter Gesundheit bringen. Für die wenigen, die sich bis hierher wagen, ist es vielleicht in Ordnung, an dieser Stelle zu bleiben. Andere wiederum haben irgendwann womöglich eine weitere Stufe erspäht, Einblick in eine andere Lebensweise erhalten: Ganzheit. Wenn man Ganzheit einmal erreicht hat, bedarf es keinerlei Anstrengung mehr, sie beizubehalten. Sie ist eine Lebenserfahrung und -haltung, die sich schwer in Worten ausdrücken läßt. Sie ist vielleicht einfacher zu fassen, wenn Sie zu einem Zeitpunkt, an einen Ort in Ihrem Leben zurückkehren, vorausgesetzt Sie schaffen es (was wir in früheren Kapiteln schon gemacht haben), an dem alles noch natürlich war, fließend, reich und vollkommen. Sie werden diesen Zustand wahrscheinlich dem Zusammentreffen äußerer Umstände zuschreiben. Vielleicht haben Sie recht. Die Erfahrung selbst ist jedoch eine innere Erfahrung, die man erreichen und ein Leben lang beibehalten kann, unabhängig von der äußeren Situation.

Ganzheit vollkommen zu erleben und beizubehalten setzt voraus, daß man sich ihr ganz hingibt und verschreibt, sie als Lebensziel anerkennt. Eine andere Möglichkeit gibt es nicht. Erforderlich ist dafür ein Leben voller Einfachheit, Wohlwollen, Mitgefühl, bester Gesundheit und der absoluten Bereitschaft zum dritten Bestandteil von Achtsamkeit: Meditation. Meditation ist mehr als die Aufmerksamkeit auf einen Gegenstand oder ein Thema zu lenken. Sie beginnt mit der Aufmerksamkeit auf dem Teil von uns, der die ganze Beobachtungsarbeit geleistet hat. Wir können diesen Teil von uns den »Beobachter« nennen. Sie geht sogar über die *Instanz* eines Beobachters hinaus, bis man jeden Augenblick direkt erlebt. Es gibt dann keine Schmerzen mehr, keine Freude, nicht die Einteilung in Leben oder Tod, nur den Frieden im Leben, der immerzu da ist.

Auch wenn nur wenige von uns dieses letzte Bewußtseinsstadium erreichen, können die anderen, die diesen Kurs von

Stufe eins bis acht befolgen, ihr Leben in vollkommener Gesundheit leben, und ihr Potential an Freude, Glück, gesunden Beziehungen und fruchtbaren Beschäftigungen ausleben. Wahrscheinlich erleben wir zunehmend mehr Augenblicke der Ganzheit und mit etwas Mühe können wir diese Momente auf immer längere Zeiträume ausdehnen. Vielleicht wird Ganzheit mit der Weisheit des Alters und der nachlassenden Hast und Leidenschaft der Jugend zu einer Lebenshaltung.

STUFE 10: Anderen dienen

Wenn wir geheilt werden und größere Gesundheit erlangen, verlagert sich unsere Haltung: Wir suchen nicht länger, wir geben. In mitfühlender Ergebenheit anderen Menschen gegenüber dienen wir, und uns wird gedient. In diesem Prozeß erleben wir uns auf tieferen Ebenen, lebensbejahend und lebenspendend. Wir geben weiter, was wir aufgrund unserer Bemühungen und unserer Lebensführung erhalten haben.

DAS ERSTE JAHR

- Führen Sie täglich konsequent Ihr 30minütiges Achtsamkeitstraining durch. Auch wenn Sie anfangs nur 10minütige Sitzungen schaffen, sollten Sie unbedingt anfangen.
- Wenn immer es möglich ist, wenden Sie im Alltag Achtsamkeit an.
- Planen Sie nach 3 oder 6 Monaten Übung Zeit für eine längere Meditation ein, die mindestens 3 Tage dauern sollte und bei der Sie bevorzugt Achtsamkeit anwenden.
- Suchen Sie sich eine Gruppe, oder gründen Sie eine, die regelmäßig meditiert, bevorzugt die Meditation in Achtsamkeit, die Sie in diesem Buch kennengelernt haben, und meditieren Sie mindestens einmal im Monat gemeinsam.
- Wählen Sie ein Jahr lang für jeden Monat eine Übung in bewußtem Leben aus (siehe Kaptitel 7, S. 156 ff), und arbeiten Sie in Ihrem Alltag behutsam mit dieser Übung.
- Wählen Sie zu Beginn des zweiten Monats eine der kontrollierten Atemübungen aus, und verwenden Sie die ersten 10 Minuten Ihres täglichen Achtsamkeitstrainings darauf.

- Fangen Sie parallel dazu an, Ihre Atmung im Laufe des Tages zu überprüfen und führen Sie, wenn nötig, einige Minuten lang kontrollierte Atemübungen durch, um das Gleichgewicht in Körper und Geist wiederherzustellen.
- Wenn keine medizinischen Bedenken vorliegen, führen Sie zu Beginn des dritten Monats ein, täglich 30 Minuten lang Walking zu machen (es können auch andere Bewegungsarten sein, z. B. Schwimmen, Radfahren oder Aerobic).
- Schauen Sie sich einmal im Monat an, wie weit Sie mit dem Kurs gekommen sind
- Ziehen Sie sich am Ende der 12 Monate ein zweites Mal in Abgeschiedenheit zurück, und legen Sie den nächsten Jahreskurs fest.

In diesem Kurs sind die wesentlichen Elemente von *Ein Kurs in Selbstheilung* enthalten. Untersuchen Sie sie genau (Ihr Verhalten und Ihren zeitlichen Einsatz). Wie stark ist Ihr Wunsch, sich selbst zu heilen, und welche Mittel haben Sie zur Verfügung? Wenn Sie noch nicht zu allem bereit sind, dehnen Sie den Kurs auf zwei Jahre aus, und fangen Sie langsamer damit an. Am wichtigsten ist, daß Sie hier und jetzt damit beginnen, im Leben achtsam zu werden.

50 Möglichkeiten, mit Selbstheilungsmassnahmen zu beginnen

1. Halten Sie täglich für einige Minuten inne, und stellen Sie sich die Frage: »Was geschieht in diesem Augenblick in mir und um mich herum?«
2. Suchen sie sich einen bestimmten Gegenstand oder eine bestimmte Betätigung aus, z. B. eine Uhr, eine Mahlzeit oder den Fernseher. Jedesmal wenn Sie diesen Gegenstand sehen, soll er Sie daran erinnern, Ihre Aufmerksamkeit in die Gegenwart zu holen.
3. Verteilen Sie Farbtupfer im ganzen Haus und an Ihrem Arbeitsplatz. Jedesmal wenn Ihnen einer davon ins Auge fällt, bringen Sie Ihre Aufmerksamkeit in die Gegenwart. Diese Tupfer oder auch andere ausgesuchte Gegenstände (der Schreibtisch, ein Stuhl, der Kühlschrank oder der

Fernseher) können Sie daran erinnern, zum Hier und Jetzt zurückzukehren.

4. Überprüfen Sie Ihre Atmung mehrmals täglich: Wodurch zeichnet sie sich aus? Machen Sie anschließend mehrere vollständige Atemzüge.
5. Suchen Sie sich jeden Tag eine Tätigkeit aus (z. B. Schuhebinden, Zähneputzen, Treppensteigen), und beobachten Sie diese Tätigkeit genau, werden Sie ihr gegenüber achtsam.
6. Wenn Sie so weit sind, erhöhen Sie die Zahl dieser Tätigkeiten auf zwei, drei und mehr, bis Sie schließlich vielen Tätigkeiten gegenüber achtsam sind.
7. Wenn Ihr Geist aktiv ist, treten Sie innerlich einen Schritt zurück, und beobachten Sie ihn einen Moment lang genau.
8. Versuchen Sie, einen Tag lang zu beobachten und herauszufinden, was Ihren inneren Monolog auslöst.
9. Wenn Sie mit einem anderen Menschen sprechen, achten Sie darauf, wie genau Sie zuhören oder wie abgelenkt Sie vielleicht sind, und wenn Sie zerstreut waren, kehren Sie mit Ihrer Aufmerksamkeit in die Gegenwart zurück.
10. Wählen Sie einen Tag, an dem Sie beobachten, wie Sie gehen, indem Sie Ihr Lauftempo verlangsamen. Beobachten Sie, wie Sie sich sträuben und wie Ihr Körper langsamer wird, wenn Sie an ihm kleben. Wenn Sie es keinen ganzen Tag lang durchhalten, machen Sie es immer mal wieder für 10 Minuten.
11. Suchen Sie sich an einem anderen Tag eine andere Tätigkeit aus, und führen Sie sie langsam aus, um sie genau beobachten zu können.
12. Wenn Sie in einer Situation Angst bekommen, überreagieren oder sich zu sehr in sie hineinverstricken, gewinnen Sie innerlich Abstand, und beobachten Sie die Situation. Übernehmen Sie die Verantwortung für Ihre Reaktion, und beobachten Sie, wie Ihre Wahrnehmung der Gegenwart von der Vergangenheit gefärbt ist.
13. Wenn Sie wütend werden, akzeptieren Sie Ihre Wut, und untersuchen Sie die Ursachen.
14. Machen Sie sich bewußt, daß andere Menschen häufig einfach anders denken und handeln und sich keineswegs falsch verhalten.

15. Wenn Sie sich dabei ertappen, wie Sie einen anderen Menschen verurteilen, halten Sie inne, schauen Sie sich an, was Sie an dem Menschen stört, und untersuchen Sie, was Ihnen diese Eigenschaft über Sie selbst sagt.
16. Wenn Sie sich bedrängt fühlen, schaffen Sie sich Raum, und denken Sie in Ruhe darüber nach, bevor Sie reagieren.
17. Nehmen Sie mindestens eine Mahlzeit am Tag, und wenn das nicht gelingt, dann einen Teil davon langsam und achtsam zu sich.
18. Essen Sie Dinge, die Sie brauchen, nicht Dinge, die Sie essen wollen.
19. Wenn Sie etwas Neues kaufen wollen, fragen Sie sich: »Brauche ich es? Wird es mein Leben einfacher oder komplizierter machen?« Führen Sie Buch über das, was Sie kaufen, und sehen Sie die Liste am Ende des Monats durch. Haben Sie immer noch das Gefühl, diese Dinge zu brauchen? Machen diese Ihr Leben leichter oder komplizierter?
20. Halten Sie täglich einige Augenblicke lang inne, und beobachten Sie, wie sich Ihr Körper anfühlt.
21. Überprüfen Sie Ihre Muskelspannung. Lassen Sie Ihre Schultern fallen, öffnen Sie leicht den Mund, und entspannen Sie die Gesichtsmuskeln.
22. Überprüfen Sie Ihre Atmung. Ist sie gleichmäßig oder stokkend? Wie fühlt sich Ihr Bauch an? Schlägt Ihr Herz schnell, und rast Ihr Geist mit Vollgas?
23. Überprüfen Sie Ihr »Energieniveau«. Wo befindet es sich auf einer Skala von eins bis zehn?
24. Beginnen Sie mit einem Dehn- und Übungsprogramm. Dehnen Sie sich in kurzen Abständen über den Tag hinweg, und gehen Sie zu Fuß, wann immer es möglich ist.
25. Bringen Sie mehr Ruhe in Ihr Leben. Gehen Sie in der Mittagspause draußen spazieren, schalten Sie den Fernseher ab, machen Sie das Autoradio aus, telefonieren Sie nicht, nehmen Sie die Mahlzeiten in Ruhe ein, und gestalten Sie die Abende ruhig.
26. Wenn Sie besorgt und angespannt sind, werden Sie nicht hektisch, sondern vollkommen ruhig.
27. Planen Sie hin und wieder, wenn möglich, ein Wochenende *allein* in Abgeschiedenheit.

28. Verbringen Sie einen Tag pro Woche, oder wenn es nicht möglich ist, einen Teil des Tages allein.
29. Suchen Sie sich einen Tag aus, an dem Sie sich in Stille üben, *nur das sagen, was wirklich nötig ist.* Untersuchen Sie, wieviel Energie durch übermäßiges Reden verschwendet wird.
30. Greifen Sie sich jede Woche eins der Beispiele für bewußtes Leben heraus (Gleichgewicht, Zufriedenheit, Einfachheit, Ehrlichkeit, Harmlosigkeit, Alleinsein und gesunde Lebensführung), und achten Sie darauf, ob diese Eigenschaften in Ihrem Alltag vorhanden sind oder nicht.
31. Gehen Sie Ihren Terminkalender durch, und richten Sie es so ein, daß Sie Zeit für Ihre Heiltätigkeit haben.
32. Führen Sie täglich Tagebuch über Ihre Fortschritte bei der Durchführung des Kurses in Selbstheilung.
33. Untersuchen Sie, ob Ihre Aktivitäten, Freunde, Ihr Arbeitsplatz und Ihre Umgebung Ihren Heilungskurs unterstützen.
34. Erforschen Sie Möglichkeiten, Ihr Arbeitsleben und Ihren Arbeitsplatz zufriedenstellender und heilender zu gestalten.
35. Gründen Sie eine Gemeinschaft mit Freunden und Kollegen, die Ihre Werte und Bemühungen um Gesundheit teilen.
36. Untersuchen Sie mit Hilfe dieser Gruppe und Ihrer Beziehungen, wie Sie sich im Zusammensein mit anderen benehmen. Betrachten Sie alle Ihre Beziehungen als Lernerfahrungen.
37. Trainieren Sie Ihre Fähigkeit, Grenzen zu setzen und zu Menschen und Situationen, die Ihrer Gesundheit abträglich sind, nein zu sagen.
38. Untersuchen Sie Ihr Verhalten, um herauszufinden, ob es von dem Wunsch, Unannehmlichkeiten und Ängste zu vermeiden, bestimmt wird. Vermeidungsstrategien sind kaum geeignet, um unangenehme Gefühle zu bewältigen.
39. Denken Sie darüber nach, ob Sie geben, um etwas zu bekommen, oder ist Ihnen geben, ohne dafür etwas im Gegenzug zu erhalten, Lohn genug.
40. Wenn es um Ihre Gesundheit geht, achten Sie darauf, ob Ihre Glaubensvorstellungen, Gedanken und Handlungen im Einklang miteinander sind. Stimmen z. B. Ihre Vorstel-

lungen darüber, wie man das Leben einfach gestaltet, mit Ihren anderen Gedanken und Handlungen überein?

41. Rufen Sie sich häufig in Erinnerung, wie es sich anfühlt, vollkommen gesund zu sein und die damit einhergehende Freude und Lebenskraft zu erfahren.
42. Leben Sie täglich Ihre Spielfreude aus, indem Sie sich Zeit für ungeplanten, »unproduktiven« Zeitvertreib zugestehen, für Dinge, die Ihnen Spaß machen und die Ihnen gefallen.
43. Leben Sie jeden Tag voll aus, und genießen Sie den Heilprozeß.

Sieben weitere Möglichkeiten

Die verbleibenden sieben Möglichkeiten dürfen Sie ergänzen. Sie können die obenstehende Liste zu Hilfe nehmen oder sich Ihre eigenen Alltagserfahrungen anschauen, um festzulegen, was Ihren Bedürfnissen entsprechen würde und was Sie problemlos in Ihren Alltag einbauen können.

44.

45.

46.

47.

48.

49.

50.

Schlussfolgerung

Diese Stufen bringen uns allmählich dazu, die Aufmerksamkeit vom äußerlichen und körperlichen Aspekt einer Krankheit – den Symptomen und erkennbaren Abnormalitäten der

Geist-Körper-Systeme – auf die inneren Aspekte einer Krankheit zu richten, die eigentlichen Ursachen, die wir in unserem Geist entdecken, wie ungesunde Verhaltensweisen und Streß. Sie führen uns letztendlich zu gesundem spirituellen Leben, das die Grundlage für seelisches und körperliches Wohlbefinden ist. *Ein Kurs in Selbstheilung* ist ein Kurs für Körper, Geist und Seele.

Bedenken Sie, wenn Sie den Kurs machen: Heilung bedeutet nicht alles oder nichts. Es gibt immer wieder Zeiten im Leben, in denen wir den Weg zu innerer Entdeckung und Heilung beschreiten oder auch wieder verlassen. Sie machen große Schritte nach vorn, erleben Stillstände und zeitweise auch Rückschläge. Wenn Sie das Ziel von körperlichem, seelischem und spirituellem Wohlbefinden stets vor Augen haben, werden Sie allmählich die notwendigen Fertigkeiten erlernen und sich in gleichmäßigen Stufen Richtung Heilung bewegen.

Kapitel 9

Wie Sie sich im Gesundheitswesen besser zurechtfinden können

In den vorausgegangenen Kapiteln wurden Einzelheiten eines neuen und umfassenden Gesundheits- und Selbstheilungskurses vorgestellt, der von allen Menschen, unabhängig von ihrem aktuellen Gesundheitszustand, aufgewendet werden kann. Diejenigen, die diesen neuen Ansatz - die Verbindung der Schulmedizin mit der neuen Geist-Körper-Heilung - erforschen, sind Pioniere auf einem neuen und weitestgehend unbekannten Terrain. Gestärkt durch ihren Glauben, ihr Wertesystem und ihre Entschlossenheit, bewegen sie sich ohne Plan und häufig sogar ohne die Unterstützung der Gesellschaft vorwärts. Dieses Kapitel möchte allen bei folgenden Punkten helfen: Die Fallgruben und Straßensperren eines Gesundheits- und Gesellschaftssystems zu vermeiden, das nur allzuhäufig eher auf Krankheit als auf Gesundheit fixiert ist; das bestehende Gesundheitswesen zur Unterstützung ihres Heilprogramms heranzuziehen; Heilgruppen und gesunde Umgebungen zu suchen und zu gründen wie auch zu erkennen, daß wir von dem aktuellen Gesundheitswesen zu einer neuen Auffassung von Gesundheit und Heilung kommen können. (*Aufgrund der unterschiedlich geltenden gesetzlichen Regelungen für Ärzte, Arbeitnehmer und Krankenkassen in Deutschland, Österreich und der Schweiz sind nicht alle Vorschläge des Autors überall umzusetzen. Der Leser möge sich deshalb bitte vor Ort über die jeweils in seinem Heimatland gültigen Bestimmungen informieren.* Anm. d. Verl.)

Die Beziehung zwischen Therapeut und Patient

Es gibt viele Menschen, die sich selbst »Heiler« nennen, aber nur wenige von ihnen verfügen über die erforderliche Empfindsamkeit, das nötige Wissen und die entsprechende Ausbildung für ihre Aufgabe. Nur zu häufig sind wir gehalten, zwischen gut ausgebildeten Schulmedizinern, deren Ausbildung sich auf den technischen Bereich einer Krankheit beschränkt und kein Verständnis für den Heilungsprozeß und die tieferen Wurzeln von Gesundheit und Krankheit einschließt, und einer Vielzahl »alternativer Heilpraktiker«, deren Fähigkeiten und Fertigkeiten schwer einzuschätzen sind, zu wählen. Folgende Richtlinien werden Ihnen helfen zu erkennen, ob jemand Sie bei Bedarf bei Ihrem Kurs in Selbstheilung unterstützen kann. Vergessen Sie nicht, daß wir gerade erst anfangen, den Grundstein für die Ausbildung neuer medizinischer Fachkräfte zu legen. Da wir nun einmal mitten in einer Zeit globaler Veränderungen leben, müssen Sie manchmal improvisieren, was gelegentlich heißen kann, daß Sie Ihre medizinische Betreuungsperson »schulen« müssen. Folgende Fragen sollten Sie sich stellen, wenn Sie einen Arzt oder Heiler aufsuchen:

Liegt der Arbeit und Lebensweise eines Arztes oder Heilers eine Philosophie zugrunde, die folgende Glaubensvorstellungen einschließt?

- Das Ziel einer Heilung ist die Erlangung vollkommener Gesundheit. Eine vollkommene Gesundheit ermöglicht dem einzelnen, die vielen Möglichkeiten in seinem Leben auszuschöpfen und in Frieden, Freude, Liebe und Freiheit zu leben und zu dienen.
- Der Mensch ist ein körperliches, spirituelles und emotionales Wesen. Eine Heilung muß alle diese Lebensbereiche mit einbeziehen.
- Durch die Anwendung von Achtsamkeit und Selbstregulierung erhält jeder Mensch die Möglichkeit zur Selbstheilung. Letztendlich ist der *einzelne* für seine Heilung verantwortlich. Der Arzt oder Heiler muß durch Worte und Taten den Selbstheilungsprozeß unterstützen.

- Der einzelne muß in alle Aspekte des Heilungsprozesses einbezogen werden. Die Rolle des Heilers liegt darin, ihn anzuleiten und zu unterstützen.
- Jeder Mensch hat seine eigenen Talente, Fähigkeiten und Lebensrhythmen. Der Heiler respektiert die jeweilige Situation des einzelnen und arbeitet vor diesem Hintergrund.

Hat der Heiler eine gute Ausbildung erhalten?

Eine Sichtweise von Heilung, wie wir sie skizziert haben, ersetzt keineswegs Fachkenntnisse. Obwohl dieses Buch einen Heilungsansatz vorstellt, dessen Methoden aus Achtsamkeit und Selbstregulierung bestehen, können für bestimmte Menschen in bestimmten Situationen viele andere Methoden von unschätzbarem Wert sein. Wichtig ist, daß die Kenntnisse des Heilers den einzelnen darin unterstützen, die Fähigkeit zur Selbstheilung zu erlangen. Wie geeignet die Kenntnisse des Heilers auch sein mögen, wenn sie nicht angewendet werden, um Selbstheilung zu unterstützen, wird das Ergebnis letztendlich eine »Behandlung« sein und keine »Heilung«.

Hat sich der Heiler seiner eigenen Heilung völlig verschrieben?

Es ist nicht möglich, einen höheren Grad an Heilung zu erzielen, als der Heiler, der Ihnen als Leitfigur dient, bis jetzt erreicht hat.

Ist der Heiler mitfühlend, offen, gesprächsbereit, geduldig, freundlich und jederzeit ansprechbar?

Ich habe diese Kriterien zusammengetragen, weil ich festgestellt habe, daß der einzelne keine Kontrolle darüber haben kann, was der Heiler macht. Er kann sich jedoch sehr wohl einen Heiler aussuchen, der seinen Schwerpunkt darauf gelegt hat, zuzuhören, Anteil zu nehmen und nicht einzugreifen (d. h., der sich nicht auf Medikamente, Symptome und operative Eingriffe verläßt). Wenn Sie bei Ihrer Suche achtsam sind, werden Sie sicherlich am ehesten Erfolg haben. Ihr Arzt kann nicht Gedankenlesen (auch wenn er wie so viele Menschen oft zu wissen glaubt, was andere wollen). Ihr Arzt wird Sie behandeln, wie er es gelernt hat und wie er es gewöhnt ist. Wenn Sie etwas anderes wollen, fragen Sie danach!

Suchen Sie Ihren zukünftigen Heiler unter Berücksichtigung der obengenannten Anhaltspunkte auf, bevor Sie eine endgültige Entscheidung fällen. Gehen Sie vor wie bei einem Schulmediziner: Fragen Sie, wie er gewisse Dinge handhabt, wie seine Sprechzeiten aussehen, wie erreichbar er ist. Achten Sie auf die Einrichtung seines Büros, das Personal und, nicht zu vergessen, seine Ausbildung. Wenn ihm Ihre Fragen unangenehm sind, sollten Sie es bei jemand anderem probieren. Wie bei den meisten zwischenmenschlichen Kontakten kann es Zeit und Mühe kosten, denjenigen zu finden, der Ihnen zusagt. Wenn es Ihnen gelingt, nutzen Sie diesen Menschen als Ansprechpartner für Ihren Kurs, und lassen Sie sich nicht von seinen Vorstellungen über Ihr Leben beirren.

Ist es möglich, in einer schulmedizinischen Praxis eine Heilungschance im Einklang mit diesen Richtlinien zu erreichen – vor allem wenn sie sich »Artzpraxis« nennt? Diese Frage habe ich mir gestellt, als ich eine große Praxisgemeinschaft verließ, um herauszufinden, ob und wie es möglich wäre, humanistische Medizin und ganzheitliches Heilen innerhalb der Zwänge eines etablierten Gesundheitswesens zu praktizieren.

Die Antwort lautet ja. Wenn man Ideen und Geduld hat, ist es nicht nur möglich, sondern auch durchführbar und wünschenswert, diesen neuen Ansatz zur Erlangung von Gesundheit und Heilung zu praktizieren. Einige zentrale Elemente sollten dabei berücksichtigt werden:

- Die Praxis muß die obengenannten Anforderungen erfüllen und sich an ihnen orientieren.
- Das Personal muß hinter diesen Werten und Ansätzen stehen.
- Es sollte ausreichend Zeit vorhanden sein, jedem einzelnen Menschen zuzuhören, die notwendigen Schritte für eine Diagnose durchzuführen, dem Klienten die Techniken von Achtsamkeit und Selbstregulierung beizubringen und sie mit ihm einzuüben. In meiner Praxis vergebe ich keine Termine von weniger als 30 Minuten. Auch wenn ich tatsächlich weniger Zeit brauche, befolge ich dieses Prinzip. Ich versuche, soviel wie möglich mit meinen Klienten zusammenzuar-

beiten, indem ich auf jeden Anruf antworte, alle erforderlichen Tests sofort durchführe und so wenig wie möglich zusätzliche Hilfe in Anspruch nehme. Jeder einzelne dieser Faktoren läßt mehr Zeit zum Reden, Zuhören und gegenseitigen Kennenlernen.

- Da die Krankenversicherungen nicht in allen Ländern die Gebühren für Gespräche übernehmen, die man »Beratungsgespräche« nennt, müssen beide, der Therapeut wie auch der Klient, flexibel und erfinderisch sein, wenn es um die Bezahlung geht. Obwohl ich noch weit davon entfernt bin, dieses Dilemma gelöst zu haben, hatte ich mit folgenden Vorgehensweisen in Ansätzen Erfolg: Ich habe meinen Klienten geholfen, Krankenversicherungen beizutreten, die die Kosten für »Vorsorgemaßnahmen« übernehmen; ich habe nachgeforscht, welche Behandlungen von welcher Krankenkasse übernommen werden; ich habe weniger Geld für meinen zeitlichen Einsatz genommen; ich halte meine Ausgaben so gering wie möglich (ich habe niemanden am Empfang, stelle meine Rechnungen selbst aus, beschäftige für vier bis acht Stunden pro Woche eine Sekretärin und vermiete Teile meiner Praxis an andere Ärzte weiter), und ich erwarte von meinen Klienten die Bereitschaft, selbst mehr Geld für Vorsorge und Aufklärung aufzuwenden.

Viele Organisationen können Ihnen dabei helfen, einen »ganzheitlich ausgerichteten Heiler« zu finden, doch sollten Sie bei der Suche die obengenannten Richtlinien berücksichtigen. Leider wird der Begriff »Ganzheitlichkeit« von vielen Leuten benutzt und kann vieles bedeuten, weshalb Ihr persönliches Urteil und Ihre Erfahrung durch nichts zu ersetzen sind.

»Krankenversicherung«

Dieser Abschnitt richtet sich an Menschen, die verschiedene Versicherungen zur Auswahl haben. Krankenversicherungen geht es, wie der Name schon sagt, um Krankheit und nicht um die Aufrechterhaltung der Gesundheit. Sie übernehmen selten die Kosten für vorbeugende Maßnahmen. Wenn sie es tun, decken sie nur einen geringen Teil der Kosten ab.

Angesichts dieser Wirklichkeit habe ich verschiedene mögliche Lösungen in mein Leben und meine Berufspraxis aufgenommen. Dazu gehören folgende: eine Krankenversicherung wählen, die die besten Möglichkeiten für Vorsorge und Heilung bietet; die bestehenden Abrechnungsverfahren der Versicherungen aufs Höchste ausreizen; die kostenlosen oder ermäßigten Dienste von Organisationen nutzen, die Selbstheilungstechniken lehren; selbständiger werden; von Freunden lernen, und mehr von meiner persönlichen Energie auf Selbstheilung verwenden.

Das Kapitel Krankenversicherungen ist so schnellebig und vielschichtig, daß es mir wichtig und notwendig erscheint, meine Patienten über ihre Möglichkeiten aufzuklären.

Wenn Sie eine Versicherung suchen, die vorbeugende und gesundheitsfördernde Maßnahmen unterstützt, informieren Sie sich über die ganze Palette an Leistungen, die sie abdeckt.

Wenn keine der in Frage kommenden Versicherungen Vorsorgemaßnahmen finanziert, können Sie sich dafür einsetzen, daß Ihre Firma einige dieser Leistungen selbst übernimmt (siehe den Abschnitt über Arbeitsplatz, Seite 225 ff.), eine Politik, die in der Unternehmenswelt immer größeren Anklang findet.

Jeder dieser Ansätze hat seine Vor- und Nachteile. Keiner davon unterstützt in größerem Umfang gesundheitsfördernde Maßnahmen. Dieses Problem gehört in zweierlei Weise zum System. Zum einen ist das System, wie schon besprochen, auf die Behandlung von Krankheiten ausgerichtet. Zum zweiten, was noch viel wichtiger ist, erfolgt die Kostenübernahme vornehmlich für »Prozeduren« zuungunsten von »Gesprächen mit dem Patienten«. Z.B. bezahlt eine Versicherung in den USA selbstverständlich $ 450 für eine 20minütige Prozedur, bei der ein Schlauch durch den Mund in den Magen geführt wird, um dort ein eventuell vorhandenes Geschwür ausfindig zu machen, während sie sich auf der anderen Seite weigert, für die Zeit, die nötig ist, um über die Ursachen des Geschwürs zu reden oder für die Arbeit mit Achtsamkeits- und Selbstregulierungstechniken, die dieses Problem auf lange Sicht beheben sollen, aufzukommen, bzw. sie übernimmt nur einen geringen Teil der Kosten.

Wenn Sie sich für eine Versicherung entscheiden, sollten Sie folgende Punkte beachten:

- Kommt sie für routinemäßige Vorsorgeuntersuchungen auf? Dies gestattet mindestens einmal jährlich eine finanzierte Sitzung, die für Vorsorge- und gesundheitsfördernde Maßnahmen verwendet werden kann.
- Welche psychisch bedingten Krankheiten deckt sie ab?
- Kommt sie für alternative Heilverfahren auf? Dazu gehören vielleicht Biofeedback, Körpertherapie, Akupunktur, Homöopathie und ähnliche Methoden.
- Erlaubt sie Ihnen, sich einen Arzt auszusuchen, der Ihre Ansichten und Wertvorstellungen teilt?
- Bietet Ihre Versicherung finanziellen Anreiz für eine gesunde Lebensweise?

Wie holen Sie das meiste aus Ihrer Versicherung heraus?

Ich habe festgestellt, daß ich als Arzt, wenn ich erfinderisch genug bin, unabhängig von der Versicherung, der Sie angehören, die Leistungen, die sie übernimmt, in der Regel so weit auslegen kann, daß sie zumindest einen Teil der benötigten Zeit für die Heilungsarbeit abdeckt. Ich möchte hier von meinen Erfahrungen berichten, damit Sie gemeinsam mit Ihrem Arzt alle Möglichkeiten voll ausschöpfen können.

Auch wenn Sie mit Selbstheilung arbeiten, ist es in der Regel möglich, ethisch vertretbar finanziert zu werden. Für mich gehört zu einem angemessenen Kurs in Selbstheilung, daß ich bei den meisten Krankheiten die Ursachen begreife, indem ich Achtsamkeitstechniken und Selbstregulierungsmaßnahmen für Heilung und Gesundheitsförderung einsetze. Es erfordert mehrere Sitzungen, den Patienten mit diesen Heiltechniken vertraut zu machen, sie ihm beizubringen und mit ihm zu üben.

Jede dieser Sitzungen ist eine legitime Form »ärztlicher Behandlung« für das spezielle Problem, auf das mich der Patient aufmerksam macht. Der Unterschied besteht darin, daß ich mich dazu entschlossen habe, es an der Wurzel zu heilen mit Methoden, die auf dieser Ebene greifen. Da das Kostendeckungsverfahren den Aufwand zur Behebung von gesundheitlichen Beschwerden übernimmt, ist es möglich, sich die Kosten für Achtsamkeits- und Selbstregulierungstraining erstatten zu lassen. Das ist sowohl ethisch vertretbar als auch angemessen, heilt den Klienten und führt schließlich zu bedeutenden Einsparungen für den Versicherungsträger.

Ich erweitere dieses Verfahren dahingehend, daß ich eine Vielzahl von Selbstregulierungstechniken, wie Biofeedback, Entspannungstraining, Imaginationen und Ernährungsberatung anbiete; z. B. geht Bluthochdruck zum Teil auf einen überaktiven Blutkreislauf zurück, der auf Biofeedback und andere Selbstregulierungsmaßnahmen anspricht. Meine Sichtweise von Gesundheit gestattet mir, diese Leistungen als Teil einer »Behandlung« von Bluthochdruck anzusehen. Ich ordne sie für Versicherungszwecke unter dieser Rubrik ein.

Wenn psychisch bedingte Krankheiten übernommen werden, nutze ich es bei meinen Heilmethoden aus, denn alle Krankheiten (Bluthochdruck, Migräne, koronare Herzerkrankungen, Geschwüre, Dickdarmentzündungen und so weiter) werden durch eine ungesunde Geisteshaltung, die am wirkungsvollsten mit Hilfe von Achtsamkeit und Selbstregulierung geheilt werden kann, entweder ausgelöst oder verschlimmert.

Diese Methoden sind allesamt unangemessene und bedauerliche Verfahrensweisen, um ein krankheitsorientiertes Versicherungssystem zu nutzen, das durch seine eigene Politik, Prozeduren und Behandlungen übertrieben zu fördern und Heilung dabei zu vernachlässigen, ruiniert wurde. Es ist traurig, daß wir so sehr darum kämpfen müssen, von einer Einrichtung für Heildienste bezahlt zu werden, der eigentlich an der Gesundheit ihrer Mitglieder gelegen sein müßte. Wenn wir die Mittel dieses Systems erschöpft haben, müssen wir uns anderen Quellen zuwenden.

Der Arbeitsplatz

Den meisten Wirtschaftsunternehmen geht immer mehr auf, wie hoch die Kosten ihrer Betriebspraktiken sind. Man schätzt, daß 60 bis 90 Prozent aller Arztbesuche auf Erkrankungen zurückzuführen sind, die durch Streß ausgelöst werden.

Die Ursachen für beruflichen Streß liegen auf der Hand: lange Arbeitstage, lange Pendelstrecken, endloses »Krisenmanagement«, Stellen ohne Aufstiegschancen, unsichere Arbeitsplätze, schlechte oder gar fehlende Verständigung zwischen Vorgesetzten und Angestellten, geringes Mitspracherecht, eine ungesunde Einrichtung sowie Fusionen und Übernahmen – eine Erscheinung unserer Zeit, die die meisten Arbeitnehmer verunsichern und sie im schlimmsten Fall ihre Stelle kosten.

In den vorausgegangenen Kapiteln haben wir den Standpunkt vertreten, daß jeder von uns für das verantwortlich ist, was mit seinem Körper und Geist geschieht. In der Routine unseres Alltags ist es jedoch oft schwierig, den Folgen einer anstrengenden und ungesunden Arbeitssituation zu entgehen. Viele fühlen sich in der Falle, glauben, kaum eine Wahl zu haben, außer sich entweder resigniert dem beruflichen Streß zu ergeben oder die Stelle zu kündigen, was für viele aus finanziellen Gründen unmöglich ist.

Die Unternehmen leben mit den Folgen ihres Führungsstils. Dazu gehören häufiges Fernbleiben vom Arbeitsplatz, geringe Produktivität, große Fluktuation, viele Berufsunfälle und viele Kranke sowie Invaliditätsansprüche. Erst wenn der Saldo betroffen ist, fängt die Führungsebene an, sich Gedanken zu machen. Es entsteht dann ein neues und wachsendes Interesse an der Reduzierung beruflichen Stresses und an gesundheitsfördernden Maßnahmen. 1985 hat eine Untersuchung von Unternehmen mit mehr als 50 Beschäftigten ergeben, daß zwischen 15 und 60 Prozent von ihnen irgendwelche Kurse zum Umgang mit Streß anboten. Als in die Aufstellung auch noch jegliche Art gesundheitsförderner Maßnahmen einbezogen wurden, gaben zwei Drittel der Unternehmen an, direkt etwas zur Gesundheitsförderung zu tun.[20]

Das eröffnet jedem von uns die Möglichkeit, sich in eine relativ streßfreie Arbeitssituation einzuschleusen. Allerdings sollte man sich unbedingt darüber im klaren sein, daß die Führungsebene es paradoxerweise häufig versäumt, den wesentlichen Schritt zu machen und sich ihren eigenen Führungsstil anzuschauen, obwohl sie Kurse zum Umgang mit Streß anbietet. Der Arbeitnehmer, der an diesen Kursen teilnimmt, erkennt nun unter Umständen viel klarer als vorher, wie ein Teil des Problems im Führungsstil des Unternehmens begründet liegt und daß dieser Aspekt Veränderungen gegenüber möglicherweise weniger aufgeschlossen ist. Er erleidet dadurch zusätzlichen Streß.

Menschen, für die die eigene Gesundheit und Heilung vorrangig ist, müssen sich anschauen, ob das Verhalten ihres Arbeitgebers ein Interesse an der Gesundheit und dem Wohlbefinden seiner Arbeitnehmer ausdrückt, und dies zu einem wichtigen Kriterium bei der Arbeitssuche erheben. Die folgenden Fragen sollten Sie sich stellen, bevor Sie eine neue Stelle annehmen:

- Gibt es gesundheitsfördernde Maßnahmen? Welcher Art?
- Gibt es einen Fitneßraum oder Duschen?
- Gibt es einen »Ruheraum«?
- Übernimmt die Krankenversicherung die Kosten für medizinische Vorsorge und psychische Erkrankungen?
- Gibt es Fenster, eine ausreichende Sauerstoffzufuhr, Grünpflanzen und ruhige Arbeitsplätze?
- Wie ist die Einstellung und der Umgang mit Überstunden?

Je mehr Wert wir auf unsere Gesundheit legen, um so wichtiger werden uns diese Dinge bei der Wahl eines Arbeitsplatzes erscheinen. Das Interesse an Gesundheitsförderung wächst in den Unternehmen rapide, so daß Sie gemeinsam mit Ihren Kollegen und den Gewerkschaften Ihren Einfluß geltend machen können.

Leider können die meisten von uns noch nicht die Möglichkeiten eines derart fortschrittlichen Unternehmens nutzen. Selbst wenn wir die bestmögliche Wahl getroffen haben, kann der Streß zu einem Gefühl des Ausgebranntseins führen. An dieser Stelle bleibt uns die Möglichkeit, uns noch einmal anzuschauen, was an unserer Arbeitssituation verbessert werden könnte, eine andere Stelle in Betracht zu ziehen und gleichzeitig die Gelegenheit zu nutzen, mit Achtsamkeit und Selbstregulierung zu arbeiten. Wenn der Streß so weit fortgeschritten ist, daß er den einzelnen daran hindert, seine Arbeit gut zu machen, sind meine Möglichkeiten als Arzt und Heiler einfach und direkt.

- Ich verschaffe dem Betroffenen die Gelegenheit zu einer ein-

bis vierwöchigen Abwesenheit vom Arbeitsplatz. Damit er keine Einkommenseinbußen erleidet, schreibe ich ihn, wenn möglich, krank. Man muß keineswegs warten, bis körperliche Beschwerden auftreten, und außerdem stellt ein Unternehmen selten die Gründe für eine krankheitsbedingte Abwesenheit in Frage. Ich habe vor allem in großen Firmen vielerlei Möglichkeiten ausfindig gemacht, die Vorteile für Angestellte auf diese Weise zu nutzen. Ich glaube, daß einige Tage zur Erholung unter bestimmten Umständen ausgesprochen wichtig sind, und wenn ich dem Patienten dafür seine »Arbeitsunfähigkeit« bescheinigen muß, kann ich dieser Notwendigkeit nachkommen. Auch das ist wieder eine unglückliche, aber notwendige Vorgehensweise, um die legitimen Bedürfnisse der Menschen zu erfüllen.
- Während dieser Abwesenheit vom Arbeitsplatz helfe ich dem Betreffenden dabei, einen Zeitplan mit Ruhe- und Erholungsphasen auszuarbeiten. Wenn man sich für einige Zeit der anstrengenden Umgebung entziehen kann, kommt der Geist meist ein wenig zur Ruhe, und man sieht Dinge in einem neuen Licht. Man kann Entscheidungen treffen und seine Möglichkeiten überdenken, sobald Herz und Seele wieder zu Kräften kommen.
- Wenn die akute Krise abgeklungen ist, mache ich den Betreffenden mit den Achtsamkeits- und Selbstregulierungstechniken vertraut. Der Einsatz von Entspannungstechniken, Biofeedback, sportlicher Betätigung, Yoga und einer gesunden Ernährung kann ihm helfen, streßresistenter zu werden und mehr Gleichgewicht in sein Leben zu bringen.
- Zu guter Letzt machen wir gemeinsam Zukunftspläne und setzen uns dafür Ziele.

Wenn jemand unter weniger Streß leidet, muß dieses Vorgehen etwas abgewandelt werden. Dabei ist wichtig, daß der einzelne in der Lage ist, sich entweder direkt oder mit Unterstützung eines Arztes oder Heilers ein Unternehmen auszusuchen, das etwas gegen Streß am Arbeitsplatz und für die Gesundheit unternimmt, oder ein Unternehmen dazu zu bringen, daß es gesundheitsfördernde Maßnahmen am Arbeitsplatz ergreift, und die schon bestehenden Vergüngstigungen für die Durchführung eines Gesundheitsprogramms auszunutzen. Keiner von uns ist hilflos im Umgang mit beruflichem Streß. Bevor unsere Gesellschaft nicht Gesundheit und Heilung als einen zentralen Faktor im Leben anerkennt, wird unser Streben nach Gesundheit häufig der gängigen Unternehmenspolitik zuwiderlaufen.

Heilgruppen

Eine der größten Herausforderungen auf dem Weg zur Heilung besteht darin, angesichts des weitverbreiteten Volksglaubens, des Führungsstils, der sich in Unternehmen eingebürgert hat, und eines Gesundheitswesens, das unfähig scheint, Vorsorge zu leisten und gesundheitsfördernde Maßnahmen zu ergreifen, hartnäckig unser Ziel zu verfolgen. Menschen, die diese Werte und Ziele mit uns teilen, sind eine Quelle der Weisheit, der Anregung, Unterstützung und Pflege.

In unserer Gesellschaft legt man soviel Wert auf Individualität und Unabhängigkeit, daß wir die Fähigkeit, uns anderen Menschen anzuschließen und Dinge mit ihnen zu teilen, weitestgehend verloren haben. Die Folge davon ist, daß wir die Unterstützung und die ständige, wertfreie Rückmeldung, die für das eigene Wachstum wichtig und für Heilgruppen von zwei oder mehr Leuten typisch sind, verloren haben. Von klein auf lernen wir von anderen Menschen und erleben uns in der Gemeinschaft mit ihnen. Wir sind soziale Wesen – daran führt kein Weg vorbei. Wir können uns oder die Welt nicht allein verändern.

Wir brauchen andere Menschen zur Gesundheit und Heilung. Wir können uns der heilenden Kraft einer Gemeinschaft und einer Partnerschaft öffnen, indem wir unsere Verhaltensmuster und unser Vorgehen in intimen Beziehungen untersuchen, indem wir die Fähigkeiten für eine heilsame Beziehung entwickeln und gleichgesinnte Gruppen suchen.

Heilende Beziehungen aufzubauen ist eine Kunst und erfordet ein gewisses Geschick. Ehrliche Partnerschaften zwingen uns, uns selbst anzuschauen, unsere ungesunden Verhaltensmuster und Handlungen anzugehen und die Offenheit und Liebe wieder zu entdecken, die im Zentrum unseres Wesens schlummert.

Gemeinschaften reichen von intimen Beziehungen mit zwei Beteiligten bis hin zu einem Freundeskreis, unterstützenden Gruppen, Selbsthilfegruppen, aufgabenzentrierten Gruppen und Gruppen, die zusammenkommen, um gemeinsame Interessen und Ideale zu teilen. Bevor sich eine Gruppe als Heilgruppe verstehen kann, muß sie bestimmte Anforderungen erfüllen, bestimmten Praktiken und Werten anhängen. Dazu gehören folgende Verpflichtungen:

- Gefühle offen und frei zu teilen;
- Ehrlichkeit, Echtheit, Zutrauen und Vertrauen;
- Geduld zu haben und zuhören zu können, ohne zu verurteilen;
- Gleichberechtigung unter den Gruppenmitgliedern;
- Konflikte anzugehen durch Gespräche und Verhandlungen;
- Gesundheit und Heilung als Ziele.

Der Erfolg von Heilgruppen wie z. B. den Anonymen Alkoholikern basiert auf der Einhaltung der obengenannten Prinzipien. Das gleiche gilt für gesunde Freundschaften, intime Beziehungen oder andere Gemeinschaften, die diese Prinzipen befolgen. Wenn Sie sich in dem, was Sie tun, an diese Vorstellungen halten, werden Ihre Gemeinschaften zwangsläufig zu Heilgruppen werden, und Sie haben ein wichtiges Instrument erschaffen, Ihren Weg zu vollkommener Gesundheit zu finden.

Eine heilende Umgebung

Wenn wir unsere Umgebung gestalten, gestaltet unsere Umgebung im Gegenzug unser Leben. Ähnlich einer Heilgruppe ist eine heilende Umgebung unabdingbar für Gesundheit und Wohlbefinden. Ein gesunder Mensch und eine gesunde Umgebung lassen sich nicht voneinander trennen. Ohne sauberes Wasser und saubere Luft, den angemessenen Umgang mit unseren natürlichen Ressourcen und die Erhaltung unserer Erde und Wälder ist Gesundheit und menschliches Leben nicht möglich.

Das Interesse an unserer Umwelt muß sich auch auf unsere Umgebung ausdehnen, die wir selbst gestalten. In unserer Kultur legt man selten Wert auf die wichtige Rolle der eigenen Umgebung. Denken Sie z. B. an ein Krankenhaus, das eigentlich eine besonders heilende Umgebung sein sollte. Die Zimmer sind unpersönlich, steril und kalt, die Fenster bieten selten einen aufmunternden Ausblick, die Stimmung ist ernst und bedrückend, auf den Stationen herrscht viel Lärm, die Zimmer sind mit grellen Leuchtstoffröhren ausgestattet, das Personal ist vielbeschäftigt und ausgelaugt, dem Essen fehlt es an »Leben und Liebe«, die Kleidung ist vorgeschrieben und genormt, und der Patient hat wenig Kontrolle über seine Zeit und Entscheidungen, die sein Leben betreffen, während er fast ohne Erklärungen und wenig einfühlsam untersucht und durchgecheckt wird. Alle sind bemüht, aber das Ergebnis ist eine Umgebung, die sich für eine Behandlung eignet und nicht für eine Heilung.

Leider gilt das gleiche nur zu häufig auch für unsere tägliche Umgebung. Auch wenn keiner von uns seinen Raum vollkommen frei gestalten kann, haben wir sehr viel mehr Möglichkeiten, als wir gerne einräumen oder ausnutzen. Diese Möglichkeiten können wir voll ausschöpfen, wenn wir unserem Alltag mit Achtsamkeit und dem Wunsch, durch Selbstregulierungsmaßnahmen eine heilende Umgebung zu schaffen, begegnen. Stellen Sie sich folgende Fragen:

- Ist mein Leben voll mit Aktivitäten und Dingen, die ich nicht brauche?

- Finde ich zu Hause Stille, Ruhe und Frieden? Wenn nicht, wie kann ich eine heilende Atmosphäre schaffen?
- Unterstützen die Geschäfte, in denen ich einkaufe (z. B. Einkaufszentren gegenüber kleinen Läden), und die Straßen, die ich benutze, Heilung?
- Unterstützen die Musik, die ich höre, die Kleider, die ich trage, und die Nahrung, die ich zu mir nehme, Heilung?
- Unterstützt mein täglicher Rhythmus und mein mir eigenes Tempo Heilung?
- Unterstützen Tempo und Rhythmus meines Sprechens, meiner Eßgewohnheiten, meines Schlafes und meiner sportlichen Bewegung Heilung?
- Habe ich meine Möglichkeiten, zu Hause und am Arbeitsplatz eine heilende Atmosphäre zu schaffen, ausgeschöpft?
- Habe ich einen besonderen, »heiligen« Ort, den ich aufsuchen kann, wenn ich allein sein möchte? (Viele praktische Tips finden Sie dazu in *Orte heilender Kraft schaffen* von Harald Jardan, Verlag Hermann Bauer, Freiburg 1997.)
- Unterstützen meine Freunde, Kollegen und mein Lebensgefährte meine Heilungsabsichten?
- Unterstützt meine Innenwelt Heilung?

Es wäre sehr hilfreich, wenn Sie die Achtsamkeitstechnik einsetzen würden, um jeweils eine Woche lang Ihre Aufmerksamkeit auf diese Bereiche zu lenken und deren tiefere Bedeutung für Ihr tägliches Leben zu erforschen. Mit diesen Bildern vor Augen können Sie allmählich ein Bild Ihrer idealen Umgebung erzeugen und damit anfangen, es in Ihrem Alltag umzusetzen.

Wir können viel tun, um die Hindernisse in unserer Umgebung zu überwinden oder zu umgehen, wenn wir einen heilenden Raum erzeugen wollen, doch werden wir bald angesichts einer globalen Umwelt, die »krank« ist und dringend Heilung braucht, die Grenzen unseres eigenen Spielraums erkennen. Wir können und sollten nicht leugnen, daß eine industrielle und technologische Revolution binnen kürzester Zeit (die erste Erdölquelle wurde gerade mal vor 100 Jahren gebohrt) nicht wiedergutzumachenden Schaden an der Erde und ihren Lebensformen angerichtet hat. Wenn diese Zerstörung nicht aufhört, macht es wenig Sinn, über die Möglichkeiten einer persönlichen Heilung zu reden. Sie wird nicht möglich sein.

Letztendlich ist Heilung ein Prozeß, den wir gemeinsam angehen müssen, auf allen Ebenen: persönlichen und globalen.

Das heilende Selbst

Wir müssen zu guter Letzt natürlich zu uns selbst zurückkehren, dem Steuermann und Autor unseres eigenen Lebens. Auch wenn wir ständig die Antworten außerhalb von uns suchen, bleiben wir unsere wichtigste und beste Quelle. Mit Hilfe von Achtsamkeit können wir an diese Quelle herankommen und sie durch Selbstregulierungstechniken benutzen. Lesen Sie sich die folgenden Fragen durch, versuchen Sie aber nicht, sie sofort zu beantworten.

- Glauben Sie an Ihre Fähigkeit zur Selbstheilung? Spiegeln Ihre Worte und Gedanken sich in Ihren Handlungen?
- Verbringen Sie mehr Zeit damit, über Ihre Gesundheit zu *reden*, als etwas dafür zu *tun*?
- Haben Sie die Achtsamkeits- und Selbstregulierungstechniken erlernt, oder beabsichtigen Sie, sie zu erlernen?
- Ziehen Sie es vor, gesund zu sein oder finanziell abgesichert? Diese beiden Dinge schließen sich nicht zwangsläufig gegenseitig aus, aber es kann hin und wieder vorkommen, daß Sie sich für eins entscheiden müssen.
- Geben Sie Ihrer Gesundheit den Vorzug vor ungesunden Beziehungen und einer ungesunden Arbeit?
- Spiegelt Ihre tägliche Umgebung Ihre Werte in bezug auf Gesundheit?
- Sind Sie zu beschäftigt, um gesund zu werden?
- Müssen Sie zuerst krank werden, bevor Sie gesund werden können?

Obwohl wir alle die »richtigen« Antworten auf diese Fragen wissen, spiegeln unsere Handlungen dieses Wissen nicht sehr häufig wider. Wenn wir jedoch vollkommene Gesundheit erleben wollen, müssen wir uns über unsere Absichten klarwerden, *bevor* wir handeln. Die kurze Zeit zwischen der Absicht zu handeln und der Handlung selbst sollte so lange ausgedehnt werden, daß genug Zeit für Achtsamkeit bleibt. Nur so können wir unsere Handlungen frei bestimmen, statt automatisch in Übereinstimmung mit unserer inneren Programmierung zu reagieren. Anstatt die oben gestellten Fragen mit Worten zu beantworten, sollten Sie lieber mit geeigneten Handlungen reagieren.

Jedesmal, wenn wir auf eine Art und Weise handeln, die mit unseren Glaubensvorstellungen übereinstimmt, empfinden wir sie als stimmig. Wenn unsere Handlungen nicht mit unseren Glaubensvorstellungen übereinstimmen, erleben wir inneren Konflikt. In diesen Momenten erkennen wir, daß der Weg zur Heilung kein einfacher Weg ist. Wir brauchen jede erdenkliche Hilfe, die wir erhalten können, und müssen erkennen, daß wir ohne eine größere Gemeinschaft nicht leben und geheilt werden können. Unsere Fähigkeit, vollkommene Gesundheit zu erlangen und aufrechtzuerhalten, wird zwangsläufig von unserem Gesundheitswesen, den Werten und Praktiken unserer Kultur, Familien und Arbeitgebern und der Gesundheit unseres Planeten beeinflußt. Neue Ansätze zu Gesundheit und Heilung setzen voraus, daß wir unsere Werte und Institutionen noch einmal überdenken.

Anpassung allein genügt nicht

Wir beschreiten eine viel längere und weniger sichere Straße zu Gesundheit und Heilung, wenn wir unsere Energien aufbrauchen, um uns einem überholten und begrenzten Gesundheitswesen und gesellschaftlichen Werten und Praktiken anzupassen, die der Krankheit förderlicher sind als der Gesundheit. Anstatt uns vorwärts zu bewegen, haben wir nur zu oft das Gefühl, uns ständig verteidigen zu müssen gegen die rücksichtlose Zerstörung unserer Umwelt, die schädlichen Auswirkungen unserer Arbeit, die wenig Sinn und viel Streß bieten, den betäubenden Effekt eines Schulsystems, das uns wertloses Faktenwissen vermittelt, der Verzweiflung gescheiterter Beziehungen und der Ohnmacht, die aus gutem Grund das Leben vieler Menschen prägt. Wir brauchen neue Ziele.

Wer auf einer globalen und nationalen Ebene denkt und sich dabei die politische, wirtschaftliche und soziale Welt der Zukunft vorstellt, und auch wer auf einer persönlichen Ebene denkt und sich dabei die Möglichkeiten für menschliches Wachstum und menschliche Entwicklung vorstellt, würde zustimmen, daß die persönliche Gesundheit und Heilung die Basis für nachhaltige Veränderungen in unserem globalen, nationalen und persönlichen Leben ist. Vor diesem Hintergrund wurden in den vorausgegangenen Kapiteln die grundlegenden Prinzipien für Gesundheit und Heilung dargelegt: Achtsamkeit und Selbstregulierung. Wenn wir diese Lebensansätze beherrschen, können wir unser Leben und unsere Existenz begreifen lernen und mit Empfindsamkeit, Weisheit und Freiheit in der Welt um uns und in uns handeln. Auf diese Weise erlangen wir den nötigen Frieden und die nötige Liebe, um eine direkte, nationale und globale Wirklichkeit zu schaffen, die unsere innerste Überzeugung widerspiegelt.

Da wir in einer Zeit der Veränderungen leben, müssen wir häufig innerhalb des bestehenden Rahmens arbeiten und gleichzeitig einen Sprung nach vorne wagen und neue Ansätze ausprobieren, die unsere Bedürfnisse besser erfüllen. Die Energie, die wir brauchen, um die notwendigen Voraussetzungen zu erschaffen, kann unsere Seele betäuben und uns von der wichtigen vor uns liegenden Aufgabe ablenken. In diesem Kapitel wird dargestellt, wie man sich in einem System bewegen kann, das nicht länger funktioniert.

Nachdem ich lange versucht habe, das bestehende System so weit wie möglich auszureizen, um eine weitgefaßtere Auffassung von Gesundheit und Heilung zuzulassen, bin ich nun davon überzeugt, daß man das System verlassen und ein neues Modell entwerfen muß. Dieses sollte das Beste aus der derzeitigen Medizin herausholen und es mit den Praktiken, Techniken und den menschlichen Erfahrungen anreichern und erweitern, die eine weitere Auffassung von Gesundheit, Heilung und den Möglichkeiten im Leben eines Menschen zugrundelegen. Die Zeit ist nun reif dafür, unsere Ziele in die Realität umzusetzen.

Indem sie für Menschen, deren Energie vom Streß eines Lebens in einer ungesunden Gesellschaft aufgezehrt ist, als Oase dienen und der Versuch sind, die Grundsätze einer Geist-Körper-Heilung und eines entsprechenden ökologischen Gleichgewichts zu verkörpern, greifen die entstehenden Heilzentren von Morgen auf viele Prinzipien der Heilmethoden des Äskulap und der Heilungsansätze der Yogis zurück und beziehen außerdem die neue und aufregende Forschung der Psychoneuroimmunologie mit ein. Sie fängt allmählich an, Wirklichkeit zu werden. Wie werden diese neuen Heilzentren aussehen?

Zentren für Geist-Körper-Heilung

Vergleichbar den Heiltempeln des alten Griechenland werden die Heilzentren von Morgen abseits vom Trubel unseres Alltagslebens entstehen. Sie werden mitten in der Natur liegen und uns an den natürlichen Rhythmus und die natürlichen Jahreszeiten des Lebens erinnern. Auf den Menschen »zurechtgeschnitten«, werden die Zentren ein Zuhause sein weit weg von unserem eigenen Zuhause, ein Ort, an dem man leben, essen, arbeiten, spielen, nachdenken, lernen und *heilen* kann – sie werden Zeit zum Auftanken der eigenen Energien, zum Austausch in der Gemeinschaft, für Zukunftspläne und neue Ziele, für Gefühle der Lebendigkeit und zur Beherrschung von Achtsamkeit und Selbstregulierung zur Verfügung stellen.

Die Bewohner werden die Grundsätze von Gesundheit und Heilung zum Vorbild haben, praktizieren und lehren. Musik, Theater, bildende Künste, Bewegung, Körperarbeit, gesunde Ernährung, Dienst am Nächsten, Spiel, Meditation, Imagination, Yoga und andere Heilmethoden werden eingesetzt werden, um den Heilungsprozeß zu unterstützen. Natürlich werden auch die hervorragenden technischen Möglichkeiten der heutigen Medizin wenn nötig in die gesunde Umgebung dieser Heilzentren einbezogen werden.

Manche werden das Zentrum aufsuchen, um sich auszuruhen und sich neu zu besinnen, andere werden kommen, um Erleichterung bei bestimmten gesundheitlichen Problemen zu erleben. Manche bleiben vielleicht ein paar Wochen, andere bleiben länger, auf der Suche nach einer tieferen, umfassenderen Heilung. Das Zentrum wird auf die persönlichen Bedürfnisse des einzelnen eingehen. Es wird kein Zentrum für Behandlung und auch keins für »Ganzheitlichkeit« oder »Spiritualität« sein, sondern ein Heilzentrum, das alle Aspekte der menschlichen Erfahrungswelt mit einbezieht: Körper, Geist und Seele.

Natürlich kommen Fragen auf wie: »Ist das durchführbar?«, »Wie wird das finanziert?« Es gibt schon einige Modelle, die gezeigt haben, daß es praktikabel ist und daß viele Menschen bereit sind, die nötigen persönlichen und finanziellen Mittel aufzubringen, um Frieden, Freude und Erfüllung in ihr Leben zu lassen. Die Kosten für Gesundheit und Heilung sind schließlich deutlich geringer als die für die Behandlung einer Krankheit, die Erholung von einer gescheiterten Beziehung und für ein Leben in Verzweiflung. Was sind die Alternativen?

Das Modell, das ich vorschlage, ermöglicht jedem von uns die Gelegenheit für ein reicheres, friedlicheres und freudvolleres Leben. Es wird den im Gesundheitswesen Tätigen vom Druck eines gescheiterten Systems entbinden. Es bietet den Unternehmen gesündere und leistungsfähigere Arbeitnehmer und wird unserer Gesellschaft eine bezahlbare Alternative zu dem bestehenden ruinierten System anbieten. Es liegt noch viel Arbeit vor uns. (Beachten Sie hierzu bitte den Hinweis auf S. 230)

In diesem Kapitel habe ich versucht, zwischen der Welt des Gesundheitswesens, in der wir zur Zeit leben und uns zurechtfinden müssen, und dem Versprechen und der Aussicht auf andere Werte und Institutionen, die wir mit unserem Leben nun erzeugen wollen, eine Brücke zu schlagen. Wir müssen auf der Suche nach Gesundheit geduldig und hartnäckig sein. Jeder Schritt in die Zukunft ist eine Herausforderung, ist ein bißchen unsicher und gelegentlich auch furchteinflößend. Wenn mir die vor mir liegende Aufgabe zu groß erscheint, erinnere ich mich gerne an eine Anekdote, die Joseph Campbell erzählt hat. »In den 60er Jahren«, erzählte er, »nachdem ich vor einem großen Publikum gesprochen hatte, kam eine junge Frau auf mich zu, die kaum älter als 20 war, und sagte: ›Herr Campbell, meine Generation muß nicht mehr Jahre darauf verwenden, den Weg zu Weisheit und dem Verständnis des Lebens zu finden, das Sie erreicht haben. Wir können sie in sehr jungen Jahren erlangen.‹« »Ich sah sie an«, erzählte er, »und sagte: ›Das ist ja wunderbar – das einzige, was Sie dabei verpassen, ist zu leben‹.« Das ist eine Lektion, die wir alle lernen müssen, wenn wir unser Leben und unsere Kultur zu Heilung und Gesundheit führen wollen.

Kapitel 10

Die vier Etappen auf dem Weg zur Heilung

Der Heilungsprozess hat etwas Unumstößliches an sich. Hat er einmal angefangen, können wir nicht mehr zurück, genausowenig, wie eine reife Frucht wieder in ihren unreifen Zustand zurückkehren kann. Wissen, Wachstum und Heilung haben etwas Zwingendes an sich: Wer sie einmal erlebt hat, kann nicht mehr so tun, als gäbe es sie nicht. Wer sich entscheidet, ein Bewußtsein dafür zu entwickeln, und die vielen Möglichkeiten und Fähigkeiten, die er im Leben hat, einsetzt und sich den manchmal schmerzhaften Bemühungen der Heilung verschreibt, wird unweigerlich von den Fesseln seiner Programmierung und seiner Krankheit erlöst werden und kann über sein Leben selbst bestimmen. Menschen, die früher und auch heute diese Anstrengung auf sich genommen haben, haben in vielen verschiedenen Sprachen und auf unterschiedlichste Weise den persönlichen und gleichzeitig universellen Weg zu Gesundheit und Heilung beschrieben. Wie bei allen wichtigen Erkenntnissen hat sich dieser Weg im Laufe der Jahrhunderte im wesentlichen nicht verändert.

Die erste Etappe auf dem Weg zur Heilung: Die Symptome angehen

Ob wir nun Adam nehmen, der aus dem Garten Eden verstoßen wurde, Ödipus, der aus Theben vertrieben, oder Parzifal, der aus der Burg geworfen wurde, ob Sie oder mich, die wir in unserem wohlgeordneten Leben plötzlich von Krisen heimgesucht werden: Die erste Etappe auf dem Weg zur Heilung beginnt immer mit einem Zusammenbruch. Er kann so schwach wie das langsame Auftauchen eines fast unmerklichen, körperlichen oder emotionalen Schmerzes sein oder so heftig wie der plötzliche Schmerz eines Herzinfarktes. Er mag ausgelöst werden durch den Verlust eines geliebten Menschen, das Ende einer wichtigen Beziehung, das Gefühl des Ausgebranntseins oder das Unbehagen und die Langeweile, die häufig mit finanziellem und beruflichem »Erfolg« einhergehen.

Plötzlich werden wir aus einem tiefen Schlaf gerissen und müssen uns mit unserem Schmerz auseinandersetzen. Unsere Selbstbeherrschung weicht nun der Angst, zeitliche Zwänge werden gesprengt, und Zeit, die zur Erhaltung unserer Gesundheit nie zur Verfügung stand, ist für die Behandlung der Krankheit jetzt ohne weiteres vorhanden. Unsere täglichen Pflichten werden auf später verschoben, und wir beschäftigen uns nicht mehr mit bekannten Dingen, sondern mit unbekannten. Wir stellen fest, wie sehr wir am Leben hängen, wie zerbrechlich es eigentlich ist und wie wichtig uns nahestehende Menschen sind.

Für die erste Etappe auf dem Weg zu Heilung ist kennzeichnend, daß wir unsere Konzentration und Aufmerksamkeitauf die äußerliche Erscheinung von Kummer richten, auf Symptome und erkennbare Störungen der Geist-Körper-Systeme (siehe Kapitel 8, Stufen 1–4, Seite 203ff.). Ärzte werden von der Gesellschaft als kompetente Begleiter auf dem Weg von der Diagnose bis zur Behandlung anerkannt. Wir alle kennen den Ablauf, und ich möchte nochmals betonen, wie wichtig er ist. Die Geschichte der Schulmedizin, körperliche Untersuchungen, die Erstellung einer Diagnose und die Behandlung sind wesentliche Bestandteile eines umfassenden Heilungsprogramms.

Wir dürfen die Rolle der herkömmlichen Medizin in einem umfassenden Heilprogramm nicht mißverstehen und glauben, daß die Schulmedizin fehlerhaft und ungeeignet ist. Kein Mensch möchte zu einer Zeit zurückkehren, in der die Medizin ihren heutigen Glanz und ihre ausgefeilte Technologie noch nicht besaß. Niemand, der je einen Computertomographen oder einen Kernspinresonanz-Tomographen gesehen hat, die lebensrettenden Methoden der Unfallmedizin kennt, von jemandem weiß, der eine Organtransplantation erhielt oder der aufgrund chirurgischer Eingriffe oder der Einnahme von Antibiotika gesund wurde, wird die Wunder der modernen Medizin abstreiten. Sie ist nicht fehlerhaft, sie hat nur ihre Grenzen.

Manche Menschen wollen nichts anderes kennenlernen und sind zufrieden mit dem vertrauten Erfolg der herkömmlichen Heilungsansätze. Sie beschließen, an den weit verbreiteten, allgemein anerkannten und getesteten Methoden der »hohen Autorität« der Medizin festzuhalten. Diese Menschen sind sich entweder der Möglichkeiten einer umfassenderen und dauerhaften Heilung nicht bewußt oder haben kein Interesse daran. Sie haben möglicherweise viele Entschuldigungen parat, warum sie nicht bereit sind, tiefere Heilung anzustreben: »Ich habe nicht genug Zeit«, »Ich habe nicht genug Geld«, »Ich habe diese Woche zuviel zu tun«, »Mir geht es ja schon besser«, »Meine Versicherung wird das nicht übernehmen«.

Andere hören eine innere Stimme, die sagt: »Es muß noch mehr geben – es muß noch einen besseren Weg geben.« Diese Menschen werden schließlich die Methoden der Achtsamkeit und Selbstregulierung entdecken und anwenden, von ihrer *Abhängigkeit* von Fachkräften zu einer *Zusammenarbeit* mit diesen gelangen und endlich Selbständigkeit und selbstbestimmte Veränderungen erreichen. Sie erleben häufig schnell und nachhaltig Besserung und in manchen Fällen mit Geduld und Ausdauer auch die Beseitigung der Störfaktoren. Ihr Gleichgewicht wird wiederhergestellt, sie lernen bedeutende neue Lektionen in Sachen Selbständigkeit, entwickeln wichtige Fertigkeiten und schaffen es, Gesundheit und Heilung zum ständigen Mittelpunkt in ihrem Leben zu machen. Die Ausführungen in den Anfangskapiteln dieses Buches können Ihnen helfen, diese wichtige erste Phase der Heilung zu erreichen.

Die zweite Etappe auf dem Weg zur Heilung: Heilung an der Wurzel

In der zweiten Phase von Heilung (siehe Kapitel 8, Stufen 5–7, Seite 206ff.) müssen wir die Anwendung von Achtsamkeit und Selbstregulierung noch weiter ausbauen, uns dabei nicht mehr auf die äußeren Umstände eines Leidens, sondern auf die Erforschung der inneren Ursachen konzentrieren. Aufbauend auf der ersten Heilungsphase, dringen wir weiter in das Leiden vor, suchen seine tiefere Bedeutung und gelangen durch sie zu Wissen, Weisheit und Heilung.

In dieser Etappe ist Stille ganz wichtig. Wie wir von den alten Lehrmeistern gelernt haben, kann man nur durch Einsamkeit zu einem tieferen Verständnis des Menschseins gelangen. Wir müssen jeden Tag Zeit dafür reservieren, die inneren Seiten unseres Lebens achtsam zu beobachten und zu erforschen. Der Einsatz von Konzentration, dem zweiten Bestandteil von Achtsamkeit, ist für diese Etappe besonders wertvoll. Eine Zeit der Stille und des Alleinseins wäre zu Beginn dieses Prozesses und zu bestimmten Zeiten zwischendurch sehr wertvoll. Obwohl diese wichtige Arbeit in aller Abgeschiedenheit vollzogen werden muß, kann es sehr nützlich sein, die Hilfe eines Menschen zu suchen, der mit den verschiedenen Etappen von Heilung vertraut ist. Sie werden wahrscheinlich erleben, daß dieser Lehrer plötzlich auftaucht, sobald Sie für seine Unterstützung bereit sind.

Diese zweite Etappe wird häufig »Trennungsphase« genannt. Wenn wir uns nicht mehr auf die äußeren Aspekte eines Leidens konzentrieren, sondern unsere Aufmerksamkeit auf die inneren, zugrundeliegenden Aspekte der Störung richten, wirkt diese Verlagerung wie ein teilweiser Rückzug aus der äußeren Welt. Indem wir unsere Energie auf die inneren Bedürfnisse richten, müssen wir vielleicht zu Forderungen, die von außen an uns herangetragen werden, nein sagen. Jede weitere Erkenntnis bietet neue Herausforderungen, Energiequellen und eine neue Richtung im Leben. Das Leben, das vorher ein Kampf war, fängt an, natürlich zu fließen. Beziehungen, die von Streitereien geprägt waren, werden harmonischer. Leiden wird zunehmend als Zustand empfunden, der auf Unwissenheit, Blindheit und ein beschränktes Bewußtsein von Körper und Geist zurückgeht.

Wir bewegen uns auf dem Weg zur Heilung vorwärts, wenn wir diese verborgeneren Erfahrungsebenen aufdecken. An dieser Stelle fangen wir an zu begreifen, wie wichtig es ist, hinter dem zu stehen, was wir machen, und wieviel Disziplin und Vertrauen im Heilprozeß nötig sind. Obwohl wir uns erst in der zweiten Heilungsphase befinden, schaffen es nur wenige Menschen, hierher zu kommen, und wir haben schon viel erreicht, wenn wir an dieser schwierigen Etappe angekommen sind. Diese Heilungsphase kann einen Monat, ein Jahr oder zehn Jahre dauern. Manche erleben nur kurz die Möglichkeit einer tieferen Heilung, und danach erst wieder, wenn das Leiden erneut auftauchen sollte. Für andere wird sie zum ständigen Fokus im Leben, zur ständigen Erforschung des unbekannten Gebiets der eigenen Person.

Die dritte Etappe auf dem Weg zur Heilung: Weisheit, Ganzheit und vollkommene Gesundheit

Nur wenige Menschen durchlaufen die zweite Etappe der Heilung und schließen sie ab. Seltener noch gehen sie weiter. Bei der dritten Etappe der Heilung (siehe Stufe 8, S. 209) geht es nicht mehr um die Heilung von Schmerzen und Krankheiten (wie es in der zweiten Etappe der Fall ist), sondern darum, ein grundsätzliches, umfassendes und dauerhaftes Wissen aufzudecken, das alles vorherige Wissen und Verständnis von Leben ersetzt – ein Wissen um die Tiefen, das ein tieferes Verständnis der Oberfläche ermöglicht. Die Schleier lüften sich allmählich, und wir entfernen uns von der vorrangigen Beschäftigung mit den äußeren Erscheinungsformen der Umwelt und davon, wie wir sie im Innern als etwas Getrenntes, etwas anderes wahrnehmen. Statt dessen bewegen wir uns auf die innere Erfahrung einer grundsätzlichen, formlosen Verbundenheit, Ganzheit und Einheit mit allen Aspekten des Lebens zu.

Mit einer »äußeren« Lebensform, die auf die Reinheit des Herzens, eine klare Wahrnehmung, angemessene Einstellungen, passende Handlungen, unerschöpflichen Mut, ein entschiedenes Verlangen nach Heilung und die stete, nachhaltige Anwendung und Durchführung des Achtsamkeitstrainings gerichtet ist, erweitert sich unser Bewußtsein. Wenn wir diese Etappe der Heilung beschreiben wollen, stellen wir fest, daß uns dafür die Worte fehlen. Heilung auf dieser Ebene läßt sich nur begreifen und fassen, wenn man sie selbst erlebt hat. Sprache ist entstanden, um die objektiveren und äußeren Aspekte des Lebens zu beschreiben, zu erklären und mitzuteilen. Es gibt jedoch Aspekte, die sich mit Worten nicht ausdrükken lassen.

Die tiefere Erfahrung des Selbst, Ganzheit, Erfüllung und ein tiefergehendes und feines Verständnis des Lebens gehören zu diesen schwer faßbaren Bereichen. Deshalb wollen wir diese Wirklichkeit respektieren, hier aufhören und ein weitergehendes Verständnis dieser Heilungsphase denen überlassen, die so weit kommen, sie direkt zu erleben.

Auch wenn uns die Worte fehlen, um diese Erfahrung treffend zu beschreiben, ernten wir auf dieser Ebene die tiefgehendsten Früchte eines Kurses in Achtsamkeits- und Selbstregulierung: geistigen und körperlichen Frieden. Wir müssen Streß und die damit einhergehenden Ängste und Sorgen nicht länger verwalten oder kontrollieren – sie sind einfach nicht mehr da. Gleichzeitig mit ihnen verschwinden auch die chemischen Botschaften an den Körper, die unsere Körperfunktionen beeinträchtigen und aus dem Gleichgewicht bringen. Ohnmacht, Einsamkeit und Gefühle des Mangels, quälende Verhaltensweisen und die damit einhergehenden Fehlauffassungen eines Geistes, der sich in endlosen, profanen inneren Monolog verstrickt und über Dinge nachdenkt, die es nie gab, werden keine weitere Deutung, Selbstbehauptung, Workshops oder Medikamente mehr brauchen.

Was bleibt ist ein Geist-Körper, der so funktioniert, wie es von Geburt an vorgesehen ist – in vollkommenem Einklang und Harmonie, Freude und Entzücken in all den Jahren, die wir zur Verfügung haben. Zweifellos werden wir aufgrund des Alterungsprozesses unseres Geist-Körpers und der bedauerlichen Auswirkungen einer ungesunden Umwelt früher oder später Achtsamkeit und Selbstregulierung mit den Wundern der modernen wissenschaftlichen Technologie ergänzen. Die Perspektive ist aber eine völlig andere, als wenn man sich immer mehr und auch auf Dauer von medizinischen Fachkräften und ihren technischen Möglichkeiten abhängig macht, denn diese können ein System kaputtmachen, das die wichtigen Mittel für tiefere Heilung – Selbständigkeit, Achtsamkeit und Selbstregulierung – noch gar nicht anwendet oder begreift.

Die vierte Etappe auf dem Weg zur Heilung: Die Gabe zu dienen

In dieser Etappe (Stufe 9, Seite 210f.) geht es nicht darum, die schon geheilte Hauptperson unserer Geschichte zu heilen. Es geht um ihre Pflicht, der noch nicht geheilten Welt und ihren

Menschen zu dienen. Vollkommene Heilung ist für keinen von uns möglich, bevor nicht alle, auch der Planet Erde, geheilt sind. Vielleicht gehört es zu den wichtigsten Erkenntnissen von PNI, daß der Geist die Fähigkeit besitzt, nicht nur unsere eigenen Körperfunktionen zu steuern, sondern auch die Körperfunktionen und Handlungen vieler anderer Menschen zu »kontrollieren«. Dies ist möglich aufgrund der Auswirkungen, die der Geist eines Menschen auf einen anderen haben kann und die noch größeren Auswirkungen der Einstellungen und Glaubensvorstellungen eines mächtigen Führers auf den Geist vieler Menschen. In diesem Sinne ist unsere Gesundheit mit der Gesundheit unseres Planeten untrennbar verbunden. Wer sich auf den Weg zur Heilung macht, muß den Alltag erfrischt und selbstsicher angehen wie die wahren Heiler, nach denen wir uns so sehr sehnen.

Es ist nicht möglich, die Heilung eines anderen Menschen über das Niveau der eigenen Heilung hinaus zu fördern. Ein Heiler, der den eigenen Heilungsprozeß durchlaufen hat, versteht aufgrund seiner direkten Erfahrung, der einzig möglichen Art, die wahre Natur der Heilung. Die herkömmliche Medizin und alternative Heilmethoden, Heilpraktiken von Naturvölkern und überlieferte Volksheilkunde, religiöse und mystische Heilverfahren tragen alle ihren Teil zum Heilungsprozeß bei. Sie entsprechen alle einem oder mehreren Aspekten der vier Etappen auf dem Weg zur Heilung. Der Heiler sollte einen Heilungsprozeß, der den Weg von außen nach innen, vom Persönlichen zum Universellen, von Form zu Formlosigkeit und wieder zurück beschreitet, weder fördern noch angreifen.

Es ist für einen Menschen, der tiefere Einsichten besitzt als die Menschen um ihn herum, nie einfach, in der Gesellschaft zu funktionieren. Seine Weisheit ist nicht greifbar und seine Fähigkeiten werden nur von Menschen bemerkt, die nach ihnen Ausschau halten. Anderen bleiben sie verborgen. Häufig verhöhnt und selten verehrt, streben diese Menschen nach Weisheit und Harmonie und können gerne um Rat gefragt werden. Ihre Aufgabe besteht darin, Zentriertheit und Gleichgewicht in einer unzentrierten und unausgeglichenen Welt aufrechtzuerhalten. Sie müssen beide Welten miteinander verbinden – die innere und äußere, die formhafte und formlose.

Jeder von uns hat einmal Menschen getroffen, die in uns die Fähigkeit geweckt haben, uns, wie kurz auch immer, vollkommen lebendig, energiegeladen, gesund und ganz zu fühlen. Leider verwechseln wir nur zu häufig den Botschafter mit der Botschaft und gehen davon aus, daß der Mensch allein unsere Herzen geöffnet und uns einen Einblick in Ganzheit und Gesundheit vermittelt hat. Anstatt uns dem Heilprozeß hinzugeben, der uns ermöglichen würde, diese Erfahrung jederzeit zu erleben, geben wir uns dem Träger dieser Botschaft hin und glauben, daß er/sie die Quelle unserer kurzen Begegnung mit der Lebendigkeit ist, womit wir sogleich dafür sorgen, daß die Freude der Ganzheit schnell wieder durch Verlustschmerz ersetzt wird. Die Quelle, von der wir nur einen kurzen Blick erhascht haben, kann nur dauerhaft für uns offenstehen, wenn wir uns auf die vier Etappen zur Heilung einlassen. Erst dann werden wir erkennen, was jedem von uns möglich ist.

Um mit Nietzsche zu sprechen: Es ist dem Menschen möglich, »den Menschen zu bezwingen«. Doch wer soll bezwungen werden? Derjenige, der automatisch und mechanisch lebt, an Schmerzen und Krankheiten leidet. Derjenige, dessen Einstellungen und Vorstellungen, Entscheidungen und Handlungen von der Konditionierung und Programmierung seines Geistes vorherbestimmt sind. Derjenige, der dazu verleitet wird zu glauben, er sei frei, wenn er eigentlich an seinen Körper und Geist gekettet ist, der glaubt, er liebe, wenn er verzweifelt versucht, seine unbefriedigten Kindheitsbedürfnisse zu erfüllen, der glaubt, er sei glücklich, wenn er kurzzeitig vergnügt ist, was sein zugrundeliegendes Leiden betäubt, der glaubt, er könne Gesundheit erlangen, indem er seinen Körper und Geist behandelt, als wären sie Maschinen, die repariert werden müssen, und der schließlich glaubt, er sei ganz und erfüllt, wenn er nur ein Teil ist von dem, was er sein könnte. Das ist der Mensch, der bezwungen werden muß. Nicht von Ärzten, Gläubigen, Gurus oder anderen, sondern von sich selbst.

Und wer nun ist der Mensch, der »den Menschen bezwingen« soll? Die Yogis sagen, es ist der *Ich Bin*, das tiefere, zentrale Selbst, befreit von den Zwängen des programmierten Geistes, den wir unsere Persönlichkeit nennen. Die Buddhisten nennen ihn das *Nicht-Selbst*, das, was bleibt, wenn wir den inneren Monolog hinter uns lassen und den nichtkognitiven achtsamen Zustand der Meditation direkt erleben und in unseren Alltag einbringen. Buber nennt ihn das *Du*. Bei Maslow heißt er das *verwirklichte Selbst*. Ich habe ihn den *geheilten Menschen* genannt. Die ganze Menschheitsgeschichte hindurch haben weise Menschen von diesem *Menschen* gesprochen, und es gibt einen Ort in jedem von uns, der genau weiß, wovon ich spreche. Wir haben alle schon einen Blick davon erhascht, Momente von erstaunlicher Klarheit, Frieden und Ganzheit erlebt, wenn wir die Wünsche, Abneigungen, Sorgen, Ängste und den alltäglichen Kleinkram des Lebens hinter uns gelassen haben, um ein größeres, universelleres Selbst zu erleben, das weder von unserer konditionierten Persönlichkeit verdorben noch eingeschränkt ist. In solchen Momenten bezwingen wir den Teil des Menschseins, der direkt von der Tierwelt abstammt, und stoßen zu Qualitäten vor, die dem Menschen vorbehalten sind und einen Bezug zum Göttlichen haben.

Dieser Prozeß des Bezwingens ist gleich dem Heilungsprozeß. Ihn anzugehen und durchzuhalten erfordert die Geduld, den Einsatz und die Ausdauer, die ich in diesem Buch besprochen habe: die Herausbildung der Fähigkeit zur Achtsamkeit und Selbstregulierung. Das zu erreichen kann so schwierig sein, daß es uns manchmal unmöglich erscheint und wir wieder in unser mechanisiertes Leben zurückfallen. Allein schon der Gedanke an die Möglichkeit ist der göttliche Funke in uns, ist unsere Größe. Er sagt aus, was es ist, ganz Mensch zu sein, ganz gesund und ganz lebendig.

Jetzt sind wir besser als je zuvor in der Menschheitsgeschichte in der Lage, unsere eigene Zukunft und die Zukunft unseres Planeten selbst zu erschaffen, sie so zu gestalten, wie wir sie wünschen. Die bahnbrechende Arbeit der PNI-Forschung und die noch ausstehenden Forschungen werden auch weiterhin die überlieferten Geheimnisse und das esoterische Wissen der Mystiker entmystifizieren und machen jedem einzelnen von uns alles zugänglich, was wir wissen müssen, um ein Leben zu leben, das rechtfertigt, warum wir solche außergewöhnlichen Gaben erhalten haben wie die Fähigkeit zu Freiheit, Freude, Wahrheit und Liebe. Diese Gaben *müssen* wir uns jedoch verdienen. Um sie in Anspruch nehmen zu können, müssen wir genau hinhören, aus dem tiefen Schlaf erwachen, keine Mühe scheuen und die Arbeit tun. Es gibt soviel mehr, als wir uns vorstellen können, so viel mehr Möglichkeiten für uns, unsere Kinder und den Planeten. Die Zeit war nie günstiger und wird nie günstiger sein als jetzt.

Anmerkungen

1. Kirkpatrick, Richard A.: »Witchcraft and Lupus Erythematosus.« *JAMA*, Bd. 245, Nr. 19, Mai 1981.
2. Ader, Robert und Cohen, Nicholas: »Behaviorally Conditioned Immunosuppression.« *Psychosomatic Medical*, Bd. 37, Nr. 4, 1975.
3. Klopfer, Bruno: »Psychological Variables in Human Cancer.« Presidential address delivered at the annual meeting of the Society for Projective Techniques, 31. August 1957, New York.
4. Pert, Candace: »The Wisdom of the Receptors: Neuropeptides, the Emotions, and Bodymind.« Advances, Institute for the Advancement of Health, Bd. 3, Nr. 3, Sommer 1986.
5. Ibid.
6. Kiecolt-Glaser, Janice, et al.: »Psychological Modifiers of Immunocompetence in Medical Students.« *Psychosomatic Medicine*, Bd. 46, Nr. 1, Jan./Feb. 1984.
7. Schnall, Peter L.: »The Relationship between ›Job Strain‹ in Workplace Diastolic Blood Pressure and Left Ventricular Mass Index.« *JAMA*, Bd. 263, S. 1929, April 1990.
8. Schleiffer, S. J. und Keller, S. E., et al.: »Suppression of Lymphocyte Stimulation During Bereavement.« *JAMA*, Bd. 250, S. 374, 1983.
9. Kiecolt-Glaser, Janice: »Marital Quality, Marital Disruption, and Immune Function.« *Psychosomatic Medicine*, Bd. 49, Nr. 1, Jan./Feb. 1987.
10. Kiecolt-Glaser, Janice und Glaser, Ronald: »Psychological Influences on Immunity.« *American Psychologist*, Nov. 1988.

11. Schultz, Johannes H.: »The Clinical Importance of ›Inward Seeing‹ in Autogenic Training.« *British Journal of Medical Hypnotism*, 26.–28. 11. 1960.
12. Patel, Chandra, et al.: *British Medical Journal*, Bd. 200, Nr. 13, April 1985.
13. Ornish, Dean, et al.: »The Lifestyle Heart Trial.« *Lancet*, 336: 129–133, 1990.
14. Blair, Steven, et al.: »Physical Fitness and Incidence of Hypertension in Healthy Nonretensive Men and Women.« *JAMA*, Bd. 252, Nr. 4, Juli 1984.
15. Holmes, Thomas H. und Rahe, Richard H.: »The Social Readjustment Rating Scale.« *Journal of Psychosomatic Research*, 11: 213–218, 1967.
16. Kobassa, Suzanne: *Journal of Personality and Social Psychology*, vol. 37, S. 1–10, Juni 1979.
17. Selye, Hans: *The Stress of Life* (New York: McGraw Hill, 1978).
18. Leaf, Alexander und Ryan, Thomas J.: »Prevention of Coronary Artery Disease.« *New England Journal of Medicine*, Bd. 323, S. 1416–1418, Nov. 1990.
19. Maier, Steven F. und Laudenslager, Mark L.: »Inescapable Shock Controllability and Mitogen Stimulated Lymphocyte Proliferation.« *Brain, Behavior and Immunity*, Bd. 2, Nr. 2, Juni 1988.
20. Fielding, Jonathan: »Worksite Health Promotion and Stress Management.« *Advances*, Bd. 6, Nr. 1, S. 36–40, Frühjahr 1989.

Literaturhinweise

Es ist mir noch nie leicht gefallen, Bücher, Zeitschriften oder Organisationen zu empfehlen. Ich empfehle in der Regel nur, was ich persönlich kenne und für wertvoll erachte. Das bedeutet, daß die nun folgende Liste *nicht* vollständig sein kann. Es gibt zahlreiche weitere wertvolle Quellen. Die hier genannten bieten jedoch einen guten Ausgangspunkt.

Kapitel 1

Aesclepius: *A Collection and Interpretation of the Testimonies*, Bde. I und II. Edelstein E. and L. Arno Press, New York 1975. (Die Bände enthalten wichtige Informationen über die Heiltempel. Die Autoren stellen die Entwicklung, die Methoden und die Bedeutung der Tempelheilung ausführlich und umfassend dar. Die Angaben werden mit Transkriptionen der zahlreichen Tempelinschriften sowie mit schriftlichen Zeugnissen von Schriftgelehrten und wichtigen Persönlichkeiten der damaligen Zeit belegt.)

Ardell, D.: *High Level Wellness*. Ten Speed Press, Berkeley 1986. (Dieses Buch diskutiert die Anfänge der Wellness-Bewegung und ihre heutige Rezeption. Der Autor gibt eine exakte und übersichtliche Einführung in das Konzept und die Praktiken von Wellness.)

Bhagavadgita. Freiburg 1994.

Travis, J. und Ryan, R.: *The Wellness Workbook*. Ten Speed Press, Berkeley 1988. (In diesem Buch stellen Dr. Travis, der Gründer der Wellness-Bewegung, und sein Kollege ihre Ansichten zu den wichtigsten Bereichen und Aspekten von Wellness vor. Unter anderen sind folgende Themenbereiche enthalten: Atmung, Empfindungen, Sinnfindung, Spieltrieb, Gefühlswelt, Arbeit.)

Smuts, J.: *Holism and Evolution.* Greenwood Press Publishers, Westport 1926, 1973. (Dieses wissenschaftliche Werk ist das erste und bedeutendste seiner Art, das das Konzept der Ganzheitlichkeit erforscht und diskutiert.)

Kapitel 2

Locke, S., M. D. und Colligan, D.: *The Healer Within.* E. P. Dutton, New York 1986. (In diesem Buch entmystifiziert ein bekannter PNI-Forscher in leicht verständlicher Sprache die Wissenschaft der PNI, erforscht ihre Bedeutung für die zeitgenössische Medizin und gibt dem Leser hilfreiche Tips zur Geist-Körper-Heilung.)

Kapitel 3

Goldstein, J.: *The Experience of Insight.* Shambala, Boulder 1987. (Dieses Buch ist von großer Bedeutung. Es führt in die Anwendung der Achtsamkeit ein. Es ist verständlich, genau und führt die Informationen in diesem Kapitel weiter aus.)

Goldstein, J. und Kornfield, J.: *Einsicht durch Meditation.* München, 1989. (Dieses Buch kann man begleitend zu *The Experience of Insight* lesen. Es führt die schon genannten Konzepte weiter aus und vermittelt dem Leser ein zunehmend tieferes Verständnis von Achtsamkeit; es ist gut geschrieben und sehr empfehlenswert.)

Kapitel 4

Green, E. und A.: *Biofeedback – eine neue Möglichkeit zu heilen* (vergriffen). (Dieses herrliche, lesenswerte und weise Buch, geschrieben von den Pionieren in Biofeedback und Selbstregulierung, ist voll mit Forschungsmaterial, persönlichen Erfahrungen und medizinischen Beobachtungen. Die Autoren behandeln Themen wie Homöostase, Selbstregulierung, Biofeedback, die Rolle von Biofeedback bei der Behandlung bestimmter Erkrankungen, Körperbewußtsein, geistiges Training und Willensstärke.)

KAPITEL 5
Informationen dazu sind in Büchern enthalten, die schon im Text aufgeführt wurden.

KAPITEL 6
Anderson, B.: *Stretching*. München 1996. (Dieses Buch ist ein hervorragender Ratgeber in Sachen Stretching. Sie fangen mit einer einfachen 10minütigen Dehnsitzung täglich an und bauen dann auf, bis Sie ein ausgedehnteres Stretchprogramm für verschiedene Muskeln parat haben. Wie bei Aerobic lernt man auch das Stretchen nicht am besten, indem man andere nachahmt, sondern sich die Zeit nimmt, es von Anfang an richtig zu erlernen.)
Cooper, K.: *Bewegungstraining*. Frankfurt, 28. Aufl. 1995. (Die wenigsten wissen, wie man Aerobic wirklich praktizieren sollte. In diesem Buch erfahren Sie, wie Sie am effektivsten trainieren können und Ihr Training wirkungsvoll und sicher gestalten.)

KAPITEL 7
Sehen Sie dazu auch unter der empfohlenen Lektüre für Kapitel 4 nach.

Swami Hariharananda Aranya.: *The Yoga Philosophy of Patanjali*. State University of New York Press, Albany 1983. (Dieses Buch eignet sich nicht für alle Menschen. Sie brauchen viel Zeit für jedes Wort, jeden Satz und jeden Absatz sowie jede Menge Geduld für ein neues Vokabular. Entsprechend der Aufgabe werden Sie auch belohnt. Bei diesem Buch, dessen Inhalt man gemeinhin die »Yoga Sutren« nennt, handelt es sich regelrecht um eine Wissenschaft vom Geist des Menschen. Es beschreibt detailliert, wie der Geist funktioniert und wie man mit ihm arbeiten kann.)
Starr, A.: *Solitude, A Return to Self*. Free Press, New York 1988. (Auch wenn es einen sehr gebildeten Ton anschlägt, untersucht dieses Buch ein wichtiges und wenig diskutiertes Thema. Im Gegensatz zu der Sichtweise der westlichen Gesellschaften, die in der Regel Wohlbefinden daran messen, wie erfolgreich die Partnerschaft eines Menschen ist, geht Starr davon aus, daß wahre Gesundheit und Freude von der

Fähigkeit abhängen, mit sich selbst in Frieden zu leben. Er erforscht die Beziehung von Einsamkeit und Kreativität, eigenem Wachstum, Heilung und anderen religiösen Erfahrungen.)

Fromm, E.: *Die Kunst des Liebens*. Stuttgart, 7. Aufl. 1990. (In diesem Klassiker diskutiert der Autor auf genaue, einfache und weise Art, was Liebe ist, und gibt ein paar praktische Richtlinien vor, die dem einzelnen helfen können, gesunde Liebesbeziehungen zu haben.)

Johnson, R.: *We*. Harper and Row, Cambridge 1983. (In diesem herrlichen Büchlein wird die Vorstellung der westlichen Welt von Liebesromantik erforscht. Es untersucht den Bezug zwischen Romantik und den praktischen und spirituellen Aspekten des Lebens. Anhand des klassischen Stoffes von Tristan und Isolde formuliert der Autor Antworten auf unsere immer wiederkehrenden Fragen über die Rolle einer intimen Beziehung in unserem Leben.)

Kapitel 8

Informationen dazu sind in Büchern enthalten, die bereits im Text aufgeführt wurden.

Kapitel 9

Needleman, J.: *Ein guter Arzt ist die beste Medizin*. München 1996. (Der Autor erforscht das Dilemma, die Ideale und Herausforderungen der modernen Medizin und der Ärzte, die sie praktizieren. Er blickt in die Zukunft und untersucht, wie wir die Ideale und den Humanismus der Medizin wiedererlangen können. Das Buch ist herrlich zu lesen, gespickt mit persönlichen Erinnerungen, aktuellem Wissen und der Weisheit dieses Philosophen.)

Kapitel 10

Campbell, J.: *Der Heros in tausend Gestalten*. Frankfurt 1978. (In dieser fruchtbaren Arbeit verbindet Campbell sein außergewöhnliches Wissen über Mythologie, Religion und Literatur mit einem Modell über menschliches Wachstum und menschliche Entwicklung. Das Buch ist weise und anregend.)

Weitere empfehlenswerte Lektüre

Berry, T.: *The Dream of the Earth*. Sierra Club Books, San Francisco 1988. (Dieses herrliche wissenschaftliche Buch ist ein Plädoyer für die Erde. Viele wichtige Fakten und Themen werden vorgestellt. Der Autor, der uns dazu zwingt, uns als Vorhut des nächsten, des ökologischen Zeitalters, zu begreifen, beschreibt, wie wir uns schrittweise einer globalen Heilung nähern können. Ein sehr wichtiges Buch.)

Daumal, R.: *Mount Analogue*. Boston 1986. (Eins meiner Lieblingsbücher. Berge sind Metaphern für die Verbindung zwischen Himmel und Erde. In dieser phantastischen Geschichte zeigt Daumal uns den Weg zu Ganzheitlichkeit: den Aufstieg, die Hochebenen, die Hindernisse, die Herausforderungen und den Lohn. Das Buch ist kurz, präzise und gut geschrieben.)

Eliot, T. S.: *Gesammelte Gedichte 1909–1962*, Werke, Bd. 4. Frankfurt, 1988. (Dieser Gedichtband enthält »Das wüste Land« und »Die Hohlen Männer«, zwei der schönsten Gedichte von Eliot, die beschreiben, was es die Gesellschaft kostet, wenn sie Materialismus und die sofortige Befriedigung, die dieser hervorruft, gegen Empfindsamkeit, Achtsamkeit und Spiritualität austauscht.)

Krishnamurti, J.: *Frei sein!* Bern. (Krishnamurti liest man, um seine außergewöhnliche Analysefähigkeit der Probleme unserer Zeit sowie seinen scharfsinnigen, brillianten und achtsamen Geist zu erleben. In diesem Buch untersucht er das Thema persönliche Freiheit. Er glaubt, daß sie sich entwikkelt, sobald wir von einem konditionierten Geist, der in der Vergangenheit lebt, zu einem kreativen Geist, der im Hier und Jetzt lebt, gelangen. Dieses Buch ist eine hervorragende Ergänzung zu den anderen Büchern über Einsichten und Achtsamkeit.)

Miller, A.: *Tod eines Handlungsreisenden*. Frankfurt, 12. Aufl. 1996. (Dieses Buch erzählt die verhängnisvolle Tragödie des modernen Zeitalters. Miller erzählt uns das traurige Leben von Willy Loman, der wie ein »Autopilot« lebt. Er erzählt aber auch von der Hoffnung seines Sohnes, Biff.)

Thoreau, H. D.: *Walden oder ein Leben in den Wäldern*. Zürich 1971.

Whitman, W. *Grashalme*. Zürich 1985. (In diesen amerikanischen Klassikern beweisen Thoreau und Whitman ihre außergewöhnliche Fähigkeit zur Achtsamkeit. Whitmans Beobachtungen von den Erfahrungen des Alltags und Thoreaus Beobachtungen über Einsamkeit und die Natur sind sehr anregende Beispiele dafür, wie man ein Leben in Achtsamkeit leben kann.)

Index

Verlag Hermann Bauer · Freiburg im Breisgau

Verlag Hermann Bauer · Freiburg im Breisgau

Jennifer Louden

Tu dir gut!
Das Wohlfühlbuch für Frauen

249 Seiten, kartoniert, ISBN 3-7626-0497-5

Dieses Wohlfühlbuch richtet sich an all jene Frauen, die an sich selbst zuletzt denken; die stets Rücksicht auf die Bedürfnisse anderer nehmen, sich kümmern und sorgen und dabei ihre eigenen Wünsche verdrängen. Aus vollem Herzen geben kann nur, wer auch selbst Zuwendung bekommt, wer sich auch seiner eigenen Wünsche und Bedürfnisse annimmt.
In 51 Kapiteln finden sich eine Fülle praktischer Tips, neuer Verhaltensstrategien, Rituale, Meditationen zum Atemschöpfen und Sich-selbst-Besinnen. Schon beim Lesen werden Sie fröhlich, wohlgelaunt und bekommen neue Lust aufs Leben! Zum Buch ist auch eine CD erschienen. Sie setzt die wichtigsten Botschaften des Textes in erfrischende, inspirierende Wohlfühlmusik um.

Tu dir gut!
Wohlfühlmusik für Frauen
Spieldauer: ca. 65 Minuten
CD ISBN 3-7626-8742-0

Außerdem von Jennifer Louden erschienen:

Tut euch gut!
Das Wohlfühlbuch für Paare
340 Seiten, kartoniert, ISBN 3-7626-0525-4

In Vorbereitung:
Wir tun uns gut!
Das Wohlfühlbuch für Schwangere

Verlag Hermann Bauer · Freiburg im Breisgau

Verlag Hermann Bauer · Freiburg im Breisgau

Erika J. Chopich / Margaret Paul

Das Arbeitsbuch zur Aussöhnung mit dem inneren Kind

202 Seiten, kart., ISBN 3-7626-0481-9

Auf der Grundlage der bahnbrechenden Prinzipien des Bestsellers *Aussöhnung mit dem inneren Kind* haben die Autorinnen Erika J. Chopich und Margaret Paul ein praktisches Arbeitsbuch mit ganz konkretem Bezug zum Alltag entwickelt, das Ihnen hilft, die kreative Kraft des inneren Kindes mit dem rationalen Denken des Erwachsenen zu verbinden, um eine liebevolle Beziehung zwischen innerem Kind und innerem Erwachsenen herbeizuführen. Kindheitstraumata werden geheilt und falsche Glaubensmuster offengelegt. Diesen tiefgreifenden *Prozeß des »Inner Bonding«* haben die Autorinnen in sechs Schritte aufgeteilt und in ein Arbeitsbuch umgesetzt, das Sie auf dem Weg zur Aussöhnung mit dem inneren Kind begleitet.

Die entsprechenden Übungen sollen helfen,

- die Gefühle des inneren Kindes zu erkennen,
- bewußt die Entscheidung zu treffen, aus diesen Gefühlen zu lernen,
- im Dialog mit dem inneren Kind mehr über die Ursachen der Schmerzen zu erfahren,
- liebevoll mit dem inneren Kind umzugehen,
- die Wunden aus der Vergangenheit und Gegenwart zu heilen,
- eigenes Handeln einzuschätzen und sich auf die Folgen einzustimmen.

Die einzelnen Lektionen sind so angeordnet, daß die Antworten, Kommentare und Notizen direkt in das Buch eingetragen werden können. In regelmäßigen Zeitabständen können Sie hinzufügen, was Sie in der Zwischenzeit neues entdeckt haben.

Die Arbeit mit dem inneren Kind wird durch dieses Buch zu einer effektiven Methode, selbstverantwortlich Probleme zu lösen und seelische Wunden zu heilen, um der Weisheit des inneren Kindes im Alltag Ausdruck zu verleihen.

Dieses Arbeitsbuch ist die ideale Ergänzung zum Grundlagenwerk *Aussöhnung mit dem inneren Kind.*

Verlag Hermann Bauer · Freiburg im Breisgau

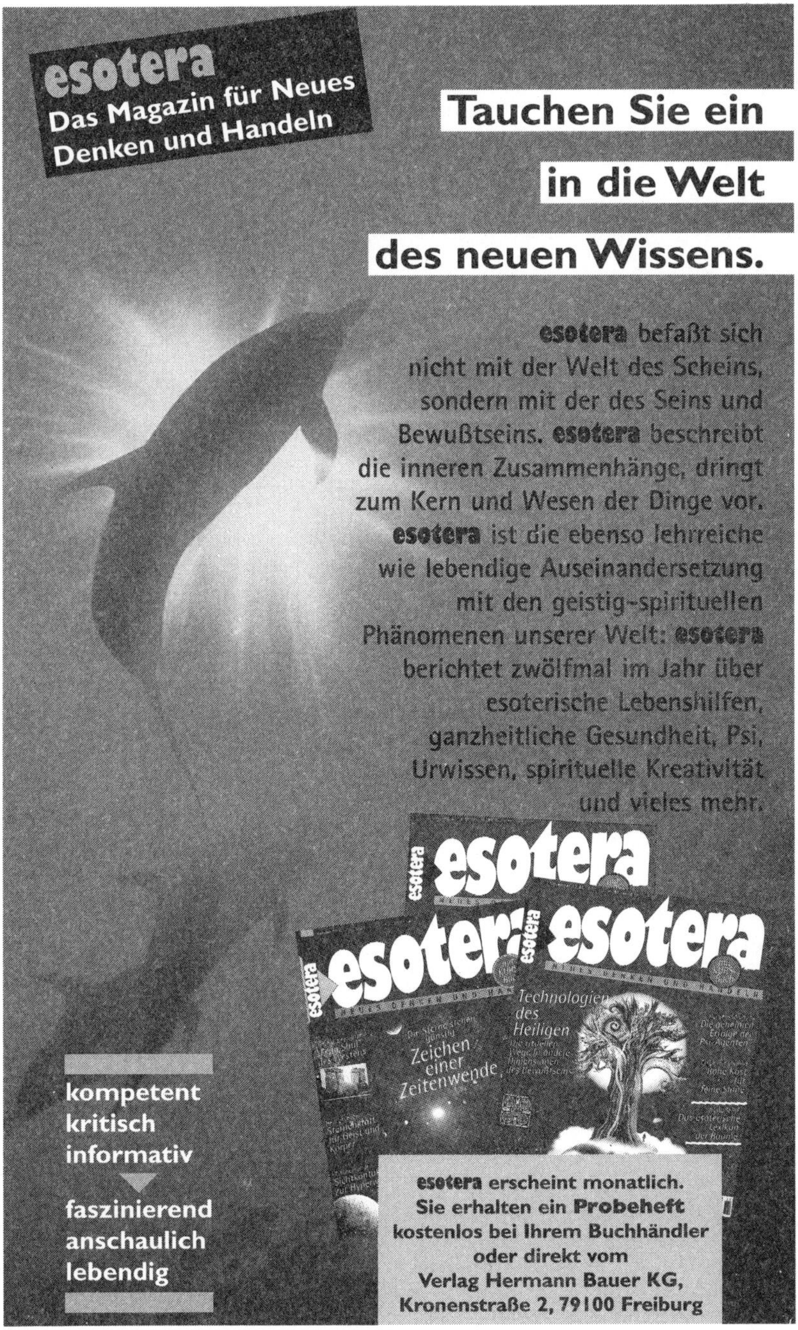
esotera
Das Magazin für Neues Denken und Handeln
Tauchen Sie ein
in die Welt
des neuen Wissens.
esotera befaßt sich nicht mit der Welt des Scheins, sondern mit der des Seins und Bewußtseins. esotera beschreibt die inneren Zusammenhänge, dringt zum Kern und Wesen der Dinge vor. esotera ist die ebenso lehrreiche wie lebendige Auseinandersetzung mit den geistig-spirituellen Phänomenen unserer Welt: esotera berichtet zwölfmal im Jahr über esoterische Lebenshilfen, ganzheitliche Gesundheit, Psi, Urwissen, spirituelle Kreativität und vieles mehr.
esotera
esotera
esotera
Zeichen einer Zeitenwende
Technologien des Heiligen
kompetent
kritisch
informativ
faszinierend
anschaulich
lebendig
esotera erscheint monatlich.
Sie erhalten ein Probeheft kostenlos bei Ihrem Buchhändler oder direkt vom
Verlag Hermann Bauer KG,
Kronenstraße 2, 79100 Freiburg